"博学而笃志，切问而近思"

《论语》

"正其谊不谋其利，明其道不计其功"

《春秋繁露》

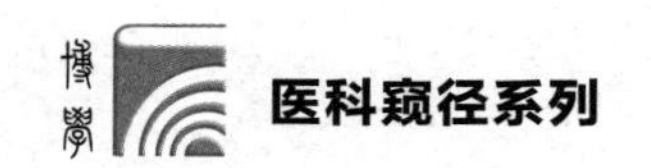

医院感染防控新进展

胡必杰　高晓东　主编

復旦大學出版社

编委会

主　编

胡必杰　高晓东

副主编

潘　珏　林佳冰

编　者

（以姓氏拼音为序）

陈　翔　复旦大学附属中山医院感染管理科
崔一忻　复旦大学附属中山医院感染管理科
丁　伟　山东省聊城市人民医院公共卫生处
范雨昕　安徽中医药大学附属太和中医院医院感染管理科
高晓东　复旦大学附属中山医院感染管理科
郭家宁　郑州大学第三附属医院医院感染管理科
韩梦鸽　复旦大学附属中山医院感染管理科
胡必杰　复旦大学附属中山医院感染性疾病科
黄　桦　复旦大学附属中山医院厦门医院院感管理部
金文婷　复旦大学附属中山医院感染性疾病科
林佳冰　复旦大学附属中山医院感染管理科
林蕾蕾　复旦大学附属中山医院感染性疾病科
米宏霏　复旦大学附属中山医院厦门医院院感管理部
潘　珏　复旦大学附属中山医院感染性疾病科
沈　燕　复旦大学附属中山医院感染管理科
史庆丰　复旦大学附属中山医院感染管理科
孙　伟　复旦大学附属中山医院感染管理科
汪邦芳　上海市老年医学中心医务科

王美霞　　复旦大学附属中山医院厦门医院院感管理部
张小霞　　上海市第四人民医院感染管理控制办公室
张　尧　　复旦大学附属中山医院感染性疾病科

前言

在医疗技术飞速发展与全球公共卫生挑战交织的背景下，医院感染防控（infection prevention and control，IPC）已成为现代医疗体系中不可或缺的一环。它不仅关乎医疗安全和医疗质量，更是衡量医院管理水平与公共卫生应急能力的重要标尺。随着人口老龄化的加剧及新兴病原体的不断涌现，医院感染防控工作面临着前所未有的挑战与机遇。分子生物学、大数据、人工智能等先进技术的引入，让医院感染防控的策略与方法正经历着深刻的变革。在此背景下，复旦大学附属中山医院感染感控团队主导编撰了《医院感染防控新进展》这本教材，旨在汇聚医院感染防控领域国内外最新研究成果与实践经验，为培养未来医疗卫生领域的人才提供一部权威、系统、具有前瞻性的学习指南。

当前，全球公共卫生事件频发，新发突发传染病如新型冠状病毒感染（corona vinus disease 2019，COVID－19）、严重急性呼吸综合征（severe acute respiratory syndrome，SARS）、中东呼吸综合征（middle east respiratory syndrome，MERS）等不断出现，旧的传染病如结核、艾滋病/HIV 等依然是严重的医院感染威胁。此外，耐药菌感染也加剧了医院感染的严重性和复杂性，这都让我们深刻认识到医院感染防控的重要性。它不仅要求医务人员具备扎实的专业知识与技能，更需具备敏锐的洞察力、快速的应变能力和持续学习的精神。因此，本教材在内容构建上，不仅涵盖了传统感染防控的基础理论、流行病学特征、诊断标准与治疗方法，更增加了基于大数据、人工智能、精准医疗等新兴技术的医院感染防控新策略介绍，以期为读者打开一扇通往未来医疗的新窗口。

理论与实践相结合，是医学教育的不变法则。本书在编写过程中，特别注重将国内外最新的研究成果与临床实际案例紧密结合，通过深入浅出的分析，使读者能够深刻理解感染防控策略背后的科学依据与实战意义。同时，书中还设置了丰富的案例讨论与临床图片展示，旨在培养读者独立思考的解决问题能力、面对复杂情况时的决策能力及实际工作中的应用能力。本书在内容编排上，注重知识的系统性、前瞻性与实用性，从基础理论出发，逐步深入到具体防控策略、技术手段及管理模式的探讨。我们既关注基础防控方法的优化与创新，也不忘引入新兴技术如精准医疗、智能监测等新技术手段在医院感染防控中的应用。

医院感染防控是一项长期而艰巨的任务，需要全体医疗卫生工作者的共同努力与持续探索。未来，医院感染防控工作将面临更多未知与挑战。本书作为一本教材，不仅承载着传授知识的重任，更寄托着对未来医疗安全事业的期许。我们期待通过本书的学习，能够激发读者对医院感染防控领域的浓厚兴趣与探索精神，培养出一批批具备创新思维与实践能力的高素质人才，共同构筑起守护人类健康安全的坚固防线。

最后，衷心感谢所有参与本书编写、审校与支持的专家学者及同仁们，是你们的辛勤付出与无私奉献，让这部教材得以问世。我们期待《医院感染防控新进展》这本教材能为医学教育注入新的活力与方向，成为广大读者探索医院感染防控新知的灯塔，引领我们共同迈向更加安全、高效的医疗未来。

《医院感染防控新进展》编写团队
2024 年 8 月

目 录

第一章 我国医院感染预防控制的进展与展望

医院感染是全球共同面临的公共卫生挑战，它不仅会延长患者的住院时间，增加治疗成本，甚至可能导致患者死亡和增加医疗纠纷，严重影响着医疗质量和医疗安全。自1986年我国有计划地开展医院感染预防与控制工作以来，至今已经走过了38年。这期间经历了医院感染管理的起步阶段(1986—1994年)、医院感染预防与控制的探索阶段(1994—2001年)，直到目前的循证感控阶段。经过38年的发展，中国的感控工作取得了令人瞩目的成绩。但应该关注到，近年来，随着有创检查的开展、多重耐药菌的传播，现代病原体和易感人群相较过去有明显的不同，给现代感控带来了越来越严峻的挑战，尤其是新冠疫情的暴发。与此同时，医疗机构对医院感染预防与控制工作的重视程度越来越高。面对感控工作日趋发展的“热背景”，我国的感控工作近年来到底取得了哪些进展？下一步工作发展方向又在何方？

第一节 循证医学在医院感染防控中的应用

一、集束化开启循证感控

我国的医院感染预防与控制工作初期以感染监测为主，缺乏干预措施。20多年前，国外一些学者开始进行感控相关循证研究，通过3～5项的干预措施，采用随机对照临床试验，证明其对降低医院感染发病率是有效的，并将研究证据应用于临床实践中，用于指导血管导管相关感染(vessel catheter associated infection, VCAI)、呼吸机相关肺炎(ventilator associated pneumonia, VAP)、导尿管相关尿路感染(catheter associated urinary tract infection, CAUTI)、外科手术部位感染(surgical site infection, SSI)等的预防。循证感控的核心是感控集束化(bundle)，“集束化”感控措施被推广应用于临床诊疗活动之中。

二、循证感控的重要意义

循证医学为感控工作提供了科学的思路和方法，循证感控已经被实践证明是最为科学有效的感控手段，是提高医疗质量、保障医疗安全的关键。经过过去 20 年的推广、宣传和落实，医院感染发生率大幅下降。

三、临床实例谈循证感控

（一）集束化感控措施与呼吸机相关肺炎

VAP 指建立人工气道（气管插管或气管切开）并接受机械通气时所发生的肺炎，包括发生肺炎 48 h 内曾经使用人工气道进行机械通气者。VAP 是机械通气的一种常见的并发症，是国内最常见的医院获得性感染类型之一，将明显延长患者的通气时间和重症加强护理病房（intensive care unit，ICU）住院时间，增加死亡率和医疗费用。为了预防和有效减少 VAP 的发生，感控工作者在循证医学的指导下逐渐形成了针对 VAP 的感染防控策略。

在临床中观察发现，对一些使用呼吸机进行机械通气治疗的病人，通过把床头抬高 30°～45°、每日刷牙，做好口腔护理等简单措施，可以让呼吸机相关肺炎发病率明显下降。对危重或手术后的病人，通过采取上述干预措施，也能减少院内肺炎的发生。通过对呼吸机相关肺炎或院内肺炎发病机制的研究发现，这些肺炎的发生一部分可能与口腔咽喉部定植菌、气管导管细菌定植、胃内定植菌的误吸有关。所以采取相应措施以后，VAP 或院内肺炎的发生率显著降低。国内外相关论文也进一步证实，床头抬高、口腔护理等感控干预策略对预防 VAP 有效。从此，医疗机构对重危病人及使用呼吸机机械通气的病人护理时开始普遍采取床头抬高、做好口腔护理等措施。

此外，预防 VAP 的循证医学指南也不断更新。美国医疗保健流行病学学会（Society for Healthcare Epidemiology of America，SHEA）《急症医院的呼吸机相关肺炎、呼吸机相关性事件及非呼吸机相关性医院获得性肺炎的预防策略》（2022 版）不再推荐使用氯己定进行口腔护理，因为大量的循证医学研究发现氯己定口腔护理可能会增加患者的死亡率，但每日刷牙等口腔护理方式是必要的。

关于 VAP 防控干预措施中，还有专门针对不同类型气管插管方面的研究。气管插管设有气囊，作用是固定气管导管，防止机械通气时气道漏气。但气管插管后，患者吞咽受限，口咽分泌物或胃内容物反流容易积聚在气囊上方，形成气囊上滞留物（也称声门下滞留物），误吸入呼吸道会引起 VAP 等并发症。后来采用了一种带有气囊上吸引的可调节式气管导管，这种带声门下分泌物吸引的气管导管在气囊上方有引流孔，通过引流孔，可以把积聚在气囊上方的口咽分泌物和/或胃内容物吸出，从而减少了肺不张或 VAP 的发生。

（二）集束化感控措施与血管导管相关感染

VCAI是指留置血管导管期间及拔除血管导管后48 h内发生的原发性且与其他部位感染无关的感染，包括血管导管相关局部感染和血流感染。

血管导管根据进入血管的不同分为动脉导管和静脉导管。静脉导管根据导管尖端最终进入血管位置分为中心静脉导管和外周静脉导管。在ICU中，中心静脉置管应用广泛，成为危重症患者治疗和抢救的不可或缺的治疗手段。VCAI可显著延长患者住院时间和增加病死率，增加患者医疗负担，后果严重，故感染防控措施值得关注和重视。

循证医学证明，为预防VCAI，留置导管术时应当采用最大无菌屏障（指给病人置管时应当戴帽子、口罩、无菌手套，穿无菌手术衣，铺覆盖患者全身的无菌单）；消毒皮肤时在使用碘酒、酒精基础上，可以加入抑菌时间相对较长的氯己定。我国国家卫生健康委员会（简称卫健委）组织修订的《血管导管相关感染预防与控制指南》（2021年版）也指出，在置管时，建议采用含氯己定醇浓度＞0.5%的消毒液进行皮肤局部消毒；成人中心静脉置管时尽量避免用更接近会阴部、相对更易受感染的股静脉；维护深静脉置管时在接口部位使用含醇棉片擦拭消毒，可有效清除接头上的污染和微生物，减少导管相关感染。在采取了以上干预措施后VCAI发病率明显有所下降。

上海过去20年的循证感控数据显示，导管相关血流感染（catheter associated bloodstream infection，CRBIS）降低60%～70%，VAP降低75%以上（图1-1）。集束化感控措施也被用来指导CAUTI、SSI、多重耐药菌（multi-drug resistant organism，MDRO）感染等的防控。循证感控的部分集束化措施，被上海市院内感染质量控制督查条款所采用。

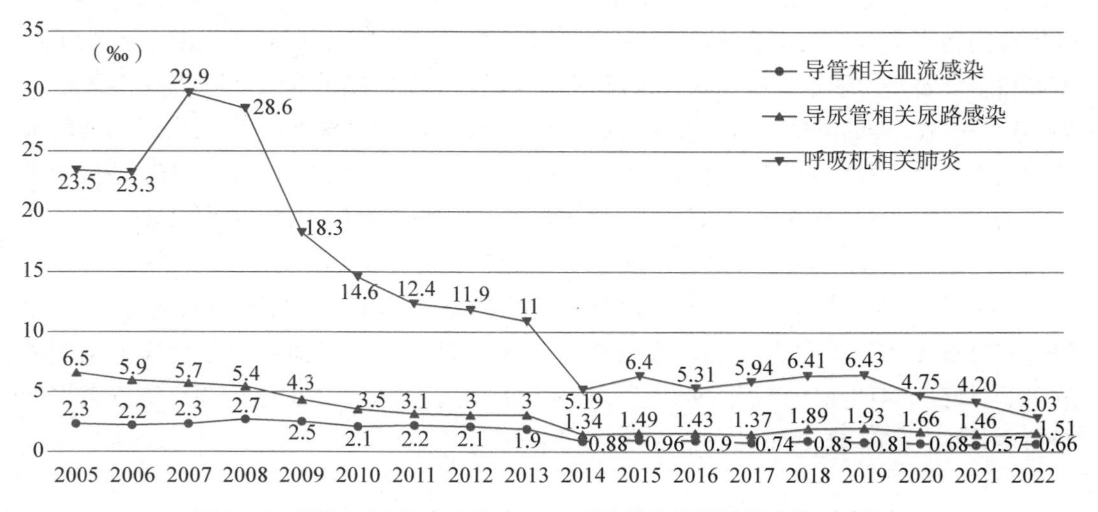

图1-1　2005—2022年上海市ICU三种导管相关感染发生率（‰）

循证感控措施落实到位时，感染发生率可下降90%以上。集束化的感染控制措施，只有真正运用于临床，才能在降低医院感染发病率，保护患者安全方面发挥作用，真正做到有益于病人。

第二节 新时期基础感控工作进展

手卫生、消毒隔离等工作是最基础的感控工作，是感控的基石，更是集束化措施成功实施的前提。近年来，随着社会经济的发展和医疗技术的进步，以及国家对医院感染防控工作的重视，我国的基础感控工作，进步较为明显。

一、手卫生的推广和落实

手卫生(hand hygiene)是医务人员在从事职业活动过程中的洗手、卫生手消毒和外科手消毒的总称，是控制医院感染最简单、最有效、最方便、最经济的方法。规范的手卫生可以减少医疗机构中医疗保健相关感染(healthcare-associated infections，HAI)发病率。当前国家大力推进对手卫生设施投入，大部分医院配备了感应式水龙头、将肥皂替换为洗手液或免洗手消毒液等，病房走廊也配备了速干手消毒剂，手卫生用品充足且方便获取，有效缩减了医务人员洗手的时间，显著提高了手卫生依从性，有力保障了手卫生的落实，从而减少了医院感染的发生。

2005 年，世界卫生组织患者安全联盟提出了“Clean Care is Safer Care”，包括“清洁的手、清洁的操作、清洁的物品、清洁的环境、清洁的设备”。我国也于 2009 年出台了《医务人员手卫生规范》，并在 2019 年进行了更新，从国家层面上提高了对手卫生的重视。为提高医务人员手卫生依从性，上海部分医院将院感防控与“互联网＋”相结合，在手术室等科室安装了智能手卫生监测系统，利用人工智能 AI，监测手卫生过程，规范手卫生行为，减少医院感染的发生。有研究人员对上海市 74 所医疗机构 ICU 手卫生用品消耗量及依从性相关分析表明，手卫生用品平均消耗量从 2017 年的 65.75 mL/(床・日)增至 2021 年的 87.55 mL/(床・日)，呈逐年增加趋势。医务人员手卫生依从率为 82.13%，护士为 86.59%，与 2012 年(45.2%～64.0%)相比有明显提高。

经过努力，我国的手卫生依从性已经有了很大的改善，但由于受霍桑效应、认知水平等因素影响，实际上的手卫生依从性仍然有待进一步提高。手卫生依从性受多方面因素的影响，找到手卫生执行不到位的原因，让医疗机构工作人员真正愿意并正确规范执行手卫生，是下一步应该做的工作。

二、个人防护用品的普及和落实

医务人员能够正确选择并使用个人防护用品(personal protective equipment，PPE)对标准预防工作的落实意义重大。PPE 包括：一次性医用口罩、医用外科口罩、医用防护口罩、医用帽、防护服、隔离衣、防护面屏/面罩、护目镜、鞋套等。新冠疫情让医护人员全面认识了PPE的种类和使用方法，但在疫情前期也出现了防护不足和防护过度并存的现象，如口罩未完整覆盖口鼻、同时佩戴两个医用外科口罩等，这样都会影响防护效果，增加感染的风险及浪费医疗资源。

2023年冬，我国新冠、流感、肺炎支原体感染等多种呼吸道传染病叠加，为指导群众科学佩戴口罩，保护大众健康，我国国家疾控局印发了《预防呼吸道传染病公众佩戴口罩指引》(2023年版)，针对不同情形或场景下如何更规范佩戴口罩，做了详细说明。在临床工作中，医护人员要根据工作岗位、诊疗操作类型等，科学、精准地选择防护用品，合理实施标准预防。

三、清洁消毒等基础感控更加理性务实

清洁是感控的基础。环境物表的清洁消毒对院内感染防控尤为重要。医疗机构环境表面清洁消毒工作落实不到位，必然增加医院感染的风险，所以对环境清洁效果的监测，显得尤为重要。

在《医疗机构环境表面清洁与消毒管理规范》(WS/T 512－2016)中，对医疗机构环境清洁卫生审核方法中有3种方法，包括目测法、化学法及微生物法。其中，化学法包含了荧光标记法、荧光粉迹法、腺苷三磷酸(adenosine triphosphate, ATP)生物荧光检测法。荧光标记法由于成本低，方便且容易操作，灵敏度高，在医疗机构中使用较为广泛。比如，在高频接触的物品表面，利用荧光笔做标记，在环境清洁前后观察荧光标记清除情况，可以直观评价清洁效果，通过计算清除率，科学有效地评估环境清洁工作，监测环境清洁工作质量。ATP生物荧光检测技术是监测环境表面清洁效果的新技术，部分医疗机构目前也尝试用ATP生物荧光监测仪作为清洁度的保障，通过检测数值直观反映被测环境清洁效果。但由于目前ATP生物荧光监测仪设备成本较高、容易受外界环境干扰等原因，并没有被广泛使用。在未来，随着ATP生物荧光监测技术的不断完善与成熟，希望它能够发挥更大的潜力，同时期待能出现更多的监测方法，更好地助力于院感防控。

第三节　常见传染病防控工作进展

预防传染病是医院感控的红线和底线。目前，我国的法定传染病一共有41种，根据社会危害程度、影响范围、传播方式及速度等因素被划分为甲、乙、丙类三类。甲类传染病有鼠疫和霍乱，乙类传染病有艾滋病、病毒性肝炎、肺结核、新型冠状病毒感染等。当前传统传染病与新发传染病交织，严重威胁人类健康。

根据国家公布的最新数据显示，2024年2月，在乙类传染病中，除新型冠状病毒感染外，报告病例数居前5位的病种依次为病毒性肝炎、肺结核、梅毒、百日咳和淋病，占乙类

传染病报告病例总数的 95.9%，死亡率较高是艾滋病、病毒性肝炎、狂犬病和肺结核、疟疾。因此，对传染病防控工作决不能掉以轻心。2019 年，国家卫生健康委颁布了《医疗机构感染预防与控制基本制度（试行）》，其中一项就是医疗机构内传染病相关感染预防与控制制度。在医疗机构中，血源性传染病和呼吸道传染病更是医院感染防控工作的重中之重。

一、血源性传染病的防控工作

（一）血源性传染病的定义

血源性传染病是指病原体通过血液或体液等传播的疾病。常见的血源性病原体有乙型肝炎病毒（hepatitis B virus，HBV）、丙型肝炎病毒（hepatitis C virus，HCV）、梅毒螺旋体、人类免疫缺陷病毒（human immunodeficiency virus，HIV）等。

（二）血源性传染病防控的意义

长期以来，相较于呼吸道传染病，我国对血源性传染病的关注度相对更高。因为在血源性传染病中，艾滋病等疾病具有很高的死亡率。我国是肝炎大国，乙型病毒性肝炎（简称乙肝）和丙型病毒性肝炎（简称丙肝）等疾病的发病率很高，经过 20 余年的努力，通过相关防控措施和治疗，我国乙肝、丙肝、梅毒、艾滋病等血源性传染病的发病率明显降低了。

但仍应注意，近些年随着胃肠镜、血液透析机、牙科器械等医疗器械的普遍应用，由这些侵入性操作或器械引发的医院感染也随之增多。这些侵入性操作或器械可直接接触患者的黏膜、血液等组织，如果感控措施落实不到位，有极大风险感染血源性病原体。在现实中，由侵入性操作或器械等引发的血源性传染病屡屡发生，且存在极高的医院感染暴发风险，感染防控不容忽视。

（三）结合临床案例谈防控

浙江省某医院检验科工作人员在采血时流程不规范，因为当天采集吸管不够，对同批次的 30 余名患者重复使用了一个吸管，事后了解到其中一名患者感染了 HIV，导致发生重大院内感染风险。对 30 余名患者全部进行溯源检查，发现其中 5 人感染了 HIV，最终导致医院书记、院长被免职，直接负责的检验科工作人员涉嫌医疗事故罪被判刑两年半。

江苏省东台市某医院血液净化中心血液透析患者感染丙肝事件，该事件共导致 69 例患者感染丙肝。经调查认定，该事件是一起因感染预防与控制工作制度落实不到位等引起的严重院内感染事件。

为加强相关管理，在 2019 年国家颁布的十项感控基本制度中，专门设立了《侵入性器械操作相关感染防控制度》。在我国的三级医院评审标准里，其中就要求建立医院侵入性器械操作目录、制定相关的防控措施等要求。这些制度、标准等的制定，体现了我国对侵入性器械引发的血源性传染病的重视。

医院感染预防与控制工作责任重于泰山，关乎人民群众的生命安全和身体健康，感控人员要强化责任意识，提升自身专业能力，要会识别各种感控风险，控制风险，保障医疗安全。

二、呼吸道传染病的防控工作

（一）呼吸道传染病的定义

呼吸道传染病是指病原体通过呼吸系统传播引起的疾病。常见的病原体有病毒、细菌、支原体和衣原体等。常见的呼吸道传染病有肺结核、流行性感冒（简称流感）、新冠病毒感染、麻疹、水痘、风疹、流行性腮腺炎、流行性脑脊髓膜炎、猩红热和百日咳等。呼吸道传染病的主要传播途径是经空气传播和/或飞沫传播。

（二）呼吸道传染病防控的意义

在呼吸道传染病中，肺结核发病率和死亡率居我国法定传染病前五位，而且近年来处于上升趋势，应引起重视。肺结核根据传染性不同可分为开放性肺结核和非开放性肺结核。开放性肺结核，尤其是痰涂片抗酸杆菌阳性的患者是肺结核的主要传染源，属于专性经空气传播疾病。基于这个特点，对于开放性肺结核采取的防控手段主要是将患者安置在负压病房，使用通风系统来阻止结核飞沫核的传播并降低其在环境空气中的浓度，防止感染传播。

流感，是由流感病毒引起的一种常见的急性呼吸道传染病，容易在冬春季节流行。流感患者和隐性感染者是主要的传染源。流感主要通过咳嗽和打喷嚏等飞沫传播，也可经接触传播。针对经飞沫传播疾病的预防措施有：佩戴医用外科口罩、保持 1 米以上的社交距离、及时实施手卫生等。

2019 年，新型冠状病毒感染疫情暴发，给世界带来了重大的损失，同时也给感控工作带来了许多反思和启示。新冠疫情使口罩佩戴意识深入人心，咳嗽礼仪意识得到广泛提升。同时相关经验也告诉我们，同样是呼吸道传染病，传播途径不同，感染防控方式就不同。如果是经空气传播的呼吸道传染病，患者需要收治在负压病房，保持良好的通风，要佩戴医用防护口罩。如果是经飞沫传播的呼吸道传染病，需要注意咳嗽礼仪，佩戴医用外科口罩，保证社交距离，做好手卫生。

在医疗机构中，气管插管、吸痰、支气管镜检查、口腔科诊疗操作等可产生气溶胶，极易引起呼吸道传染病的医院感染。呼吸道传染病具有传播能力强、传播速度快等特点，容易造成流行。在临床工作中，要早期快速识别具有呼吸道感染的病人，对所有病人采取常规感染控制措施，尤其是老人、儿童及免疫力低下的患者。在标准预防的基础上，根据病原体种类，采取飞沫隔离、空气隔离等额外预防。医务工作者要注意标准预防，正确选择和佩戴口罩，注意手卫生。

（三）发热门诊的建设

发热门诊作为非典时期医疗机构的特殊产物，在新冠时期同样扮演了非常重要的角色。2003 年，为了加强传染性非典型肺炎（severe acute respiratory syndrome，SARS）医院感染的预防与控制工作，减少医疗机构内的交叉感染，原卫生部组织制定了《医疗机构发热门(急)诊设置指导原则(试行)》，要求指定医疗机构设立独立的发热门(急)诊。此后为全面开展传染病筛查与防治工作，全国各地医疗机构相继成立了发热门诊，成为医疗机构内应对传染病的第一道防线。实践证明，发热门诊对传染病流行和控制发挥着不可替代的作用。发热门诊也成为了我国的抗疫特色，可能会成为永久性医疗机构的设置。发热门诊的核心作用在于提供针对急性呼吸道症状患者的就诊和留观。因此，如何加强发热门诊建设，如何让更多的医务人员认识到发热门诊在呼吸道传染性疾病中的防控作用也是感控工作未来努力的方向。

第四节 多重耐药菌感染防控工作进展

临床常见的 MDRO 有耐甲氧西林金黄色葡萄球菌(methicillin resistant staphylococcus aureus, MRSA)、耐万古霉素肠球菌(vancomycin resistant enterococcus, VRE)、产超广谱β内酰胺酶(extended spectrum β lactamase, ESBL)肠杆菌目细菌、耐碳青霉烯类肠杆菌目细菌(carbapenem resistant enterobacteriaceae, CRE)、多重耐药铜绿假单胞菌(multi-drug resistant pseudomonas aeruginosa, MDR-PA)、多重耐药鲍曼不动杆菌(multi-drug resistant acinetobacter baumannii, MDR-AB)等。

MDRO 感染患者及携带者、被 MDRO 污染的物品、环境等是 MDRO 感染的传染源。MDRO 最重要的传播途径是接触传播，可通过医务人员的手接触传播造成医院感染的暴发。飞沫、空气等也可以引起 MDRO 传播。

一、多重耐药菌的严重形势

MDRO 感染严重威胁人类健康，尤其是对婴幼儿、老年人和免疫缺陷者，一直是全世界关注的焦点。MDRO 的医院感染不仅会延长患者的住院时间、增加治疗成本，而且在治疗上的药物选择更加有限，已经成为我国医院感染面临的严峻挑战之一。

2016 年，世界卫生组织(World Health Organization, WHO)引用了《全球抗生素耐药回顾:报告及建议》，指出每年已有 70 万人死于耐药菌感染，如果不采取有效的防控措施，到 2050 年抗生素(antibiotics)耐药每年将会导致 1 000 万人死亡，造成 100 万亿美元的经济损失。

2017 年，WHO 公布的十二大耐药性细菌排名显示，排在第一级别的是 3 种革兰阴性杆菌，分别是耐碳青霉烯类鲍曼不动杆菌(carbapenem resistant acinetobacter baumannii, CRAB)、耐碳青霉烯类铜绿假单胞菌(carbapenem resistant pseudomonas aeruginosa, CRPA)、CRE。这 3 类病原体引发了大量危重症患者的感染和死亡。

2023 年，中国细菌耐药监测网(China Antimicrobial Resistance Surveillance

System，CHINET)细菌耐药监测结果显示，主要临床分离菌种排名前5位的是：大肠埃希菌(18.11%)、肺炎克雷伯菌(14.22%)、金黄色葡萄球菌(9.23%)、鲍曼不动杆菌(8.10%)和铜绿假单胞菌(7.78%)。碳青霉烯类耐药革兰阴性杆菌(carbapenem resistant organism，CRO)的检出率仍保持高位，MRSA的检出率接近30%。肺炎克雷伯菌对亚胺培南、美罗培南的耐药率分别从2005年的3.0%和2.9%上升至2023年的24.8%和26%。鲍曼不动杆菌对亚胺培南和美罗培南的耐药率相对较高，分别为73.4%、73.7%。细菌对抗菌药物的耐药形势仍较严峻。

我国有学者对重症监护病房住院患者的医院感染目标性监测分析，调查结果显示排名前3位的病原菌依次为鲍曼不动杆菌(34.77%)、肺炎克雷伯菌(18.35%)、铜绿假单胞菌(10.58%)。MDRO检出率位于前3位的为CRAB(83.88%)、MRSA(56.37%)、耐碳青霉烯类肺炎克雷伯菌(carbapenem resistant klebsiella pneumoniae，CRKP，50.29%)；MDRO医院感染率前3位分别为CRAB(6.39%)、CRKP(2.56%)、CRPA(1.09%)。

二、我国在多重耐药菌防控方面采取的措施

(一) 国际方面

胡必杰教授代表中国参加了WHO的有关预防超级耐药菌CRO传播的指南的制定，并总结概括“两个卫生＋两个监测＋两个隔离”应对模式，即“两个卫生，手卫生和环境卫生；两个监测，患者的监测和环境的监测；两个隔离，患者隔离和接触隔离”。该理念在后来作为医疗机构感染控制的核心措施被广泛推广。

(二) 国内方面

(1) 2011年，原卫生部印发《多重耐药菌医院感染预防与控制技术指南(试行)》，指南中要求加强MDRO医院感染管理，强化预防与控制措施，合理使用抗菌药物，对MDRO感染患者或定植高危患者监测，及时采集有关标本送检，必要时开展主动筛查等内容。

(2) 2015年，我国《多重耐药菌医院感染预防与控制中国专家共识》发布，旨在规范和指导我国MDRO医院感染的防控，提高MDRO感染防控水平。内容包括MDRO监测、MDRO医院感染预防与控制、抗菌药物合理应用与管理、质量评价及持续改进共5个方面内容。共识中提出建立多重耐药的多学科协作管理模式。

(3) 为积极应对细菌耐药带来的挑战，提高抗菌药物合理应用水平，国家卫生计生委等14部门联合制定了《遏制细菌耐药国家行动计划(2016—2020年)》，从国家层面实施综合治理策略和措施，积极应对细菌耐药。

(4) 2019年，《中国碳青霉烯耐药革兰阴性杆菌(CRO)感染预防与控制技术指引》对CRO的防控提出了建议，包括集束化策略、合理使用抗菌药物、手卫生、CRE监测、接触预防、CRO患者隔离和环境清洁等方面的内容。

(5) 2021 年,《临床重要耐药菌感染传播防控策略专家共识》,共识中主要包括临床重要耐药菌的流行病学、耐药机制及实验室检测,临床重要耐药菌感染防控通用要点和个性化要点等内容,规范了临床重要耐药菌感染传播的防控策略,明确了防控流程。

(6) 2021 年,国家卫生健康委发布《进一步加强抗微生物药物管理遏制耐药工作的通知》,进一步加强抗微生物药物管理,有效遏制细菌耐药。

(7) 2021 年,国家卫健委印发的关于"提高住院患者抗菌药物治疗前病原学送检率"专项行动指导意见,其中提出的改进目标包括接受抗菌药物治疗的住院患者,抗菌药物使用前病原学送检率不低于 50%,发生医院感染的患者,医院感染诊断相关病原学送检率不低于 90%,接受两个或以上重点药物联用的住院患者,联合使用前病原学送检率应达到 100%,病原学送检是合理使用抗菌药物,遏制细菌耐药的先决条件。

(8) 2022 年,我国印发《遏制微生物耐药国家行动计划(2022—2025 年)》,进一步提升抗微生物药物合理应用水平,遏制细菌耐药,保护人民健康。

(9) 2023 年,我国出台了《碳青霉烯类耐药肠杆菌预防与控制标准》(WS/T 826 - 2023),主要包括:CRE 预防策略、患者识别与管理、环境及物品管理等内容,其中提出医疗卫生机构宜开展 CRE 感染的目标性监测,应建立包括 CRE 在内的 MDRO 预防与控制的联席会议制度和多部门/科室的协作机制,对进一步规范 CRE 的防控有重要意义。

三、多重耐药菌防控工作的展望

(一) 多重耐药菌主动筛查的推广

主动筛查是指对无感染症状的患者进行筛查,或者对感染部位之外的其他部位进行筛查,以发现是否有 MDRO 定植。开展定植菌的主动筛查,是阻断耐药菌传播的重要策略之一。

新冠疫情暴发提升了医务工作者针对特定的高风险人群全面开展耐药菌的主动筛查的意识。但目前在我国,受限于医疗成本,MDRO 的主动筛查工作还有待进一步推进。但相信随着科技发展和技术进步,相关工作有望得到广泛推广。

(二) 单间隔离病房的建设

对于被筛查出耐药菌携带或病房有 MDRO 感染的患者,接触隔离是极为重要的控制措施。《多重耐药菌医院感染预防与控制中国专家共识》中推荐应尽量单间安置 MDRO 感染/定植患者。无单间时,可将相同 MDRO 感染/定植患者安置在同一房间。《临床重要耐药菌感染传播防控策略专家共识》中也指出,对于 CRE、CRAB、CRPA、MRSA 等多种耐药菌,隔离都是有效且必要的防控措施,优先将 CRE、艰难梭菌感染或定植者安置于单间隔离。有研究证实,单间病房可以有效降低患者的交叉感染风险。在我国,大多数医疗机构没有足够的单间或隔离室容纳每位感染或定植的患者,更多采用的是床旁隔离的方式,但这种隔离的方式远达不到理想的效果。

随着对新冠疫情防控工作的开展,国内提升了对单间隔离病房建设的重视程度,相关情况一定程度上得到改善。

（三）多学科合作模式的探索

预防与控制 MDRO 传播，需要加强多部门、多学科合作。2015 年，《多重耐药菌医院感染预防与控制中国专家共识》中指出，MDRO 发生与传播的影响因素很多，涉及多个学科和部门，应建立多学科协作管理模式，可成立临床诊治组和预防管理组，两组间互相配合，共同合作推动耐药菌防控质量的不断改进。

在 DRG/DIP 支付方式下，依托信息化系统，未来进一步探索"信息化＋多重耐药菌"多模式防控策略，实现 MDRO 精准防控与诊治。

（四）噬菌体在多重耐药菌中的使用

噬菌体是侵袭细菌的病毒，也可以传递赋予宿主菌生物学性状的遗传物质。噬菌体在降低 MDRO 和清除生物膜中所展示出的特异性和有效性，使其具有成为医院感染防控新方法的潜力。由于噬菌体具有攻击目标细菌的特殊能力，噬菌体自发现以来就被认为是对抗人类和动物细菌感染的有效方法。随着抗菌药物的发现，噬菌体治疗在临床中的应用减少，相应的探索和研究一直处于边缘地位。然而，抗菌药物在临床及畜牧养殖业中的不当使用加速了耐药菌的进化，"超级细菌"的出现使抗菌药物在临床治疗中遇到困境，重新引起了临床上对噬菌体的兴趣。在多项研究中，噬菌体为治疗难治性耐药菌提供新思路，特别是在抗菌药物使用率高的医院中。

医院环境物体表面的彻底消毒较困难，一方面环境物体表面持续受到再污染；另一方面，化学消毒产品消毒效果持续时间和清除生物膜的能力有限，且化学消毒剂浓度需限制在狭窄的范围内，以平衡消毒效果与有害残留物及副产品的水平，频繁使用化学消毒剂还可能增加病原体耐药性。非化学消毒方法也受到一定限制，如紫外线消毒，只能对平整的物体表面起到良好效果。与传统消毒剂相比，噬菌体作为丰富的微生物资源，具有靶向性和选择性的特点，能够筛选出对 MDRO 或生物膜特异的噬菌体。同时，因为噬菌体是原核生物特有病毒，不会感染哺乳动物细胞，噬菌体消毒剂能够不受使用频率或室内是否有人的限制，被认为是一种新的医院环境物体表面的消毒方法。

第五节　医院感染防控信息化建设进展

在当前"互联网＋"背景下，信息的交流和共享变得越来越简单，原本难以及时收集和对比的数据，现在都可以较为轻易地整理汇总。

一、国家层面上的发展

国家医院感染管理医疗质量控制中心，负责收集医院感染监测基本数据集，数据及时地反馈，以及相互之间的比较，用以评估医疗机构感染状况，制定医院感染防控措施，为感控工作赋能。

二、国内区域层面的建设

上海市为了加强 MDRO 防控和抗菌药物管理工作，于 2017 年成立了“上海市卫生计生委抗菌药物临床应用与管理专家委员会”，旨在整合上海市抗菌药物监测网、上海市细菌耐药监测网和上海市医院感染监测网三网的数据及专家资源，共同推动上海市抗菌药物管理工作。上海市“三网联动”的建设，对于规范抗菌药物的使用，遏制细菌耐药起到了重要的作用。未来，期待上海“三网联动”能影响到全国更多地区，共同为遏制细菌耐药而努力。

第六节 医院感染防控中卫生行政管理进展

医院感染防控是医疗机构管理的重点，也是不可突破的底线和红线，但令人遗憾的是，近年来国内发生了多起院内感染事件，导致多名包括医院领导和直接负责的医务人员被处理甚至追究刑事责任，这在让人痛心的同时，也引起了卫生行政管理部门和医院领导对感控工作的重视。

相关临床实例举例如下。

案例 1 广东某大学医院新生儿感染事件。

2019 年，广东某大学医院发生一起医院感染暴发事件，该事件是一起由肠道病毒（埃可病毒 11 型）引起的医院感染暴发事件，事件导致 5 名新生儿死亡。该事故暴露出该医院对医院感染工作重视不够，医院感染防控意识不强，医院感染管理不科学、不规范等问题。

案例 2 青岛某胸科医院聚集性疫情事件。

新冠疫情期间，青岛某胸科医院新冠病毒感染者在住院期间与普通病区患者共用 CT 室引发医院院内聚集性疫情事件。该事件暴露出该医院在院感防护、环境清洁消毒不规范等问题。

案例 3 河南某医院超百人感染聚集性疫情事件。

新冠疫情期间，河南某医院院内感染控制不到位，导致超百人感染新冠。

自新冠疫情发生以来，国内多地医疗机构医院领导因院感防控不力，导致被约谈、通报，甚至被免职。在新冠乙类乙管的当下，医疗机构要继续做好院感防控，防患于未然是医院感染控制的首要任务和核心理念，医护人员必须守好医院的防控底线。

第七节　感控团队能力建设和学科建设进展

随着感控工作受重视程度日益增加，感控团队能力建设和学科建设日趋完善。对于感控专职人员，应当着重培养以下工作能力。

一、感控专职人员能力培养

(1) 科学设计和实施循证感染预防(干预措施)的能力。
(2) 感控数据的收集与处理分析能力。
(3) 医院感染暴发的识别与处置能力。
(4) 临床微生物(标本采集、结果解读等)知识与运用能力。
(5) 基础感控(手卫生、清洁消毒、隔离和 PPE)知识与运用能力。
(6) 领导力、组织管理和沟通协调能力。
(7) 抗菌药物知识和合作参与抗菌药物管理能力。
(8) 管理工具(如 PDCA、品管圈等)在感控实践中的应用能力。
(9) MDRO 防控能力。
(10) 感染风险的评估能力。

感控专职人员不仅要明白手卫生、医疗废物处理、ICU 三区划分等专业问题，更应当具备对院感风险追根溯源的辨别力和如何降低院内感染风险的思考力。

二、感控团队建设前景展望

(一) 吸收更多专业人才加入感控队伍

有学者对我国部分省份医院感染管理组织调查结果显示，在专职人员专业构成中，1995 年之前，部分省份院感专职人员均以护理专业为主，临床医学、公共卫生、检验及其他专业人员较少。2005—2015 年间，随着一定数量的公共卫生、统计学、流行病学等专业人员的加入，护理专业比例由 1995 年的 58.38%下降到 2015 年的 45.96%。在专职人员学历构成中，本科、硕士、博士比例由 1995 年的 26.71%、2.48%、0 分别上升至 2015 年的 53.79%、22.86%、2.45%。也有研究人员对上海市不同级别的医疗机构医院感染管理人员岗位胜任力调查发现，上海市院感专职人员护理专业占 73.2%，本科及以下学历占 88.12%，中级职称及以下占 84.6%，同时研究也显示了上海部分三级医疗机构已开始配备医学硕士、博士从事医院感染管理工作，但总体比例仍偏低。

在医疗机构中，医院感染预防与控制工作内容广泛、复杂，涉及到临床、检验、护理、药学等各个科室，需要配备不同专业的人员。2021 年，国家卫生健康委员会《关于进一步加强医疗机构感控人员配备管理相关工作的通知》中指出，感控部门在人员配备上，应当包括医师和护士，其他有医学背景的人员也可以加入到感控队伍。通知中对感控人员专业结构比例也做了说明。尽管目前我们已经取得了一些进展，但必须意识到，在感控事业快速发展的背景下，医院感染管理组织人才储备严重不足，未来各级医疗机构要根据国家要求提高专职人员比例，优化人员结构，吸引各学科专业人才，壮大感控队伍，提升感控能力。

（二）开展更多的专业培训

（1）2015 年，上海启动了我国首个感控医生研修项目，即“上海市感控医生研修项目”（SHIP），为感控人员提供专业知识与技能，获得了广大研修医生的好评。

（2）2018 年，国家卫健委医院管理研究所组织的“感 · 动中国”项目，为基层医疗机构的医务人员提供医院感染防控的学习机会，提升基层医院感染防控能力。

（3）2018 年，上海复旦大学开设的我国首个“医院感染防控”研究生理论课程，受到了研究生的广泛欢迎。山东大学率先在网络学院本科教育层次开设了医院感染管理专业。

（4）2022 年，“上海市级医院院感防控技能培训基地项目”提升了上海市级医院感控专业专职人员能力、知识和技能。

（5）我国正在探索将“感染预防和控制”设为医学生本科教育必修课。

（三）开通院感专门的职业晋升渠道

目前，医院感染专职人员普遍存在职称晋升困难的问题。有相关研究对上海市 364 名院感专职人员进行调查结果显示，具有正高/副高职称的专职人员主要集中在三级医院、临床医学专业，71.23％的院感专职人员为转岗做医院感染管理前获得副高/正高职称。83.87％的临床医学专业晋升路线为医师，92.83％的护理专业晋升路线为护理，62.16％的公共卫生专业晋升路线为医师。60.94％的副高职称、53.81％中级职称、48.15％的初级或未定级职称人员认为晋升下一级职称较为困难或非常困难。不过，值得欣慰的是，目前国内少部分省份已经开始逐步建立院感专职晋升通道。未来，希望更多的省份设立感控专业技术职务晋升序列，彻底解决感控专业人员“晋升无门”或“所晋非所干”的问题。

第八节 总结与展望

近年来，我国在医院感染预防控制方面取得了显著成效，回顾过去，从建立健全医院感染管理制度，到加强医护人员培训，再到推广先进的感染防控策略，每一项措施都为降低医院感染率、保障患者安全等方面发挥了重要作用。同时，我国还积极参与国际交流与合作，学习借鉴国际先进经验，不断提升自身的院感防控水平。

同时也应该清醒地认识到，目前感控工作仍面临着诸多挑战。展望未来，我国的感染防控工作有着广阔的发展前景。随着医疗改革的深入推进和医疗质量的不断提升，感染防控工作将越来越受到重视。随着科技的不断进步和创新，我们必将有更多的手段和方法来应对感染防控工作面临的挑战。

经过 30 年的发展，结合新冠疫情积累的知识、理念成果，以及硬件设施的改善，我们相信，我国的感控明天一定会更美好。我们也希望我国的感染预防控制真正从经验管理走向越来越规范的科学管理，我国将迎来一个更加安全、健康、高效的医疗环境，为人民群众提供更加优质的医疗服务。

（胡必杰　丁　伟）

参考文献

[1] 崔扬文，汪可可，李春燕，等. 2021 年上海市不同级别医疗机构医院感染管理人员岗位胜任力现况调查[J]. 中华医院感染学杂志，2023，33(2)：281－285.

[2] 胡必杰，刘荣辉，陈玉平. 中央导管相关血流感染预防与控制最佳实践[M]. 上海：上海科学技术出版社，2012：57－106.

[3] 黄勋，邓子德，倪语星，等. 多重耐药菌医院感染预防与控制中国专家共识[J]. 中国感染控制杂志，2015(1)：1－9.

[4] 江淑芳，张丽伟，冯诚怿，等. 重症监护病房近 13 年医院感染目标性监测分析[J]. 中国感染控制杂志，2023，22(11)：1282－1290.

[5] 孔懿，高晓东，戴正香，等. SHEA 急症医院的呼吸机相关肺炎和呼吸机相关性事件的预防策略(2022 版)解读[J]. 华西医学，2023，38(3)：336－345.

[6] 刘思娣，李春辉，李六亿，等. 中国医院感染管理组织建设 30 年调查[J]. 中国感染控制杂志，2016，15(9)：648－653.

[7] 潘红平，韩梦鸽，史庆丰，等. 上海市 74 所医疗机构 ICU 手卫生用品消耗量及依从性相关分析[J]. 中国感染控制杂志，2024，23(3)：291－297.

[8] 沈燕，胡必杰，高晓东，等. 上海市 71 所医院医务人员手卫生用品消耗量分析[J]. 中华医院感染学杂志，2010，20(12)：1720－1721.

[9] 石磊，高晓东，胡必杰，等. 上海市医院感染专职人员职称晋升现状调查[J]. 中华医院感染学杂志，2022，32(8)：1253－1256.

[10] 碳青霉烯类耐药肠杆菌预防与控制标准 WS/T 826－2023[J]. 中国感染控制杂志，2023，22(10)：1274－1278.

[11] 血管导管相关感染预防与控制指南(2021 版)[J]. 中国感染控制杂志，2021，20(4)：387－388.

[12] 杨启文，吴安华，胡必杰，等. 临床重要耐药菌感染传播防控策略专家共识[J]. 中国感染控制杂志，2021，20(1)：1－14.

[13] 医疗机构环境表面清洁与消毒管理规范 WS/T 512－2016[J]. 中国感染控制杂志，2017，16(4)：388－392.

[14] 中国碳青霉烯耐药肠杆菌目细菌感染诊治与防控专家共识[J]. 中华医学杂志，2021，101(36)：2850－2860.

[15] 朱仕超，尹维佳，宗志勇，等. 呼吸机相关肺炎定义和判断标准研究进展[J]. 中华医院感染学杂志，2016，26(23)：5517－5520.

第二章 标准预防在感染防控中的应用

临床工作中会遇到各种各样急慢性疾病的患者，他们当中有很大一部分可能会有传染性疾病，常常不易被识别和防范，日常诊疗操作不当易造成患者之间的交叉感染，甚至是医务人员自身感染。因此，做好患者院内感染预防与控制是医院感染管理的一个重要组成部分。在日常工作中，是否每例就诊患者均需按照 HIV 感染者来对待?

第一节 标准预防概述

目前，医院感染已经成为突出的公共卫生问题，引起医院感染暴发的因素很多，究其原因往往是医院感染基础工作预防与控制未达到相关要求，其中之一就是标准预防未执行彻底。

一、临床案例谈标准预防

血透室的一例真实案例：某老年长期血透患者医院报告 HIV 可疑阳性，因医院没有接收 HIV 感染者血透的资质，患者被转送至公共卫生临床中心血透，标本送疾控中心复测，HIV 阴性，患者重新回到该医院继续血透，床位医生再次送血标本到本院检验科，报告回报 HIV 可疑阳性，患者血透是无法停止的，医院面临如下问题与选择：①患者是否存在 HIV 感染或窗口期；②患者在公共卫生临床中心血透曾与 HIV 阳性者共用一台血透机器，存在感染的风险；③患者目前继续血透，区域安置问题及对其他患者、医护人员的影响如何解决，医护人员日常诊疗采取怎样的防护措施才能避免发生职业暴露，避免患者间的交叉感染等。

血透室历来是院感暴发的高风险科室，长期血透患者每半年测一次乙肝、丙肝、HIV 等传染病，近 20 年，有多起因血透导致患者感染乙肝、丙肝等院感暴发事件，如 2019 年 5 月，江苏东台 69 名血透患者感染丙肝事件。此类事件造成的后果很严重，产生不良社会影响，追溯发生的深层次原因，大多是医院存在盲目追求规模扩张、疏于质量安全管理、重大风险防范意识不强、感染防控措施执行不力、对存在的问题不及时整改等问题。

随着医学与诊疗技术的进步，一次性无菌物品的使用越来越广泛，一次性无菌物品重复使用导致的医院感染暴发也一直存在，每次暴发均会给社会、医院和患者造成巨大的损失和影响。具有代表性的有：①重复使用一次性吸管。2016 年 12 月 30 日，浙江某医院一位实验室工作人员违规重复使用一次性吸管吸取、搅拌、提取 34 份男性淋巴细胞，致使该批次淋巴细胞被交叉污染，受污染的淋巴细胞经皮内注射到该批次男性的配偶后，导致 5 名女性感染 HIV，其中 2 人已怀孕，实验室工作人员涉嫌医疗事故罪，由公安机关立案侦查，采取刑事强制措施，获刑 2.5 年。②重复使用一次性注射器。1995 年，台北某医院 6 名患者同一天下午在放射科接受 CT 静脉造影检查后，均出现大汗淋漓、黄疸等症状，后确诊为疟疾，经调查发现，该 6 名患者接受检查之前，曾有一名尼日利亚旅游归来的患者行 CT 静脉造影检查，该患者确诊为疟疾，当事医院存在 CT 机注射筒、螺旋导管重复使用的问题。③重复使用一次性采血针头。2017 年 4 月 11 日，广州一医院门诊部，患儿家属发现采血窗口一次性采血针头重复给多人使用，患儿家属投诉至当地卫健委后，该门诊部被关闭。

2016 年，通过对上海市 91 所二级甲等以上综合医院的 856 个科室的注射器具及药液共用情况调查发现，注射器重复使用及药液共用现象比较普遍：①很多病区仍存在大量、多剂量药液共用现象，如皮内试验、胰岛素、冲管液、造影剂、肉毒素等；②CT 造影剂高压注射器因价格较贵，共用现象比较突出，重复使用现象普遍。

临床诊疗工作以标准预防为基础，提倡安全注射，严禁注射器、针头、延长管复用/共用，一人一针一管一次性使用；血糖仪一用一消毒，禁止共用采血笔，使用一次性采血针；严格无菌操作。降低医务人员与患者、患者与患者之间交叉感染的危险性。

二、标准预防

（一）标准预防的定义

标准预防（standard precautions）是指认定病人血液、体液、分泌物、排泄物均具有传染性，需进行隔离，不论是否有明显的血迹污染或是否接触非完整的皮肤与黏膜，接触上述物质者必须采取防护措施的一种预防手段。

普遍预防是主要采取接触隔离，隔离的物质只包括患者的血液及部分体液（不包括患者的尿、大便、痰、鼻腔分泌物、泪液及呕吐物，除非有明显的血液污染），因此不能防止非血源性疾病传播。标准预防隔离的物质不仅包括患者的血液、全部体液，还包括患者的分泌物与排泄物等，是针对医院所有患者、医务人员和进入医院的其他人员采用的预防措施，无论是否有疑似或确定的传染状态，皆认为所有患者的血液、体液、分泌物、排泄物均具有传染性，认为有携带可传播病原体的可能，需要进行相应的隔离预防。

（二）标准预防的基本特点

1. 强调双向预防　防止疾病从患者传至医护人员，也强调防止疾病从医护人员传至患者、从患者传至医务人员再传至其他患者的双向防护。降低医务人员与患者、患者与患者之间交叉感染的危险性。

2. 防止血源性疾病的传播　防止乙肝、丙肝、艾滋病和梅毒等常见的血源性传播的疾病，其中艾滋病和梅毒主要是性传播疾病，另外还包括布鲁氏菌病、疟疾、病毒性出血热、虫媒病毒感染等疾病传播。

3. 防止非血源性疾病的传播　防止呼吸道传播疾病、消化道传播疾病播散。

4. 根据疾病的主要传播途径，采取隔离措施　包括：接触隔离、空气隔离、飞沫隔离。

（三）标准预防的主要措施

1. 手卫生　医务人员在从事职业活动过程中的洗手、卫生手消毒和外科手消毒的总称。在诊疗、护理操作过程中，严格掌握手卫生指征，选择合适的手卫生方式。

2. 正确选择和穿戴 PPE　可能接触到血液、体液、分泌物、排泄物或其他有潜在传染物质时，正确使用 PPE，包括手套、口罩、面屏、护目镜、隔离衣、防护服和鞋套等。

3. 呼吸道卫生和咳嗽礼节（respiratory hygiene and cough etiquette）　针对进入医疗机构的伴有呼吸道感染征象的所有人员，尽早采取感染控制措施，预防呼吸道疾病的传播。

4. 安全注射（safe inject）　对接受注射者无害，实施注射操作的医护人员不暴露于可避免的危险中；注射的废弃物不对他人造成危害。

5. 预防锐器伤（prevention of injury from needles and other sharp objects）　在进行侵袭性诊疗、护理操作过程中，保证光线充足，宜使用具有防刺性能的安全注射装置，不应用手直接接触使用后的锐器，不应双手回套针帽，使用后的锐器应直接放入耐刺、防渗漏的专用锐器盒中，重复使用的锐器，应放在防刺、防渗漏的容器内运输和处理。

6. 正确处理医疗废物（linen and waste management）　遵循国家《医疗废物管理条例》及其配套文件的要求，正确处理医疗废物，防止其成为感染源的传播媒介。

7. 环境物表和呼吸道等仪器设备清洁消毒（cleaning and disinfecting the environment and respiratory equipment）　环境物表及呼吸道设备等仪器定期清洁消毒，遇污染时及时消毒；重复使用的医疗器械物品，使用后按照规定进行清洗、消毒或灭菌；正确地管理及处理医用织物；防止环境物表、仪器设备、医用织物等被污染后成为感染源。

三、执行标准预防的临床意义

（一）避免发生交叉感染

我国目前法定的传染病分为甲（2 种）、乙（28 种）、丙（11 种）3 类共 41 种，新增乙类传染病为新冠病毒感染和猴痘，但还有多种未被发现或者新发的传染性疾病，所以患者的血液、体液、分泌物等具有多种传染性，不仅仅是日常工作中最常见的乙肝、丙肝、艾滋病、梅毒、埃博拉病毒病等血源传染性疾病，在日常诊疗中无法快速判定患者是否有传染性疾病时，为保护医务人员自身及避免感染其他患者，我们均要将标准预防措施用于医疗机构内所有患者，而不考虑其是否有感染性疾病，而且随着流行病学的不断完善和发展，标准预防的有效性已经被大量的循证研究所证实，因此，做好传染病的医院感染预防与控制，是医院感染管理的一个重要组成部分。

（二）正确使用个人防护用品避免医务人员职业暴露

医务工作者由于职业关系，经常接触各类患者，每天要做很多侵入性操作，如外科手术、内镜检查、口腔治疗、血透、抽血、注射等，因此，在诊疗活动中，根据诊疗操作的需要，正确选择 PPE，也是避免职业暴露的一项重要的措施。目前存在的误区有：①患者手术前、内镜检查前、口腔治疗前筛查乙肝、艾滋病等传染病，根据患者诊断或检测结果决定防控措施，存在的问题是如果传染病没有被筛查出，如疾病潜伏期、检测不准确、检测范围不够等，可能就会防护不到位，发生职业暴露风险；②如果患者有传染性疾病，尽可能多地采取防护措施，但过度防护易造成感染。在新冠肺炎疫情期间有很多案例是因为过度防护而导致职业暴露发生。

（三）患者隐私受法律保护提醒医务人员更应该做好标准预防

《艾滋病防治条例》（中华人民共和国国务院令第 457 号）第五十六条规定：医疗卫生机构未经本人或者其监护人同意，公开艾滋病病毒感染者、艾滋病病人或者其家属的信息的，依照传染病防治法的规定予以处罚；《上海市艾滋病防治办法》（上海市人民政府令第 64 号）第二十九条规定：任何单位和个人应当为艾滋病病人和艾滋病病毒感染者保密，不得泄露艾滋病病人和艾滋病病毒感染者的姓名、住址、工作单位和病史等资料。HIV 感染者的隐私受法律保护，公开、泄露艾滋病患者和 HIV 感染者或家属信息属于违法行为，因此医务人员在接诊患者时更应该做好标准预防，预防职业暴露。

四、新进展及展望

原卫生部 2009 年下发的《医院隔离技术规范》明确提出标准预防概念，针对医院所有患者和医务人员采取的一组预防感染措施，有利于防止医务人员发生职业暴露。医务人员职业防护已引起各级行政部门及医疗机构的重视，国家也出台了一系列医务人员职业安全防护的指导原则和规范，同时医务人员因职业暴露感染 HIV 也已被纳入医务人员职业病范畴，但目前被纳入职业病范畴的由职业暴露所致的疾病范围还相对较小，其他常见疾病包括乙肝、丙肝等还未被纳入，还需要继续做推动工作，不断完善医务人员职业防护制度，加强培训，并从行政方面提供支持，如推广安全针具的使用、加强疫苗接种等。同时希望国家层面能够出台一系列具体的、操作性强的相关规范来保障医务人员安全，更希望早日能有医务人员职业防护的相关立法。

第二节 手卫生管理细节和要求

临床各种诊疗、护理活动都离不开医务人员双手，如果手卫生不合格，可直接或间接导致医院感染的发生，严格的手卫生措施可降低30%的医院感染。因此，手卫生是目前公认的控制医院感染最简单、最有效、最方便、最经济方法。2004年，WHO清洁卫生与安全小组开展了主题为“拯救生命：清洁你的双手”的全球手卫生运动，自2009年开始，每年5月5日被定为世界手卫生日。医疗机构要求定期开展手卫生的全员培训，医务人员需要掌握手卫生知识和正确的手卫生方法，定期进行医务人员手卫生依从性的监测与反馈。

一、手卫生

手卫生是指医务人员在从事职业活动过程中的洗手、卫生手消毒和外科手消毒的总称。

(一) 洗手

洗手(hand washing)是指医务人员用流动水和洗手液(肥皂)揉搓冲洗双手，去除手部皮肤污垢、碎屑和部分微生物的过程。

(二) 卫生手消毒

卫生手消毒(antiseptic hand rubbing)是指医务人员用手消毒剂揉搓双手，以减少手部暂居菌的过程。

(三) 外科手消毒

外科手消毒(surgical hand antisepsis)是指外科手术前，医护人员用流动水和洗手液揉搓冲洗双手、前臂至上臂下1/3，再用手消毒剂清除或者杀灭手部、前臂至上臂下1/3暂居菌和减少常居菌的过程。

二、手卫生设施要求

手卫生设施(hand hygiene facilities)是指用于洗手与手消毒的设施设备，包括洗手池、水龙头、流动水、洗手液(肥皂)、干手用品、手消毒剂等。

(一) 水龙头

手卫生设施行业标准要求医疗机构感染高风险部门和治疗室、换药室、注射室应配备非手触式水龙头，有条件的医疗机构在诊疗区域均宜配备非手触式水龙头。

近来很多研究发现，水龙头成为潜在的污染源，开关水龙头的操作会造成手部二次污染，甚至会导致感染暴发，因此水龙头的开启方式也引起重视，目前医疗机构使用的水龙头有感应式、短柄、长柄、脚踏式等，手术室因涉及外科洗手消毒，普遍采用感应式水龙头。目前感应式水龙头该不该推广使用，还有争议，支持者认为避免手直接接触水龙头，所以值得推广。但来自国外研究发现，感应式水龙头里面有很多生物膜，该研究将感应水龙头拆到最小化后采样，发现感应式水龙头因内部结构原因导致长期有水潴留，更容易形成生物膜，污染水质；长柄水龙头经济且使用方便，因为肘触式，所以能减少暴露机会。但现实工作中，医务人员很少会去用肘开关水龙头，所以长柄水龙头如果随意使用，与短柄水龙头无异。曾经也有研究对长柄水龙头进行采样研究，发现有多重耐药的鲍曼不动杆菌 1 000 个/m^2；脚踏式水龙头因为会造成水池周围地面水渍潮湿，目前已较少使用。实际上，WHO 手卫生规范选择使用旋钮式水龙头，医务人员使用纸巾覆盖开关旋转水龙头，能有效起到保护作用，避免手部二次污染，所以重要的是医务人员的行为意识。

（二）洗手池

基本的手卫生设施包括洗手池、流动水和手卫生产品，完善的手卫生基础设施可以让手卫生变得可能、容易、便捷。因此，对于洗手池目前有两种观点，一种观点是 ICU 需要安装洗手池，而且数量有要求，单间每床 1 套，开放式病床至少每 2 床 1 套；另一种观点是 ICU 应该减少洗手池的数量，其理由为军团菌、真菌等容易通过水的气溶胶传播，导致 ICU 患者发生军团菌和真菌等感染。曾经有对重症监护室水源性 CRKP 调查和医院感染的研究，分离出 28 株 CRKP 碳青霉烯酶，其中 25 株是在水池孔中发现；Kotay. S 等人研究表明，水源性传播不是来源于气溶胶而是从受污染的洗手池传播细菌。洗手池下水道有 P 形存水弯，容易滋生细菌并能快速繁殖，细菌从下水道生长至水池，污染水池周围环境，因此根据水池周边污染现状调研建议：水龙头喷嘴不应直接对准流入下水道；水池周围有 1 米的水源性传播区域，禁止在水池周围放置或储存患者护理物品；水池应仅限于洗手，禁止将营养物质或受污染的废物倾倒水池中。2023 年，某医院东南亚念珠菌暴发，进行环境采样结果发现 9 个样品物种特异性基因一代测序与临床株列完全一致，9 个样本中 4 个是水槽和水龙头污染。针对洗手池、水龙头等易造成周边环境污染，但又要满足方便医护人员使用现状，WS/T 826－2023 规定，洗手池应尽可能远离患者床头，深度宜不小于 19 厘米，宽度宜不小于 60 厘米，两侧及靠墙侧宜设置光滑、耐消毒液腐蚀和防潮材质的挡板，其高度宜不低于 50 厘米，宜调整出水口位置和水流强度，避免水流直接冲击水池底部的排水口。

（三）手消毒剂及洗手液(肥皂)

手消毒剂是指应用于手消毒的化学制剂，包括速干手消毒剂及免冲洗手消毒剂，速干手消毒剂是指含有醇类和护肤成分的手消毒剂，免冲洗手消毒剂主要用于外科手部皮肤消毒，使用后不需用水冲洗的手消毒剂。卫生手消毒时首选速干手消毒剂，过敏人群可选用其他手消毒剂；某些对乙醇不敏感的艰难梭菌、诺如病毒、手足口病毒等感染时，应选择其他有效的手消毒剂。

2003 年，有研究曾对上海市多家医疗机构肥皂块采样，发现肥皂含菌浓度为 $1\times10^{6\sim7}$ 个/g，医务人员频繁使用肥皂块，细菌从使用者的手部转移至肥皂。肥皂块因长期湿润使细菌可以成活并繁殖，肥皂块成了微生物的储存地，使用肥皂块可能导致感染传播。因此，目前医疗机构已经实现洗手液、皂液代替固体肥皂块。

外科手消毒是降低 SSI 的措施之一，传统刷洗技术会增加手部皮肤的裂伤和划伤，研究发现快速手消毒优于刷手，目前刷子基本不在外科手消毒中使用，仅部分地区在手指甲、指尖清洁中使用。有研究表明快手消毒液对有污染的手也是有效的，以醇类为基础的快手消毒液有快速杀菌、方便使用、减少时间消耗等优势，有研究发现浓度在 62.4%～85.8%之间的乙醇 30 s 至 1 min 内可有效杀灭诺如病毒，在 5 min 内能杀灭 55.2%～72.5%的手足口病毒。通过在病房、走廊、电梯等处放置手消毒，使手卫生变得更加方便、快速、高效，大幅度提高医务人员的手卫生依从性。

（四）干手设施

手干燥是手卫生的重要步骤，在干燥的过程中应注意避免手部污染，E. L. Best 等人对不同干手方法进行比较，参照空气中微生物传播和污染程度，将志愿者手上涂满乳酸杆菌——一种“无害”的细菌，然后采用 3 种方式干手，结果显示：喷气式干手器在空气中留下的细菌比暖风式干手器多 4.5 倍细菌，比擦手纸多 27 倍细菌。卫生间环境中的细菌比较多，烘手机风机运转的时候，将周围环境中的空气吸进去加热，再加压吹出来，就相当于抽了很多卫生间环境中的细菌，由于烘手机一般温度仅设定在 60℃，这种温度并不能有效杀死细菌，反而会加速空气流动，将更多分散在空气中的细菌吹到人的手上。实验证明，使用一次性擦手纸是最卫生的干手方式，医疗机构已不再使用烘干手机，但往往有医疗机构因成本核算不能给医务人员提供足够的一次性擦手纸，医务人员仍有习惯用自己白大衣来干手的现象，干手设施配备不足使干手环节成为污染的环节，影响手卫生效果。

（五）手套与手卫生

香港 Guo 等前瞻性随机研究发现，95.5%的手套渗透未被医务人员发现，手套不能完全防止污染，摘除手套后手仍有不同程度微生物污染。因此，戴手套不能替代手卫生，将戴手套作为手卫生的替代方式是手卫生执行的一个误区。通过对手套的防渗漏测试、细菌穿透力、染色穿透力等评价发现，使用快速手消毒液消毒手套，频繁消毒会增加手套破损概率。

三、手卫生的监测

（一）监测要求

（1）医疗机构应定期进行医务人员手卫生依从性的监测与反馈。

（2）每季度对手术部（室）、产房、导管室、洁净层流病区、骨髓移植病区、器官移植病区、重症监护病房、新生儿室、母婴同室、血液透析中心（室）、烧伤病区、感染性疾病科病区、口腔科、内镜中心（室）等部门工作的医务人员进行手卫生消毒效果的监测。

（二）监测方法

1. 直接观察法　直接观察法被视为手卫生正确性及依从性监测的金标准，在日常医疗护理活动中，不告知观察对象，随机选择观察对象，观察并记录医务人员手卫生时机及执行情况，计算手卫生依从率，以评估手卫生的依从性。其优点是可以观察详细信息，如洗手、卫生手消毒、手套的使用、揉搓方法和影响消毒效果的因素。缺点：工作量大、耗时、需要合格的观察员、存在选择偏倚、霍桑效应和观察者偏倚。

2. 手卫生用品耗量监测　手卫生用品耗量包括手消剂、液体肥皂和干手纸或手套的使用数量及频率，是间接评估手卫生依从性的方法之一。上海市医疗机构从 2013 年开始监测手卫生用品的耗量，监测结果显示 2013—2022 年 ICU 的手卫生用品耗量从 66.8 mL/床日上升至 99.69 mL/床日，普通病区从 16.9 mL/床日上升至 31.61 mL/床日，手卫生依从性率 66.1%上升至 90.87%。耗量监测相对简单，节省人力和物力，可以连续性进行观察，缺点是不能评估医务人员是否在出现指征时执行了手卫生，另外容易出现测量误差，无法避免领用量和实际用量不一的现象，如手卫生用品浪费或者外溢、患者及家属使用、科室之间的借用等，都会影响结果的判断。

3. 手卫生电子监测法　目前有部分医疗机构做出了有益探索：①手卫生正确性监控及考试系统：通过监控医务人员手卫生每一步的正确与否及用时来判定手卫生的正确性，也可用于手卫生培训考核；②外科洗手 AI 识别系统：人脸识别身份，语音引导 7 步外科洗手，语音引导外科手消毒，手术室/院感终端洗手准确率数据统计；③手卫生依从性监测培训系统：攻克手卫生依从性传统管理难点，自动喷洒、物联网监测、数据自动上传，医护智能胸卡靠近床位，手消提示灯自动提醒，大数据统计医护人员手卫生情况及手消液使用量。手卫生电子监测可以用来培训考核医务人员手卫生，也可以用来监测每个医务人员执行手卫生的情况，可以节省人力物力，但存在的缺点是价格贵，容易被故意反复操作增加次数，目前还在不断地研发和改进中。

4. 手卫生物理监测法　已经有不少物理监测法被用于手卫生的监测，如使用染料涂手，观察医务人员洗手后染料去除情况，或使用荧光剂涂手后，在紫外线灯下观察医务人员洗手后的荧光剂残留情况。目前研发中的可视化变色快速手消毒液，变色手消中的颜色为化学元素，当它在接触空气后，自然挥发，不会对皮肤和环境造成影响。使用变色手消毒液涂在手及手臂中，颜色是可视的，确保洗手达到手卫生规范要求。

5. 手卫生微生物学监测法

（1）手卫生采样方法：被采者五指并拢，双手指屈面朝上，使用浸有含相应中和剂的无菌洗脱液的棉拭子，往返涂擦并转动采样棉拭子从指屈面指根到指端 2 次（一只手涂擦面积约 30 cm^2），剪去操作者手接触部位，将棉拭子放入 10 mL 含相应中和剂的无菌洗脱液试管内，立即送检。

（2）采样时机：快速手消毒剂消毒后，若有需要也可以采手卫生前，来检测日常污染情况。

（3）手卫生消毒效果应达到如下要求：卫生手消毒，监测的细菌菌落总数应≤

10 CFU/cm²；外科手消毒，监测的细菌菌落总数应≤5 CFU/cm²。

四、新进展及展望

手卫生在医疗领域一直是一个非常重要的议题，随着科技的不断发展和医学研究的深入，手卫生领域也取得了许多新的进展和展望。2009 年卫生部发布《医务人员手卫生规范》，从政策层面开始大力推动手卫生运动，2019 年修订《医务人员手卫生规范》，随着 COVID－19 大流行的出现，医疗机构和公众对手卫生的重视程度不断提高，各种手卫生设施和用品也得到了更广泛的应用，目前医务人员手卫生依从性显著增加，手卫生设施逐步改善，新的手卫生技术和方法也在不断涌现。例如，一些新型的手消毒剂、洗手液和手部护理产品已经问世，这些产品具有更好的杀菌效果和更低的刺激性，能够更好地保护医务人员的皮肤健康。此外，一些新的手卫生技术，如紫外线消毒、臭氧消毒等也在不断探索和应用中，手卫生的错误观念得到纠正(如手套使用完全可以取代手卫生)。

手卫生领域还有很大的发展空间。随着人工智能、物联网等技术的应用，手卫生管理可能会更加智能化、高效化。例如，通过智能手环、人脸识别等技术，可以实时监测医务人员的洗手情况，提高手卫生的正确性和依从性。在技术层面，一些创新的产品和技术正在改变手卫生的实践方式，手卫生实践的推广和教育也在不断进步，通过制定手卫生指南和规范，加强医务人员的培训和教育，提高他们对手卫生重要性的认识，从而促进了手卫生知识普及和提高。鼓励患者及家属监督提醒医务人员做手卫生，患者参与，达到对手卫生工作的促进效果也在逐步尝试中。同时，手卫生领域的研究也将更加深入，探索更加有效的手卫生方法和策略，为医疗安全和公共卫生做出更大的贡献。

第三节　锐器伤职业暴露的预防控制

锐器伤在临床发生率极高，是直接导致医务人员发生血源性传播疾病最主要的危险因素。全球每年约有 1 000 名医护人员在工作中感染艾滋病。2010 年 11 月 19 日，WHO、国际劳工组织和联合国艾滋病规划署在日内瓦联合发布声明呼吁帮助医护人员在工作中预防感染艾滋病和结核病，作为感染这两种疾病的高危人群，在工作中应得到必要的防护。

一、临床案例分析锐器伤职业暴露

案例 1　某医院通宵的肝移植手术，术中患者大出血抢救，术后当天下午患者报告 HIV 初筛阳性，参与手术抢救的 8 名医护人员均发生不同程度的职业暴露，2 名医生手套破裂可能有针刺伤，2 名医生被血液喷溅到眼睛，1 名护士手上有 3 cm 伤口，3 名护士衣服被血液湿透，评估暴露风险，服用预防 HIV 药物，幸运的是患者最后经疾病预防控制中心(Center for Disease Control and Prevention，CDC)确诊为阴性，但我们要思考假如患者是 HIV 阳性，8 名医护人员存在发生感染的可能，对其职业生涯、家庭的影响会是怎样？手术时怎样选择正确的防护用品预防职业暴露？

案例 2 2007 年的小雪(化名)事件。小雪护校毕业后，在一家医院当护士，每天负责注射、输液等治疗操作，包括锐器毁形等。由于对职业暴露认识不足，加之每天工作繁忙，小雪被针头锐器扎伤的情况时有发生。2007 年，年仅 26 岁的小雪被查出感染了 HIV。那时小雪参加工作不久，没有不洁的性生活史，没有其他接触机会，感染的原因直指职业暴露，职业暴露给这位花季护士的未来蒙上阴影。

2011 年对全国 361 家医院开展锐器伤调研：中国 1 000 名医务人员平均每年年发生针刺伤为 1 032 次，100 床位平均每年年发生针刺伤 121.3 次，中国每年发生锐器伤的频次远远高于美国；针刺伤发生率地域差异明显，沿海低于内陆地区；护理人员 10.9%的针刺伤发生于门诊，3.0%的针刺伤发生于急诊，门急诊是发生针刺伤的重要区域；据不同职业群体发生针刺伤占比统计中，护士占比 7.8%，实习生占比 7.7%，医生占比 5.5%，技术人员占比 3.3%，后勤人员占比 3.8%，护理人员是发生锐器伤比例最高的职业群体；护理人员 76.7%的锐器伤由中空针具引起；护理人员发生针刺伤与多种危险因素有关，其中处理医疗废物占比 16.8%，移除静脉针具占比 15.5%，输液前准备占比 11.8%，针具回套动占比 10.7%，静脉采血占比 5.7%；发生针刺伤后，对病源鉴定率只有 73.4%；针刺伤后上报率总体只有 4%；锐器伤已经成为目前临床护理人员主要的职业伤害。

2016 年对上海市医务人员进行锐器伤基线进行调查，调查 61 309 人，发生锐器伤 1 140 人，锐器伤发生率为 18.59 次/千人和 1.81 次/百床，其中，实习生(49.38 次数/千人)和护士(20.6 次/千人)占比最高，上报率达到 25.61%，相比较 2011 年提升明显。在上海市 102 所医院近 2 年锐器伤上报分析中显示：按照器械类型分，其中针头导致锐器伤占比 81.1%，外科器械 15.2%，玻璃器械 1.0%；按照损伤发生时刻分类，发生在多步骤使用过程中各步骤之间占比 43.8%，发生在使用后处理前占比 37.9%，因未妥善处置的锐器导致锐器伤占比 12.8%，发生在将已使用过的针头重新套上针冒这一环节占比 5.2%，因患者躁动及他人撞击占比 0.3%。按照发生器械类型，锐器伤主要是针头导致的针刺伤，发生时刻主要为多步骤操作、使用后处理前。

二、锐器伤应对措施

锐器伤应对举措有效性由高到低有：①根除/替代：不注射、无针系统；②工程控制：安全针具、锐器盒；③行政控制：政策、培训；④标准操作：改变操作方式；⑤PPE：手套、口罩等。目前最有效的方法是根除/替代注射操作，即不注射、无针系统，尽可能口服药物，甚至取消门诊补液室，但口服用药生物利用度低，长期服用易导致耐药及艰难梭菌感染等，也不值得推荐。

从美国针刺伤防护发展历程来看，美国通过行政干预、政府立法、制定防护标准及建立伤害管理体系明确权责，在降低医务人员职业暴露风险中发挥了重要作用。1984年，美国有1例职业暴露感染HIV病例，至1987年有6例职业暴露艾滋病例，美国CDC出台接触血液、体液通用预防准则，1988年第一件安全器械问世，1990年安全器具的使用扩大到全美国，1991年制定血源性病原体防护标准后，每年至少减少了200人因感染而死亡，保护了560万高危人群，1992年美国食品药品监督管理局（Food and Drup Administration, FDA）发布"安全警告"，1996年1000项安全器具发明。至1997年有54例职业暴露感染HIV病例，132例可能的职业感染病例。1998年加州通过州级法律，1999年美国职业安全与健康管理局（Occupational Safety and Health Administration, OSHA）发布"征询函"总结，2000年16个州颁布州级法律，美国颁布《针刺伤防护法案》，从法律层面强制要求医疗机构使用安全器具后，2001年有3例职业暴露感染HIV病例，5例可能的职业暴露感染病例，2011年有1例可能职业暴露感染HIV病例。安全器具的推广可以明显减少医务人员的锐器伤，工程控制使用安全针具、锐器盒，成为应对锐器伤的重要举措。

（一）安全器具

安全器具（safety-engineered devices, SEDs）是用于抽取动静脉血液、其他体液或注射药物的无针或有针的装置，通过内在的设计降低职业暴露的风险。锐器通过安全性设计变为使用后屏蔽锐器或者没有锐器的装置即为安全器具。

可以降低锐器伤风险的器具包括：使用后可以滑帽来屏蔽针头的注射器；使用后针头可以回缩进针筒的注射器、套帽或者回缩设计的用于给药和抽血的留置导管；钝性缝合针；塑料毛细管（替代玻璃）；一次性手指采血针。

随着全球对安全注射的重视，安全器具越来越广泛使用，目前常用安全注射器具有：针尖带有保护器的注射器、安全密闭式防针刺伤留置针、无针接头（螺口无针连接）、安全型真空采血装置、预充式导管冲洗器（螺口无针连接）、安全型PORT无损伤针等。

2015年，一项日本多中心研究的结果显示，通过安全工程装置可以减少针刺伤害，更加有效地减少锐器伤的发生。因此，使用安全器具是有效预防锐器伤措施之一，由中空针头引起的锐器伤中83%可以通过使用安全器具来预防。

（二）塑料安瓿瓶使用

安瓿瓶的损伤率较高，据统计，40张床位的外科病区，一个治疗护士每天要掰安瓿约310～350只。目前很多改用塑料安瓿瓶，可大幅度减少安瓿瓶破裂导致锐器伤。也有手掰安瓿瓶的辅助工具，但临床使用较少。

（三）锐器盒规范使用

安全抛弃使用后的锐器是减少锐器伤的一个重要因素，有研究发现医务人员受针刺伤因素与锐器盒放置高度、大小、距离有关，Christian Medical College Hospital在1998年将大锐器盒改为小的锐器盒，锐器伤由42.1%下降到18.8%。美国范德堡大学的研究显示，通过改进锐器盒，锐器伤减少了2/3，虽然锐器盒的使用增加了成本，但是通过减少锐器伤每年可以为医院节约 62 000 美元。锐器盒放置合适位置，能保证锐器使用后得到及时、安全的处理，操作者用完锐器后立即放入锐器盒，不需要移动身体，减少受伤环节，能有效降低医务人员职业伤害。

（四）禁止回套针帽

回套针帽是一个非常危险的动作，Gershon 等的研究显示，回套针帽与锐器伤的发生率显著相关，在回套的过程中，很可能会发生针头错过或刺穿针帽扎到手，以及衔接不紧的针帽从持针的手滑落等情况。而且该操作所涉及到的器具多为污染的一次性注射器，其中带血的注射针头具有较大的血源性疾病传播的危险性。国内锐器使用培训不到位，锐器伤案例时有发生，因此目前提出禁止双手回套针帽，如果必须回套针帽，应使用器械协助或采用单手技术。

（五）手术器械传递免用手技术

调查结果显示，手术室是锐器伤高发科室，16%的手术室锐器伤发生在徒手传递锐器过程中，美国外科医师协会和美国围手术期注册护士协会推荐使用中立区免手技术（hands-free technique，HFT）减少手术中因徒手传递锐器导致的锐器伤，Stringer 针对 3 765 名病例的一项研究发现，使用免用手技术后，锐器伤、皮肤的血液接触和手套破裂等可以减少 59%。2009 年，有研究显示使用 HFT 可以降低 35%的暴露。HFT 需要指定锐器中立区存放手术刀、注射器等手术锐器，HFT 应该与其他锐器伤防治技术结合起来，例如，医生使用安全手术刀出鞘做了皮肤切开后，在没有回退刀尖时可通过中立区递回器械护士，降低手术过程中锐器伤的发生。另外，手术中传递锐器使用传递盘也是很好的预防锐器伤的措施。

（六）避免血源性职业暴露的其他措施

在准确评估操作风险的基础上，正确选择使用 PPE，可以有效阻止发生锐器伤，减少和预防操作相关的职业暴露风险。

1. 口罩　口罩能有效阻止有害物质进入呼吸道，一般手术中口罩 57.0%的部位会被喷溅的血液污染，而剖宫产手术时有 62.5%的医生的口罩会有明显的血液喷溅。某研究对比了外科口罩和 N95 口罩预防流感的效果，其结果显示，外科口罩的效力仅仅低 1%，预防飞沫传播仅需佩戴一次性外科口罩，在常规的医疗保健机构使用这两种口罩没有较大的区别，但在进行支气管镜检查或气管插管等操作时推荐使用 N95 口罩。在通过对口罩过滤效率、呼气阻力、吸气阻力测试，评估口罩使用效果发现：单层、双层口罩 6 h 后仍具有防护性；双层口罩与单层口罩的防护性差异不大；双层口罩的呼吸阻力要高于单层；呼吸阻力随佩戴时间呈增加趋势。因此不建议佩戴双层口罩，口罩更注重气密性和贴合性，配合使用场景选择合适的口罩。

2. 手套　手套穿孔是手术中锐器伤的常见原因，另外手术时间延长时手套水化作用会出现穿孔渗漏，香港 Guo 等前瞻性随机研究发现：缝合针上的血经过单层手套可以减少锐器表面 46%～86%的血液，经双层手套后血量会减少 95%，从而减少经皮损伤污染的病毒载量，表明双层手套能有效地保护工作人员血源性病原体的暴露。

3. 脸面部防护　脸面部防护有面屏、护目镜、防护面罩等，目前有大量的证据表明，HIV、HBV和HCV容易通过黏膜传播，手术中的面部防护可以避免患者血液、体液喷溅入术者眼睛，防止血液体液暴露。Watanabe对口腔科治疗后的污染进行研究，监测牙科治疗过程中ATP值的变化，发现喷溅污染最高的是操作员护目镜、面屏。

4. 防护鞋　Summers等研究发现手术后约31%的鞋里面有肉眼可见的浸湿的血液。日本Yoshikawa等在监测过程中发现，日本医务人员锐器伤中脚的比例(1.5%)显著高于美国(0.6%)。为了保护足部避免损伤，防止血液和其他潜在感染性物质喷溅造成职业暴露，手术者应穿防滑、防渗并能保护脚背的全防护拖鞋。

三、职业暴露后局部紧急处置流程

医务人员在临床诊疗活动中，发生血源性职业暴露后，应进行局部紧急处置(一挤二冲三消毒四报告)：锐器伤在伤口旁轻轻挤压，尽可能挤出损伤的血液，再用肥皂液和大量流动水冲洗污染的伤口，冲洗后用75%酒精、0.5%碘伏进行消毒；破损皮肤或黏膜接触暴露后，污染的皮肤立即用肥皂液和流动水清洗；溅入口腔、眼睛等部位，用无菌水、自来水或生理盐水反复冲洗黏膜。

局部紧急处置后，按照医院制定的职业暴露报告流程上报相关管理部门，根据暴露级别、病原体，进一步评估后干预，预防处理。

四、安全注射预防锐器伤职业暴露国家政策

原卫生部从2009年起，相继下发了《血源性病原体职业接触防护导则》《中东呼吸综合征医院感染预防与控制指南》等有关预防与控制技术的指南，这些规指南中都有医务人员职业防护的建议。2015年，国家院感染质控中心发布《阻断院感注射传播，让注射更安全(2015—2018)》。2017年，原国家卫生与计划生育委员会医管所及各地质控中心发起《临床注射操作医院感染风险防控手册》编写与培训项目，实现医院安全注射精益化，感控与护理专家跨领域合作制定专项工作指导方案，聚焦风险，历时两年多时间，于2020年编制国内首个《临床注射操作医院感染风险防控手册》《临床注射操作医院感染风险观察量表》，在全国分片区培训推广，对临床注射操作提出针对性防控措施，预防与减少注射相关感染及职业暴露风险，保护医患双方安全。

五、新进展及展望

随着医疗技术的不断进步，安全器具的设计和使用也在不断改进，如自毁式注射器、预装式注射器、卡式瓶、安全型手术刀等，已经在临床广泛应用，这些产品的使用可以有效减少职业暴露的风险，另一方面针对血源性病原体职业暴露的防控措施也在不断完

善。例如,建立完善的管理、监测和报告制度,规范锐器的使用、回收、处置等环节,可以有效降低职业暴露的风险。此外,加强医护人员的职业培训,引入安全文化,通过提高医护人员的安全意识和行为规范,进一步减少职业暴露发生,也是防控职业暴露的重要措施。

未来随着医疗技术的不断发展和职业安全意识的不断提高,血源性病原体职业暴露的风险将会得到更好的控制。同时,也需要继续加强对职业暴露的研究和探讨,不断完善防控措施,更好地保障医护人员的职业安全和健康。

（高晓东　张小霞　林蕾蕾）

参考文献

[1] 高晓东. 上海市91所医院注射器具及药液共用调查[J]. 中华医院感染学杂志,2016,26(11):2617.

[2] 胡必杰,陆群,刘滨,等. 手卫生最佳实践[M]. 上海:上海科学技术出版社,2012.

[3] 乔甫,黄文治,尹维佳,等. 速干手消毒剂使用效期与消毒效果研究[J]. 中华医院感染学杂志,2015,25(11):2615-2616、2631.

[4] BEST E L, REDWAY K. Comparison of different hand-drying methods: the potential for airborne microbe dispersal and contamination [J]. J Hosp Infect, 2015,89(3):215-217.

[5] FUKUDA H, YAMANAKA N. Reducing needlestick injuries through safety-engineered devices: results of a Japanese multi-centre study [J]. J Hosp Infect, 2016,92(2):147-153.

[6] GERSHON R R, PEARSON J M, SHERMAN M F, et al. The prevalence and risk factors for percutaneous injuries in registered nurses in the home health care sector [J]. Am J Infect Control, 2009,37(7):525-533.

[7] GUO Y P, WONG P M, LI Y, et al. Is double-gloving really protective? A comparison between the glove perforation rate among perioperative nurses with single and double gloves during surgery [J]. Am J Surg, 2012,204(2):210-205.

[8] HATCHER I B. Reducing sharps injuries among health care workers: a sharps container quality improvement project [J]. Jt Comm J Qual Improv, 2002,28(7):410-414.

[9] RICHARD V S, KENNETH J, RAMAPRABHA P, et al. Impact of introduction of sharps containers and of education programmes on the pattern of needle stick injuries in a tertiary care centre in India [J]. J Hosp Infect, 2001,47(2):163-165.

[10] KOTAY S, DONLAN R M, GANIM C, et al. Droplet rather than aerosol mediated dispersion is the primary mechanism of bacterial transmission from contaminated hand washing sink traps [J]. Appl Environ Microbiol, 2018,85(2):e01997-18.

[11] SUMMERS P R, BISWAS M K, PORTERA S G, et al. Blood-saturated operating-room shoe covers [J]. West J Med, 1992,157(2):184-185.

[12] YOSHIKAWA T, KIDOUCHI K, KIMURA S, et al. Needle stick injuries to the feet of Japanese healthcare workers: a culture-specific exposure risk [J]. Infect Control Hosp Epidemiol, 2007,28(2):215-218.

第三章 传染病防控中的医务人员个人防护与疫苗接种

第一节 人类与病原微生物斗争的历史

追溯历史，鉴往知来，人类的历史是不断与细菌、病毒抗争的生存史，也是人类医学科技不断发展、进步的历史。

一、雅典瘟疫（公元前430—前427年）

早在2 400多年前，一场瘟疫几乎摧毁了整个雅典。这是人类历史上记载较为详尽的最早的一场疾病大暴发。患者从高烧、眼睛发红、灼热等头部症状开始，随着病情恶化而转移到胸部，出现剧烈咳嗽、胸痛等，然后伴随着腹痛、呕吐、痉挛等腹部症状，出现肠道的严重溃烂与腹泻等，最终死亡。整个病程持续7～9天，即使幸存，很多患者也因此落下终身残疾。而当时的人们由于医疗条件有限，更多的是向神明祈求救赎。公元427年，困居城内的希波克拉底发现全城只有与火打交道的铁匠非常健康，这是由烈焰产生隔绝、净化空气效果，因此，“医学之父”希波克拉底幸运地找到了遏制瘟疫的手段。于是，他让雅典民众在街头燃烧带有香味的植物，利用香油的成分净化空气，从而挽救了雅典。这个简单易行的方法，也成为了之后千年时间里预防瘟疫的重要手段。但这场疫情终究也带走了近1/4的雅典人口。

二、鼠疫

历史上的首次鼠疫大流行又称为“查士丁尼瘟疫”，发生于公元6世纪，起源于中东，流行中心在近东地中海沿岸。公元542年起，疫情几乎殃及当时所有的著名国家，且持续时间长达五六十年，造成东罗马帝国至少1/3人口的死亡，直接导致了东罗马帝国的衰退。而发生于公元14世纪（1347年—1352年）的欧洲“黑死病”，也是鼠疫大流行中最为著名、影响最大的一次。造成2 500万以上人口的死亡，占当时欧洲总人口的1/3以上。但由于军事活动及人口流动推动了疾病的传播，使此次流行此起彼伏持续了近 300 年，遍及欧亚大陆和非洲北海岸，尤以欧洲为甚，死亡总人数超一亿。直到 1666 年的"伦敦大火灾"，烧毁了伦敦的大部分建筑，老鼠也因此销声匿迹，鼠疫的流行才随之平息。而在这场"黑死病"的疫情中，出现了一种"鸟嘴医生"，他们头戴帽子，身穿防油布长袍，手戴长手套，脚穿长靴，而脸上则戴着一种鸟嘴形状的面具，通常是由泡过蜡的亚麻或帆布为材料，眼睛部分由透明玻璃眼罩覆盖，鸟嘴内部用芳香类草药浸渍过的棉花或海绵等填充物过滤空气，充当防毒面具遮住口鼻部分。这也是如今防护面罩的雏形。1894 年，随着法国著名生物学家耶尔森（Alexandre Yersin）在第三次鼠疫大流行期间发现了鼠疫杆菌，并于第二年研制出抗鼠疫的血清，从此人类有了科学防治鼠疫的方法。

三、霍乱

历史上对于霍乱最早的描述出现在公元前 5 世纪的梵语。而在 1817 年—1923 年间共发生过六次世界性的霍乱大流行，其起源地基本都在印度及其周边地区，仅印度死亡人数就超 3 800 万。而现今我们正处于第七次世界性霍乱大流行，此次大流行于 1961 年从印尼苏拉威西岛向周边地区蔓延，1971 年传播至非洲，1991 年扩大至美洲，波及全球 140 多个国家，报告病例至少 350 万例，直至今日，全球每年仍有约 10 万人死于霍乱。不同于前六次大流行是由霍乱弧菌古典生物型（classical biotype）引起，这次的大流行是由埃尔托生物型（EL-Tor biotype）引起。菌株的变化使流行病学防控更加困难，也造成了世界范围内更大面积的感染。WHO 统计数据显示，2022 年全球已有大约 30 个国家和地区报告了霍乱病例或疫情，截至 2023 年 2 月至少有 18 个国家报告了长期疫情。

四、天花

人类是天花病毒的唯一宿主，在 17 和 18 世纪，天花是西方最严重的传染病，死亡率高达 30%。在古代欧洲，消灭天花的唯一办法就是屠村、屠城。直到今天，人类也没研制出对抗天花的特效药物。据了解，全球约有 60%的人口曾饱受天花的威胁，有 1/4 的感染者因此死亡，据统计，18 世纪天花病毒传至澳大利亚，导致了 50%原住民的死亡。在 20 世纪，天花造成了 3～5 亿人的死亡，而幸存下来的人也因此留有各种"后遗症"。我国唐朝时期开始流传的"人痘接种术"，从轻症患者身上取下痘皮，保存一段时间后，研成粉末吹入人的鼻孔中，从而使之获得免疫能力。18 世纪末，英国医生爱德华·詹纳（Edward Jenner）发现了给人接种牛痘可以使之获得天花免疫的安全方法，由此开启了疫苗的研制与广泛使用。至 1980 年，WHO 正式宣布天花已被消灭，这也是在世界范围内唯一被人类成功消灭的传染病。

五、艾滋病

1981 年 6 月,美国 CDC 首次报道了 5 例艾滋病病例,他们都是同性恋者,这是世界上第一次有关艾滋病的正式记载。1982 年,这种疾病被命名为“艾滋病”。不久之后,艾滋病迅速蔓延到各大洲,后在全世界大规模传播开来。1985 年,一位到中国旅游的外籍人士患病入住北京协和医院后很快死亡,后被证实为艾滋病,这是中国首例发现的艾滋病病例。时至今日,每年全球新增 HIV 感染者超 100 万人。据联合国艾滋病规划署发布的《2023 全球艾滋病防治进展报告:终结艾滋病之路》显示,2022 年全球新增约 130 万 HIV 新发感染病例,共计约 3 900 万 HIV 感染者,63 万人死于艾滋病相关疾病。而儿童 HIV 新发感染数在 2010—2022 年期间已减少了 58%,达到了 20 世纪 80 年代以来的最低水平。

六、埃博拉病毒病

埃博拉(Ebola)疫情于 1976 年出现在苏丹南部和刚果(金)的埃博拉河流域,致使沿岸 55 个村庄无一幸免,苏丹地区共发病 284 例,151 人死亡,死亡率高达 53%;刚果(金)地区 318 人感染,死亡率高达 88%。时隔三年后(1979 年),埃博拉病毒再次席卷苏丹地区,随后神秘销声匿迹了 15 年。在之后的几十年里,埃博拉疫情反复出现,每次基本都是局部暴发,然后突然消失,几年后再次卷土重来。1976 年—2022 年已出现了 28 次大规模暴发,最严重一次发生在 2014 年—2016 年,西非的几内亚、利比里亚和塞拉利昂暴发的疫情造成超过 2.7 万人死亡,而医护人员成为高危人群。埃博拉病毒与天花病毒一样同属生物安全等级四级的病毒,具有很强的传染性和最高可达 90%的病死率。病毒一旦入侵人体,医学救治的速度往往很难赶上病毒攻击人体的速度,其引起的埃博拉出血热(Ebola hemorrhagic Fever, EBHF)是当今世界上最致命的病毒性出血热。针对埃博拉病毒的疫苗研制现已进入临床试验阶段。但是,目前为止,仍然没有一种有效药。

七、严重急性呼吸综合征(2002—2003 年)

严重急性呼吸综合征(severe acute respiratory syndromes, SARS)的病原体是 SARS 相关冠状病毒,又称非典型性肺炎病毒、非典病毒。之前从未在人类身上发现过此病毒。2002 年底于我国广东省佛山市首次出现,迅速扩散至东南亚及其他国家,造成全球 8 300 余人感染,900 余人死亡。中国感染者达 5 327 人,死亡 349 人。由于最初缺乏对该病毒的认识,疫情造成大量医护人员感染甚至死亡。2003 年 3 月 20 日,WHO 宣布越南和中国相关的多家医院只有半数员工正常工作,组织警告医务人员在没有保护措施的情况下直接接触患者可能会感染病毒。2003 年 4 月,WHO 宣布,正式确认冠状病毒的一个变种是引起非典型肺炎的病原体，并将其命名为“SARS 病毒”。2003 年底，全球疫情基本扑灭。

八、中东呼吸综合征

MERS - CoV 是一种新型的冠状病毒，已被命名为中东呼吸综合征（middle east respiratory syndrome，MERS）冠状病毒，是第 6 种已知的人类冠状病毒。2012 年首次在沙特阿拉伯被发现，截至 2015 年 6 月 10 日，全球累计报告实验室确诊病例 1 231 人，死亡 451 人，病死率接近 37%；2015 年 5 月 20 日，韩国出现首例确诊病例，并出现迅速传播，至 6 月 10 日已累计报告 108 例，死亡 9 例，6 月 13 日出现第三代人传人病例，并有儿童疑似感染。韩国此次疫情在 7 月 28 日宣布结束，共计 186 人感染，36 人死亡。

九、流感

早在公元前 412 年的古希腊时期，希波克拉底就已经记述了类似流感的疾病。到了 19 世纪，德国医学、地理学家 Hirsch 详细列表记述了自公元 1173 年以来的历次类似流感的流行病暴发情况，这也是真正意义上有历史考证的第一次流感暴发。明显由流感引起的流行病第一次发生在 1510 年的英国。而对流感大流行最早的详尽描述是在 1580 年。历史上曾出现过多次著名的流感大暴发，如 1742 年—1743 年的大暴发曾涉及 90% 的东欧人。1889 年—1894 年西欧的“俄罗斯流感”虽发迹于西欧，但导致了当时全球 15 亿人口中 100 多万人的死亡。面对这场疫情主要的治疗手段是使用奎宁和非那酮，以及小剂量的士的宁和大剂量的威士忌和白兰地，平民则多使用更为便宜的原材料，如亚麻籽、盐、温水和甘油等来治疗。直到 1895 年后，这场疫情神奇地“消失”了。而另一起著名的流感大暴发是 1918 年—1919 年的“西班牙流感”，它造成了当时全世界 17 亿人口中约 5 亿人的感染，死亡人数超过 5 000 万人，其全球平均致死率约为 10%，直接终止了当时正爆发的第一次世界大战。20 世纪出现过三次以上的流感大流行，即 1957 年，由甲型流感病毒（H2N2）所致的“亚洲流感”，起源于我国贵州省，随后在 8 个月内席卷全球，导致了 200 万～400 万人的死亡。1968 年，H2N2 的变异株 H3N2 再次来袭，因从我国香港地区开始流行，被称为“香港流感”，其强度与 1957 年的“亚洲流感”相当，最终导致了 100～400 万人的死亡。1977 年暴发的“俄罗斯流感”，是由 1950 年流感病毒株的变异株 H1N1 所致，由于出生于 1950 年时期的成年人在当时已有过相似毒株的暴露史，具备一定的免疫水平，故此次流行主要感染出生于 1950 年后的青少年，因此没有出现超额死亡率的显著上升。但 WHO 仍将此次疫情定义为较大规模的一次流行。2009 年，H1N1 流感在美国大面积暴发并蔓延到 214 个国家和地区，成为 21 世纪的第一场流感大流行，WHO 最终公布全球约 1.8 万人死亡。但实际上，由于无法统计等原因，死亡人数远超这一数字，有模型推算可能已造成约 15.17 万～57.55 万人死亡。2013 年 3 月在我国上海和安徽两地率先发现了H7N9型禽流感，是全球首次发现的新亚型流感病毒。截至2015年1月，全国确诊病例134人，死亡37人。2017年H2N3流感再次暴发，美国CDC发布数据，仅2018年第三周全美就有4064人死于流感和肺炎，至少63名儿童死于流感。我国卫生与计划生育委员会也在第一时间发布了《流感诊疗方案(2018版)》。当时网络上一篇名为《流感下的北京中年》的文章火极一时，也使公众重新认识流感，不再将流感与普通感冒画等号，再也不敢轻视流感。

十、新型冠状病毒感染

新型冠状病毒感染(corona virus disease 2019，COVID-19)又称“新冠肺炎”。2019年12月，我国湖北武汉出现不明原因肺炎病例，并迅速传播出现大规模流行，后被证实为COVID-19感染引起的急性呼吸道传染病。2020年2月，WHO将此病毒命名为COVID-19，并于3月宣布全球大流行。2022年12月，国家卫健委发布公告，将新型冠状病毒肺炎更名为“新型冠状病毒感染”(以下简称新冠病毒感染)。2023年5月5日，WHO宣布新冠疫情不再构成“国际关注的突发公共卫生事件”。至此全球累计确诊病例超6.87亿，其中病例数超千万的国家或地区有16个，累计病例数占全球总数的69.8%。累计病例超十万的国家或地区有131个，累计病例数占全球总数的99.6%。全球累计死亡人数超686万，累计死亡病例超2000例的国家或地区有114个，累计死亡病例数占全球总死亡病例的99.3%。自疫情发生以来，病毒出现多个变异株，其传播力及致病力各不相同。自2021年5月起，WHO开始将各变异株根据风险划分为“监视下的变异株(variant under monitoring，VUM)”“需要留意的变异株(variant of interest，VOI)”和“需要关注的变异株(variant of concern，VOC)”。目前COVID-19感染病例虽在各国仍处于地区性流行，但全球均已常态化管理，并继续监测病毒变异情况。2023年12月19日，WHO发布初步风险评估，鉴于新冠病毒变异株JN.1在全球范围内的快速传播，将其单独列为“需要留意的变异株”。2024年2月4日，国家卫健委发布中国本土病例中JN.1变异株已成为优势流行株，以轻症为主。截至2024年4月12日，WHO目前正在跟踪的变异株为5株VOI，包括：XBB.1.5、XBB.1.16、EG.5、BA.2.86和JN.1。

在地球上，微生物的出现远远早于人类，而在数量上也远超人类。然而，细数过往，面对“资历”和规模的双重碾压，人类除了和大部分微生物和平共处，且“互利互惠”至今，由病毒、细菌、寄生虫等引发的感染却始终是人类社会的严重威胁，在抗击病原微生物的历史上，人类也付出了惨痛的代价，以上仅列举了部分与病原微生物斗争的历史，而更多的可能是未知。因为不断会有新的病原微生物出现，就像中国工程院院士、医学微生物学家、病毒专家闻玉梅教授所说的“人和病毒之间的关系可看作是‘战争与和平’，发现新病毒，我们就作战，找到办法后，可以实现和平，但是很快新的病毒又出来，又打仗……”。然而，作为医务人员，因工作需要与大量患者接触，相比普通民众更容易接触病原微生物，包括未知的病毒、细菌等。因而可能面临更高的感染风险，甚至危及生命。2003 年的 SARS 疫情，我国感染死亡者中近 1/3 是医务人员。2014 年西非三国的埃博拉疫情，WHO 的数据显示，总感染死亡率为 41.06%(11 147/27 145)，而医务人员的感染死亡率为 58.34%(507/869)远高于非医务人员 40.49%(10 640/26 276)的感染死亡率。发生在韩国的 MERS 疫情显示，自 2012 年发现 MERS 以来，大多数病例为医院感染，而感染的多数为医务人员。这一点或许也和韩国没有经历过 2003 年 SARS 疫情的考验，公共卫生体系对这类突发呼吸道传染病的反应迟缓，欠缺强有力的标准预防措施等有关。而在新冠疫情发生的初期，面对来势汹汹的未知病毒，我国众多战斗在一线的医务人员感染，136 位"白衣战士"永远地倒在了抗击新冠的战场上。

历史是现实的影子，疫灾与人类始终同在，而人类也在不断积累和总结经验教训。鉴古知今，面对已知和未知的病原微生物，医务人员的感染防控意识与措施的及时和正确落实尤为重要。

第二节　我国法定传染病与全球新发传染病概述

经过了 3 年的抗疫，2022 年 12 月底国家卫健委宣布自 2023 年 1 月 8 日起对新冠病毒感染实施"乙类乙管"。自此，新冠病毒感染正式由"乙类传染病甲类管理"转入我国乙类传染病的管理范畴。而在 2023 年 9 月 8 日中国 CDC 发布的"2023 年 8 月猴痘疫情监测情况"显示，2023 年 8 月 1 日—31 日中国内地(不含港澳台)新增报告 501 例猴痘确诊病例。9 月 15 日国家卫健委发布公告，自 2023 年 9 月 20 日起将猴痘纳入乙类传染病进行管理，采取乙类传染病的预防、控制措施。至此，我国法定传染病增至 41 种，其中甲类传染病 2 种，分别为鼠疫和霍乱，乙类传染病 28 种及丙类传染病 11 种。在我国疾病预防与控制局发布的"全国法定传染病疫情概况(2024 年 3 月)"中显示，乙类传染病中发病数居前 5 位的病种依次为病毒性肝炎、肺结核、梅毒、百日咳和淋病。死亡数居前 5 位的病种为艾滋病、病毒性肝炎、肺结核、梅毒和狂犬病，结合年度报告显示我国经血液、体液传播的疾病比例仍在上升。

疾病领域的未知空间很大，就全球新发传染病而言，自 1967 年以来的半个多世纪，全球范围内已有报道的新发传染病超过 50 种，而其出现的原因异常复杂，是多种因素共同作用的结果。其中一系列来源于动物的新发传染病也不断出现。据美国 CDC 的预测，超过 3/5 的已知传染病和超过 3/4 的新发传染病都是从动物传给人类的。人们目前还不完全了解病原体在不同物种之间传播的机制，但一部分研究已经显示，不断变化的生态环境是其重要因素之一。全球气候变暖也导致了原本在夏季流行的传染病流行期延长，发源于热带的某些肠道传染病、虫媒传染病等逐渐向温带，甚至寒带地区扩散。据发表在《国家环境研究与公共健康期刊》的一项研究表明，呼吸道传染病作为我国最严重的公共卫生问题之一，其厄尔尼诺年发病率相较于普通年份高出 5.842%。同时，生态环境的改变造成很多原始动物的栖息地消失，增加了其携带的病毒转移到人类身上的风险。加之人类社会的经济行为因素等，使得人类的生态足迹不断扩大，病毒溢出事件不断增加。

通常新发传染病具有以下流行特征：

1. 多为人畜共患病　有研究资料显示新发传染病的病原体 75%为动物源性，且其中 70%以上来源于野生动物，如 AIDS、埃博拉病毒病等。

2. 传播方式多样性　可能存在一种病原体多种传播方式。如埃博拉病毒可通过血液传播、体液传播和间接接触传播等。2003 年，一名因输血而感染疯牛病死亡的患者成为世界上第一例可能经血源传播的疯牛病病例，打破了以往对疯牛病经食物链感染的认识。

3. 不确定性　由于对新发传染病的病原体、传播方式等了解不足，通常缺乏基线数据的评估，因此在确定流行趋势和控制措施方面存在着诸多不确定。

4. 无治疗和免疫措施　通常新发传染病与许多病原微生物有关，如病毒、细菌、寄生虫、立克次体等。由于不易确定病原，大多数病毒具有较强的隐匿性，无法快速了解疾病，因而缺乏有效的治疗药物和免疫预防措施，且容易引起高病死率。

5. 易暴发或流行　由于对新发传染病的病原体、传播方式及防控策略缺乏认识，且人群对新发传染病缺乏免疫力，因而全球人群均易感，极易出现快速传播形成暴发或流行造成突发急性传染病全球化。

6. 容易造成医务人员伤害　医务人员通常更高概率接触新发传染病，容易对医务人员造成直接伤害，且易造成医院内感染暴发或流行。

人类已经同时面对新、旧传染病的挑战，警钟长鸣，形势严峻。由此，WHO 已敦促各国加强对传染病的监测和控制，特别是新发传染病和重新出现的传染病。

第三节　传染病防控的主要措施

控制感染源、切断传播途径和保护易感人群是传染病防控的三大主要措施。

一、控制感染源

感染源是指病原体自然生存、繁殖并排出的宿主或场所。包括患传染病的患者、无临床症状但携带病原体的人、被感染的动物和被污染的环境或物品等。一般情况下，患者是主要的感染源，但由于病原体携带者、感染动物、污染环境或物品不易被察觉，其危害实际上不亚于患者。

控制感染源的主要措施包括：

(1) 对传染病患者应做到早发现、早诊断、早报告、早隔离及早治疗。

（2）对与患者接触者和病原体携带者采取及时的医学观察或隔离措施。

（3）对动物或环境、物品感染源应及时处置，如捕杀、焚烧、使用药物或消毒隔离等。

二、切断传播途径

传播途径是指病原体从感染源传播到易感人群的途径。包括接触传播、飞沫传播、空气传播、食源性及水传播、虫媒传播、血源性传播、母婴传播等。其中，接触传播是指病原体通过手、物体表面等媒介物直接或间接接触导致的传播。飞沫传播是指带有病原体的飞沫核（$>5\ \mu m$），在空气中短距离（$\leqslant 1\ m$）移动到易感人群的口、鼻黏膜或眼结膜等导致的传播。空气传播是指由悬浮于空气中、能在空气中远距离传播（$>1\ m$），并长时间保持感染性的飞沫核（$\leqslant 5\ \mu m$）导致的传播。虫媒传播是指病原体通过昆虫或其他节肢动物引起易感者感染的传播。食源性及水传播是指当食物或水源本身含有病原体或受病原体污染时，可引起传染病的传播。血源性传播是指病原体经血液或血液制品引起的传播。母婴传播是指病原体通过母体传给子代的传播，也称为垂直传播。一种疾病可能同时存在多种传播途径。

切断传播途径的主要措施包括：

（1）消毒是切断传播途径的重要手段，可以通过物理或化学方法对传播途径相关的环境、物体表面等进行处理，如肠道传染病的病原体从肠道排出，应对粪便、垃圾、污水等进行消毒处理。

（2）避免接触传染源，如传染病患者、污染的食品、水、虫媒、血制品等；减少可能的暴露风险，如不必要的注射等可能会造成锐器伤的操作，避免共用针具，使用预防虫媒的护具如防蚊罩等，避免被动物咬伤或抓伤等。

（3）注意呼吸道卫生/咳嗽礼仪，即呼吸道感染患者佩戴医用外科口罩，在咳嗽或打喷嚏时用纸巾盖住口鼻、接触呼吸道分泌物后实施手卫生，并与其他人保持 1 m 以上距离等。

（4）采取标准预防措施，如手卫生、正确使用 PPE、安全注射、正确处置污染的物品及医疗器械等。

（5）加强环境卫生措施，减少病原体在环境中的存活和传播。如保持室内有效的通风换气，定期清洁消毒，特别是高频接触的物体表面。对虫媒采取有效的杀灭措施清除滋生地。

三、保护易感人群

易感人群是指对某种疾病或传染病缺乏免疫力的人群。特别是部分新发传染病，当出现新的病原体时，多数人群尚未形成免疫屏障，人群普遍易感，极易造成疾病大流行。人群对传染病的易感性是可变的。人群中易感者多，则人群易感性高，容易发生传染病流行。造成人群易感性增加的因素包括:新生儿增加、易感人口的输入、免疫人口减少和死亡、免疫人口的免疫力降低等。造成人群易感性减少的因素有:预防接种、传染病流行后、隐性感染后等。

保护易感人群的措施主要包括:

(1) 特异性免疫措施:主要是指通过接种疫苗,使身体产生相应抗体,从而预防疾病的发生。对于传染病的防控,预防接种目前依然是最有效的预防方法。

(2) 一般措施:包括个人卫生、增强体质。传染病流行期间,应避免与患者或感染源接触,保持社交距离,减少到人员密集的场所。采取个人防护措施,如佩戴口罩等。

四、非药物干预措施对传染病防控的作用

在传染病防控领域,非药物干预(non-pharmaceutical interventions, NPI)是公共卫生应对措施的基本组成部分,也是各国面对疫情的主要遏制措施。包括隔离患者、追踪接触者、手卫生、戴口罩、保持社交距离、使用咳嗽礼仪、限制聚集等。

在新冠病毒大流行期间,有研究显示,截至2021年8月31日,德国、美国和印度尼西亚三国的流行株均为100% Delta变异株,三国疫苗接种率分别为德国64.6%、美国61.3%、印尼仅23%,且完成两剂疫苗接种率仅为13%。面对严峻的形势,印尼政府不断发布疫情防控政策,但单日新增确诊病例和死亡率仍居高不下。美国的疫情曲线在1~6月的下降趋势明显与疫苗接种在美国的广泛推进显著相关。可见疫苗对于新冠疫情的减缓发挥了巨大的作用。相较于印尼的疫苗低覆盖率,德国和美国疫苗覆盖率相似,均超过了50%,且完成两剂接种率分别为60%和52%。但每日新增病例数趋势却呈截然相反的态势。截至2021年9月1日,每百万人每天新增确诊新冠病例数(7天滚动均值)美国为503.38,而德国为116.25,每百万人每天新增确诊的新冠死亡数(7天滚动均值)美国为4.21,显著高于德国的0.29。文中提到,两国NPI政策的执行差异可能是两国疫情发展呈现不同态势的重要原因。在这一轮疫情高峰中,美国已有因放松NPI手段造成严重疫情反弹的典型案例。但即使如此,佩戴口罩、保持社交距离、限制聚集等NPI措施在美国仍然“举步维艰”。据报道,截至7月1日,美国大多数州都已解除了应对新冠疫情传播的安全措施,且多个地区已完全开放。而根据OxCGRT(牛津COVID-19政府反应跟踪器)项目调查(牛津大学学者发起的衡量各国政府对非药物干预指标反应的严格程度),自2021年1月1日起,德国政府对NPI策略的反应严格程度上始终高于美国。CDC指出,由于新冠Delta变异株的高传染性、低疫苗保护力,所以戴口罩等NPI是必要而有效的措施。同年6月《柳叶刀-感染病学》(*Lancet Infectious Diseases*)曾发表了英国的一项研究,显示在没有NPI政策的情况下,即使最乐观地假设疫苗预防的有效率达85%,且所有符合条件的成年人均完成两剂疫苗的全程接种,模型预估的死亡人数也可达到21 400人(95% *CI* 1 400~1 500);而疫苗有效率只有60%的情况下,这一数字将增加到96 700人(95% *CI* 51 800~173 200)。研究说明,高效疫苗接种联合NPI

措施才能预防新一轮的感染浪潮。疫苗接种过程中，过早或过快放松 NPI 措施，都有导致疫情恶化的风险。

第四节　个人防护用品概述

传染病防控的 NPI 措施很多，正确使用 PPE 即是其中之一。

根据美国国家职业安全卫生研究所(National Institute for Occupational Safety and Health, NIOSH)的秩序控制理论，选择控制措施的优先顺序应按效能最高到最低的顺序进行。对于医务人员的职业安全而言，其基本理念是：首选消除职业有害因素，若无法消除职业有害因素，应从源头采取控制有害因素的措施；其次是隔离有害因素；最后是采取防护措施保护劳动者。也就是说，当效能高的措施无法有效发挥作用时，采取防护措施是最后的防线，虽然效能最低，却是最重要的底线防护措施。特别是在应对突发不明原因的公共卫生事件或新发传染病时，由于不确定性及未知的各种因素，医务人员严格掌握正确的标准预防方法，才能最大限度及时有效地应对暴露风险，保障职业安全。

我国《医院隔离技术标准》(WS/T 311－2023)中将标准预防定义为：基于患者的体液(血液、组织液等)、分泌物(不包括汗液)、排泄物、黏膜和非完整皮肤均可能含有病原体的原因，针对医院患者和医务人员采取的一组预防感染措施。其中包括手卫生，根据预期可能的暴露穿戴手套、隔离衣、口罩、帽子、护目镜或防护面罩等 PPE，安全注射，以及穿戴合适的防护用品处理污染的物品与医疗器械等。标准预防的核心思想即一视同仁、双向防护、三种隔离。“一视同仁”指将患者的体液(血液、组织液等)、分泌物(不包括汗液)、排泄物、黏膜和非完整皮肤均视为可能含有病原体；“双向防护”指医务人员与患者之间；“三种隔离”指针对医患之间，根据传播途径在标准预防的基础上做好接触隔离、飞沫隔离、空气隔离。医务人员应严格将“标准预防”记于心，践于行。

正确使用 PPE 是标准预防措施中的一项重要内容。《医院隔离技术标准》(WS/T 311－2023)中 PPE 指用于保护医务人员避免接触感染性因子的各种屏障用品。2019 年 7 月，美国 CDC 发布的修订版《隔离预防指南》对 PPE 的定义为单独或联合使用的保护黏膜、呼吸道、皮肤和衣物不与传染性病原体接触的各种屏障和呼吸器(respirator)。PPE 的选择是基于与患者互动，即临床操作的感染风险性质和/或可能的传播途径。WS/T 311－2023 中要求医务人员应根据标准预防、不同传播途径疾病预防与控制需要及疾病危害性，选择适宜的 PPE。PPE 应具有相关的注册证和/或产品检测报告，其各项性能应符合相应的国家标准、行业标准和地方标准。其使用应符合 WS/T 311－2023 的相关要求。以下将根据防护部位，分别介绍头面部、躯干、手部和脚部的各种 PPE。

一、头面部防护用品

（一）帽子

适用于接触含潜在感染性污染物时佩戴。与手术帽的使用目的不同，手术帽更多的是为防止手术过程中手术操作者头发或头皮屑等掉落在手术区域，污染手术的无菌操作环境。美国手术室护士协会（Association of periOperative Registered Nurses, AORN）要求在手术室半限制和限制区域内，所有人员应覆盖头面部的毛发，包括鬓角和后颈部。

帽子的使用应符合以下要求：

（1）应能够遮盖全部头发，分为布质帽子和一次性帽子。

（2）进行无菌技术操作，进入污染区、保护性隔离区域、洁净医疗用房等应戴帽子。

（3）被患者体液（血液、组织液等）、分泌物等污染时应立即更换。

（4）布质帽子因保持清洁，每次或每天更换与清洁。

（5）一次性帽子应一次性使用。

（二）护目镜/防护面屏（防护面罩）

护目镜是防止体液（血液、组织液等）、分泌物等溅入人体眼部的屏障用品；防护面屏（防护面罩）是防止体液（血液、组织液等）、分泌物等溅到人体面部的屏障用品。两者均适用于使用者接触可能发生患者血液、体液、分泌物（不包括汗液）、呕吐物、排泄物等喷溅或产生气溶胶的操作。

美国CDC不推荐使用护目镜，认为在脱卸过程中容易发生脸部皮肤的污染。WHO专家建议护目镜与防护面屏（防护面罩）不应同时使用。

建议选择有防雾功能的护目镜或做好相应的防雾措施。护目镜/防护面屏（防护面罩）的使用应符合以下要求：

（1）在进行可能发生患者体液（血液、组织液等）、分泌物、排泄物等喷溅诊疗、护理操作时，应使用护目镜或防护面屏（防护面罩）。

（2）为呼吸道传染病患者进行气管插管、气管切开等近距离操作，可能发生患者体液（血液、组织液等）分泌物等喷溅时，宜使用全面型防护面罩。

（3）佩戴前应检查有无破损，佩戴装置有无松脱。每次使用后应清洁消毒。

（4）戴摘护目镜及防护面屏（防护面罩）的方法：戴上护目镜或防护面屏（防护面罩），调节舒适度（图3－1）。摘除护目镜或防护面屏（防护面罩）的方法：捏住靠近头部或耳朵的一边摘掉，放入回收或医疗废物容器内（图3－2）。摘除时应注意避免接触护目镜或防护面屏（防护面罩）的外侧面（污染面）。

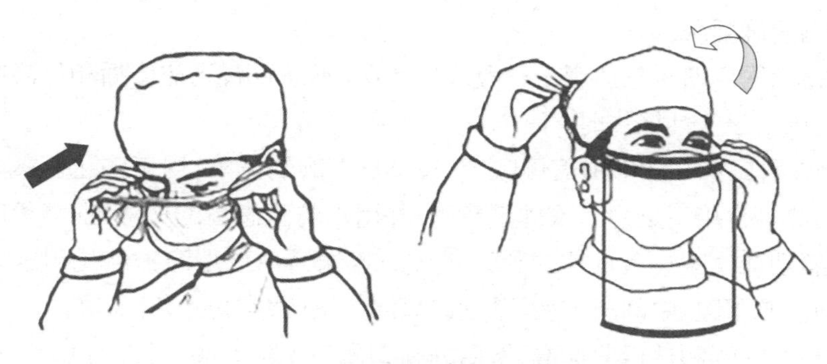

图 3-1　戴护目镜/防护面屏(防护面罩)的方法

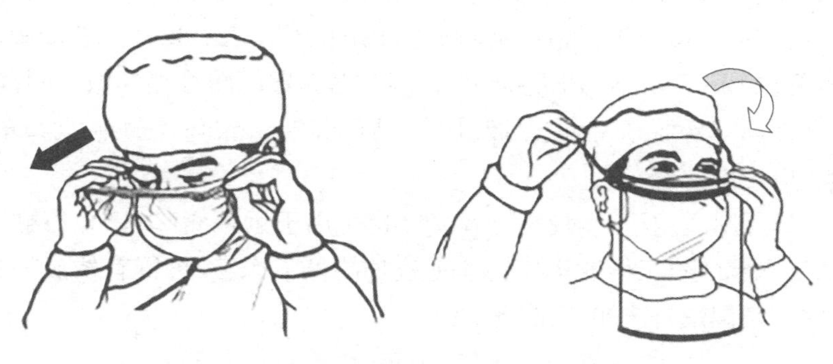

图 3-2　摘护目镜/防护面屏(防护面罩)的方法

(三) 口罩

自从 PM2.5(指大气中直径≤2.5 μm 的颗粒物,也称可入肺颗粒物。)一词进入公众视野,大家开始关注口罩,一度很多人戴着棉纱质地的口罩,但随着大众对 PM2.5 的进一步了解,认识到棉纱口罩的材质由于孔隙较大无法抵挡如此小颗粒物,且极易潮湿。有研究显示,全新的 16 层和 24 层纱布口罩的过滤效果仅为 24%和 36.8%。早在 2003 年,国家食品药品监督管理局颁布了 319 号令,通知普通脱脂棉纱布口罩不作为医疗器械管理。说明棉纱口罩不能作为医用 PPE 使用。因此,医务人员不应使用此类口罩。

医疗机构内可作为 PPE 的口罩包括一次性医用口罩、医用外科口罩和医用防护口罩。有研究显示,一般手术中,口罩 57%的部位可被喷溅的血液污染,而剖宫产手术时有 62.5%的医生的口罩会有明显的血液喷溅。医务人员应根据不同的诊疗要求及可能的暴露风险选用不同种类的口罩。

1. 一次性使用医用口罩　用于覆盖住使用者的口、鼻及下颌,为阻隔口腔和鼻腔呼出或喷出污染物提供物理屏障。有耳挂式和绑带式。

其执行标准为推荐性行业标准《一次性使用医用口罩》(YY/T 0969),目前执行为 2013 版,最新为 2023 版(2023 年 11 月 22 日发布,2025 年 12 月 1 日实施)。标准要求口罩的细菌过滤效率(bacterial filtration efficiency, BFE,指在规定检测条件下,口罩对含菌悬浮粒子滤除的能力,通常用百分比表示)应≥95%。但未对口罩的颗粒过滤效率(particle filtration efficiency, PFE,指在规定检测条件下,口罩滤除颗粒物的百分比)及防渗透性做出明确要求。

一次性使用医用口罩仅适用于一般诊疗活动，不涉及有飞沫传播和体液喷溅的诊疗操作，即不适用于侵入性操作时。

2. 医用外科口罩　能够覆盖佩戴者口、鼻及下颌的屏障，用于防止佩戴者呼出的病原微生物、飞沫等直接污染患者或周围环境，并用于防止患者的体液、血液等喷溅物穿透口罩对佩戴者造成伤害。有耳挂式和系带式。且通常由三层防护结构组成，最外层（通常为深色面）防水阻隔，中间层过滤，贴近口鼻的内层（通常为浅色面）吸湿。

其执行标准为强制性行业标准《医用外科口罩》（YY 0469），目前执行 2011 版，最新为 2023 版（2023 年 11 月 22 日发布，2026 年 12 月 1 日实施）。2011 版标准要求口罩的 BFE 应≥95%，对 0.3 μm 的非油性颗粒物过滤率即 PFE 应≥30%。2023 版对两项指标均做了提升，要求 BFE≥98%、PFE≥80%。标准对口罩的防渗透性做了明确要求，即抗合成血液穿透性需符合 2 mL 合成血液以 16.0 kPa（120 mmHg）压力喷向口罩外侧面后，口罩内侧面不应出现渗透。

医用外科口罩除适用于一般诊疗活动外，也可用于远距离（>1 m）接触飞沫传播的传染病患者、手术部（室）工作或诊疗护理免疫功能低下患者、进行有体液喷溅的操作或侵入性操作时。其佩戴方法如下（图 3－3）：

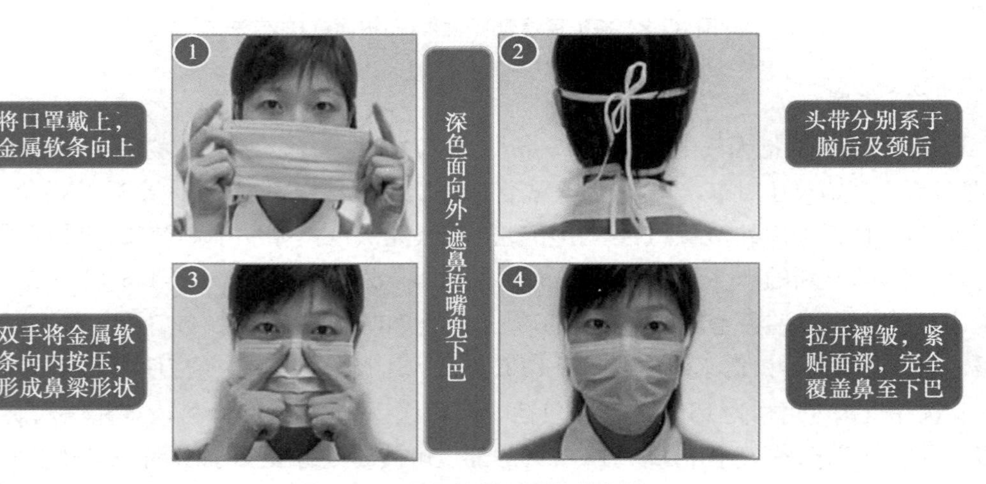

图 3－3　医用外科口罩佩戴方法

（1）检查口罩，区分上下内外，有鼻夹的一侧朝上，鼻夹明显的一侧朝外，或深色面朝外，将口罩罩住鼻、口及下巴。

（2）系带式口罩下方系带系于颈后，上方系带系于头顶中部；挂耳式口罩将两侧系带直接挂于耳后。

（3）将双手指尖放在鼻夹上，从中间位置开始，用手指向内按压，并逐步向两侧移动，根据鼻梁形状塑造鼻夹。

（4）拉开褶皱，使口罩贴合面部，调整系带的松紧度。

医用外科口罩的摘除方法如下(图 3－4)：

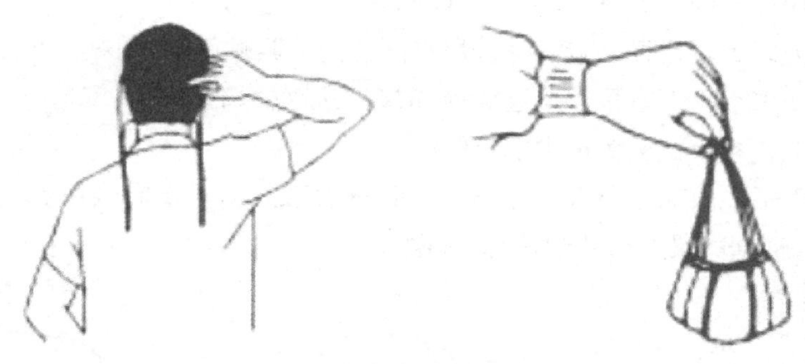

图 3－4　医用外科口罩摘除方法

(1) 不应接触口罩的前面(污染面)。

(2) 系带式口罩先解开下面的系带，再解开上面的系带；挂耳式口罩双手直接捏住耳后系带取下。

(3) 用手仅捏住口罩的系带放入废弃物容器内。

3. 医用防护口罩　用于覆盖住使用者的口、鼻及下颌，为防止病原微生物、体液、颗粒物等直接透过提供物理屏障，在气体流量为 85 L/min 情况下，对 0.3 μm 非油性颗粒物过滤效率≥95%，并具有良好的密合性。

其执行标准为强制性国家标准《医用防护口罩》(GB 19083)，目前执行 2010 版，最新为 2023 版(2023 年 11 月 27 日发布，2025 年 12 月 1 日实施)。标准中规定了防护口罩的过滤效率最低值为 95%，并对抗合成血液穿透性做了明确要求，即在 2 mL 合成血液以 10.7 kPa(80 mmHg)压力喷向口罩，口罩内侧不应出现渗透。2023 版对此压力做了调整，提高至 16 kPa(120 mmHg)。并增加了对“死腔(从前一次呼气中被重新吸入的气体的体积)”“总泄漏率(total inward leakage，TIL，在实验室规定测试条件下，受试者吸气时从包括口罩在内的所有部位泄漏入口罩的模拟剂浓度与测试环境中模拟剂浓度的比值)”和“呼吸阻力”的要求，如表 3－1 所示。

表 3－1　口罩防护级别

防护级别	过滤效率	呼吸阻力		总泄漏率	
		吸气阻力	呼气阻力	以每个动作的 TIL 为评价基础时(即 10 人×5 个动作)，50 个动作中至少有 46 个动作的 TIL	以人的总体 TIL 为评价基础时，10 个受试者中至少有 8 个人的总体 TIL
1 级	≥95%	≤210 Pa	≤210 Pa	≤11%	≤8%
2 级	≥99%	≤250 Pa	≤250 Pa	≤5%	≤2%

医用防护口罩适用于接触经空气传播传染病患者、近距离(≤1 m)接触飞沫传播的

传染病患者或进行产生气溶胶操作时。其佩戴方法如下(图 3－5):

(1) 一手托住防护口罩,有鼻夹的一面向外(图 3－5a)。

(2) 将防护口罩罩住鼻、口及下巴,鼻夹部位向上紧贴面部(图 3－5b)。

(3) 用另一只手将下方系带拉过头顶,放在颈后双耳下(图 3－5c)。

(4) 再将上方系带拉至头顶中部(图 3－5d)。

(5) 将双手指尖放在金属鼻夹上,从中间位置开始,用手指向内按鼻夹,并分别向两侧移动和按压,根据鼻梁的形状塑造鼻夹(图 3－5e)。

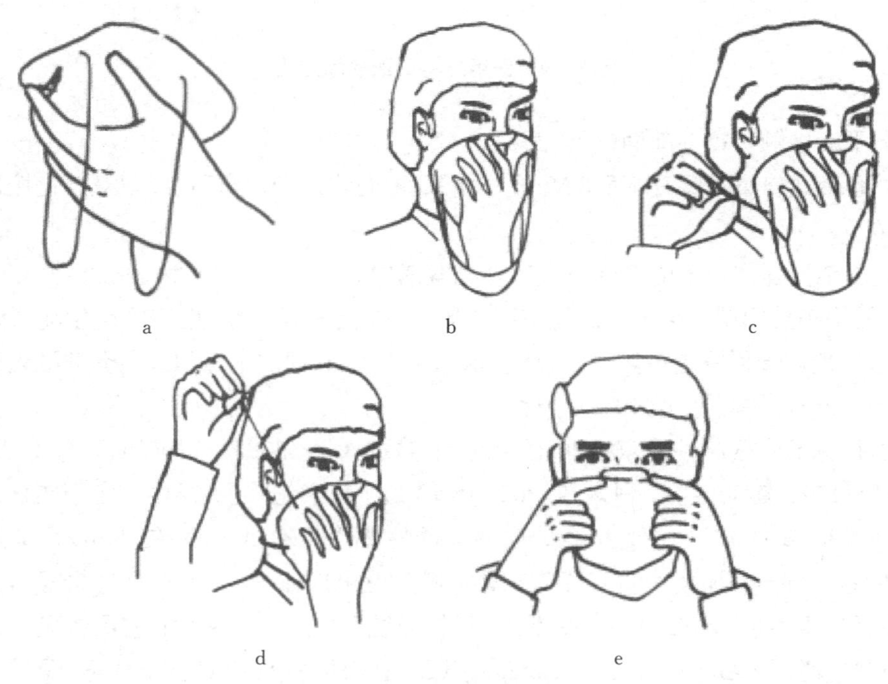

图 3－5　医用防护口罩佩戴方法

佩戴完成后进入工作区域前,应进行口罩佩戴的气密性检查,具体方法为:将双手轻轻地完全覆盖住防护口罩,且勿按压口罩,快速地呼气,感受口罩周围是否存在漏气,若鼻夹附近有漏气,应按上述佩戴方法调整鼻夹;若周围有漏气,应调整口罩,如调节松紧、调整位置等直到不漏气为止。气密性检查通过后方可进入工作区域进行相关诊疗护理操作。

摘除医用防护口罩的方法如下(图 3－6):

(1) 用手慢慢地将颈部的下头系带从脑后拉过头顶(图 3－6a)。

(2) 拉上头系带摘除口罩(图 3－6b)。

(3) 不应用手触及口罩的前面,仅捏住口罩系带放入医疗废物容器内(图 3－6c)。

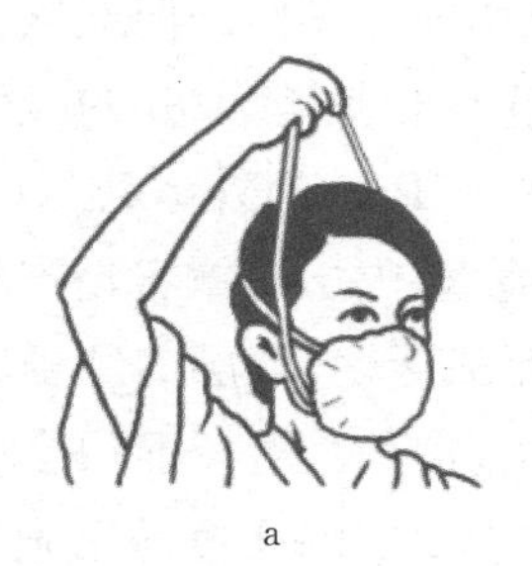
a

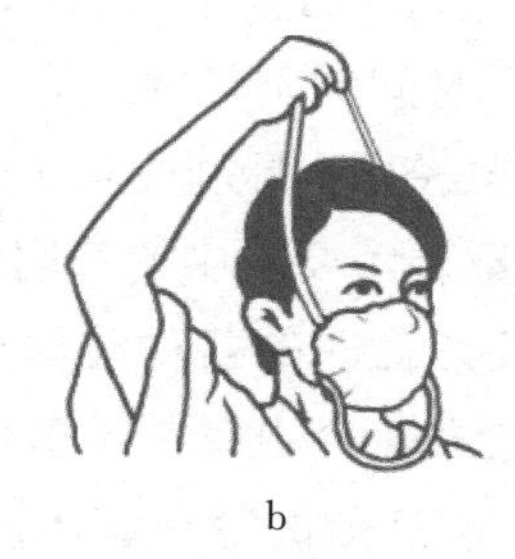
b

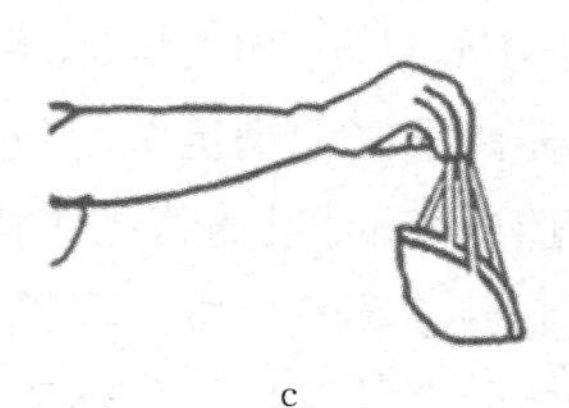
c

图 3-6　医用防护口罩摘除方法

医用防护口罩的几个误区：

(1) N95 口罩是否是医用防护口罩？

N95 口罩不等同于医用防护口罩。临床应慎用！很多人已习惯将 N95 口罩指代医用防护口罩，而实际上，“N95”是 NIOSH 认证的 9 种颗粒物防护口罩中的一种。“N95”并不是特定的产品名称，“N”表示不耐油，“95”表示这类口罩在特定测试条件下，对 0.3 μm 非油性颗粒物过滤效率≥95%。只要符合 N95 标准，并通过 NIOSH 审查的产品就可以称为 N95 口罩。而医用防护口罩可阻隔少量的血液、体液等喷溅，这与口罩外层表面的抗湿性和口罩的抗合成血液穿透性有关。而 N95 口罩的标准并不具备此项要求，因此，并不适用于临床可能涉及体液、血液等的诊疗操作。

(2) KN95 口罩是医用防护口罩吗？

同样地，KN 级别防护口罩也不等同于医用防护口罩。其执行标准为《呼吸防护-自吸过滤式防颗粒物呼吸器》(GB 2626 - 2019)，根据非油性颗粒过滤效率分为 KN90 (PFE≥90%)、KN95(PFE≥95%)和 KN100(PFE≥99.97%)，但标准同样无防血液渗透性等要求，不适用于临床。

(3) 带有呼气阀的防护口罩可以作为医用防护口罩使用吗？

不可以。呼气阀属于单向防护，是呼出气体未经过滤的“后门”，虽增加了佩戴者的舒适度，但也增加了周围人的感染风险。在《医用防护口罩》(GB 19083 - 2023)中明确要求医用防护口罩不应设置呼气阀。

(4) 耳挂式防护口罩可以作为医用防护口罩吗？

不可以。由于耳挂式口罩的系带通常无法调节，不符合《医用防护口罩》(GB 19083)中口罩系带应为可调节设计的要求，且难以满足医用防护口罩佩戴要求中的气密性检查，一旦检查有漏气无法通过调节来调整。

(5) 多戴几层口罩是否防护效果更好？

不是。新冠疫情期间，一项研究对口罩不同佩戴方式(4 种佩戴方式：仅佩戴医用外科口罩、仅佩戴防护口罩、外层医用外科口罩+内层防护口罩、外层防护口罩+内层医用外科口罩)的防护效果进行了评估，结果显示，无论是单层还是双层口罩的佩戴方式，6 h 后口罩仍具有有效的防护性能，且佩戴双层口罩与佩戴单层口罩的防护性差异甚微，单层防护口罩佩戴6 h后过滤效率为96.32%，双层为96.86%与96.76%。但双层口罩的呼吸阻力明显高于单层，且随着佩戴时间的延长吸气阻力呈增加趋势。2 h的吸气阻力为209.5 Pa，4 h达216.2 Pa，而6 h已经高于标准达到了228.07 Pa。另外，双层口罩的佩戴同样无法很好地满足医用防护口罩佩戴要求中的气密性检查，内层口罩容易被外层口罩压迫造成变形，且随着工作状态及语言时的各种肢体与面部活动，双层口罩更容易出现移位而造成漏气。由此可见，一次戴多个口罩并不能累加防护效果，反而只会破坏口罩结构的气密性并增加不适感。因而，有效的呼吸道防护在于口罩的质量与正确的选择和佩戴，而非数量。

4. 口罩使用的注意事项

（1）医务人员应根据可能的暴露风险选择合适的口罩类型并规范佩戴。

（2）选择口罩不应单纯仅靠包装名称选择，应仔细查看相关执行标准及适用范围，如一次性医用口罩注明其适用范围为“供医务人员在非有创操作过程中佩戴”等。

（3）佩戴前应先检查口罩的完整性及系带的质量。

（4）佩戴时不应使用一只手捏鼻夹，这样容易将鼻夹捏出角度，形成死角造成漏气而影响口罩的密闭性。应用双手进行塑形与调节。

（5）应选择适合自己脸型的口罩型号，特别是医用防护口罩，建议于佩戴前进行口罩的适合性检验（适合性检验方法属于现场快速检验方法，是用于评估特定医用防护口罩型号和尺寸是否适合使用者脸型的工具，分为定性法和定量法，气密性检查与适合性检验不能互相替代），具体方法可参照《医用防护口罩》(GB 19083－2023)的附录A。

（6）口罩应一次性使用，建议佩戴4 h更换，潮湿或受到污染应及时更换。

（7）应正确佩戴口罩，佩戴过程中不要把口罩拉在下巴下面，以免口罩内面被污染后再次戴上而增加感染风险。

（8）离开呼吸道传染病区域时，在摘脱各类防护用品时，应最后摘脱医用防护口罩。

（9）口罩佩戴后应注意避免各种接触口罩污染面的小动作，防止经手途径的接触污染。佩戴前及摘除后均应进行手卫生。

5. 三种常见医用口罩技术指标对比　如表3－2所示。

表3－2　三种常见医用口罩各项技术指标对比

口罩类型	细菌过滤效率(BFE)	颗粒过滤效率(PFE)	合成血液穿透要求	现行执行标准
一次性医用口罩	≥95%	无要求	无要求	《一次性使用医用口罩》(YY/T 0969－2013)
医用外科口罩	≥95%	≥30%	2 mL合成血液以16 KPa (120 mmHg)压力喷向口罩，口罩内侧不应出现渗透	《医用外科口罩》(YY 0469－2011)

（续表）

口罩类型	细菌过滤效率(BFE)	颗粒过滤效率(PFE)	合成血液穿透要求	现行执行标准
医用防护口罩	≥95%	1级：≥95% 2级：≥99% 3级：≥99.97%	2 mL 合成血液以 10.7 KPa(80 mmHg)压力喷向口罩，口罩内侧不应出现渗透	《医用防护口罩》(GB 19083－2010)

二、躯干防护用品

（一）隔离衣

用于医疗机构门诊、病房、检验室等作普通隔离，保护医护人员、访客和患者以避免被体液(血液、组织液等)等污染的防护服装。

执行标准为推荐性行业标准《医用隔离衣》(YY/T 1871－2023)，这也是我国第一部针对医用隔离衣的行业标准，于 2024 年 1 月 15 日正式实施。根据材质隔离衣可分为一次性使用及可复用隔离衣。应注意与手术衣和洁净服的区别。手术衣和洁净服的使用目的为保护手术区域的无菌状态及操作环境的洁净。标准对隔离衣的阻液体穿透、阻病毒穿透、透湿率、耐磨损性等均做了相关规定。并根据隔离衣的阻隔性能分为 1～4 级。

可复用隔离衣应按制造商确认的洗消程序和最大洗消次数进行复用处理，且处理后的隔离衣应符合标准要求。洗消处理的次数应有跟踪装置，如网格标记、条形码、射频芯片或其他适用的方法，用于记录隔离衣被洗消处理的次数。

隔离衣适用于以下情况：

(1) 接触经接触传播的感染性疾病患者或其周围环境，如肠道传染病患者、MDRO 感染患者等时。

(2) 可能受到患者体液(血液、组织液等)、分泌物、排泄物污染时。

(3) 对实施保护性隔离的患者，如大面积烧伤、骨髓移植等患者进行诊疗、护理时穿无菌隔离衣。

根据隔离衣的材料阻隔性能及预期临床暴露风险的不同，列举预期用途如下：

(1) 1 级可用于探视、清洁、参观等最低风险用途。

(2) 2 级可用于常规性护理、检查、门诊等低风险用途。

(3) 3 级可用于非手术场景中短时间或少量接触病人体液等中等风险用途。

(4) 4 级可用于非手术场景中长时间或大量接触病人体液或需要阻隔血液传播病原体等高风险用途。

穿脱隔离衣的注意事项：

(1) 穿前应检查隔离衣有无破损等，及时更换不符合要求的隔离衣。

(2) 在规定的区域内穿脱隔离衣。

(3) 穿隔离衣时应注意包裹住隔离衣内的衣物不外露,背部完全覆盖,具体方法可遵循 WS/T 311 的要求。脱卸隔离衣时应注意避免接触污染面,丢弃时将污染面向内卷成包裹状,放入医疗废物垃圾桶,并及时进行手卫生。具体脱卸方法可遵循 WS/T 311 要求。

(4) 隔离衣应每天更换、清洗与消毒,遇污染应及时更换。

(二) 医用一次性防护服

由连帽上衣、裤子组成,为阻隔体液(血液、组织液等)、分泌物、颗粒物等的直接透过提供物理屏障。可分为连体式结构防护服和分体式结构防护服。

执行标准为强制性国家标准《医用一次性防护服技术要求》(GB 19082 - 2009),此标准自 2010 年 3 月执行至今。要求防护服应干燥、清洁、无霉斑,表面不允许有黏连、裂缝、孔洞等缺陷。装有拉链的防护服拉链不可外露,拉头应能自锁。针缝的针眼应密封处理。并对防护服的液体阻隔功能,包括抗渗水性、透湿量、抗合成血液穿透性、表面抗湿性、过滤效率、阻燃性能、抗静电性等均做了严格的规定。

医务人员应根据诊疗工作的暴露风险选择,下列情况应穿医用一次性防护服:

(1) 接触甲类及乙类按甲类管理的传染病患者时。

(2) 接触传播途径不明的新发传染病患者时。

(3) 为高致病性、高病死率的传染病患者进行诊疗护理操作时。

医用一次性防护服的穿脱方法如下:

(1) 连体或分体式医用一次性防护服,应遵循先穿裤,再穿衣,然后戴帽,最后拉上拉锁的流程。

(2) 脱分体式医用一次性防护服(图 3 - 7)时,应先将拉链拉开(图 3 - 7a),向上提拉帽子,使帽子脱离头部(图 3 - 7b),脱袖子、上衣,将污染面向里放入医疗废物袋(图 3 - 7c);脱裤,由上向下边脱边卷,污染面向里,脱下后按医疗废物处置(图 3 - 7d、e)。脱卸过程中应注意避免清洁的手接触防护服的污染面。

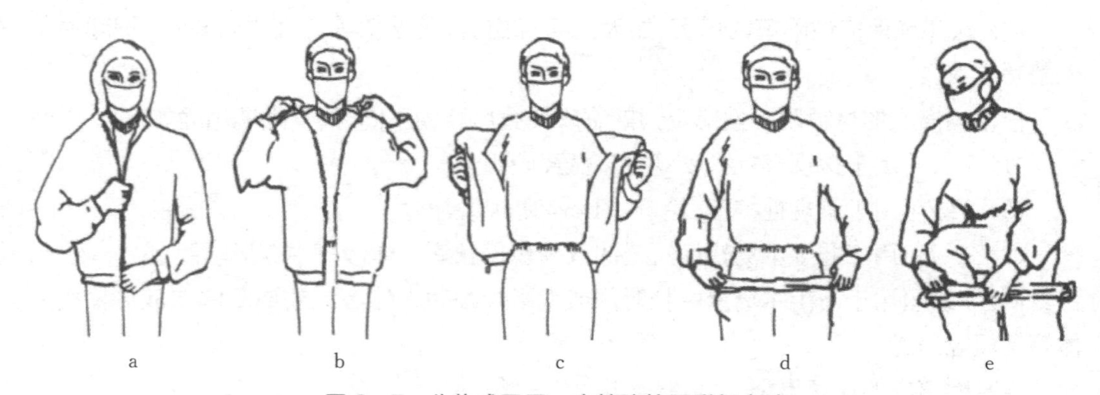

图 3-7 分体式医用一次性防护服脱卸方法

(3) 脱连体式医用一次性防护服(图 3－8)时,应先将拉链拉到底(图 3－8a),向上提拉帽子,使帽子脱离头部,脱袖子(图 3－8b、c);由上向下边脱边卷(图 3－8d),污染面向里直至全部脱下后放入医疗废物袋内(图 3－8e)。

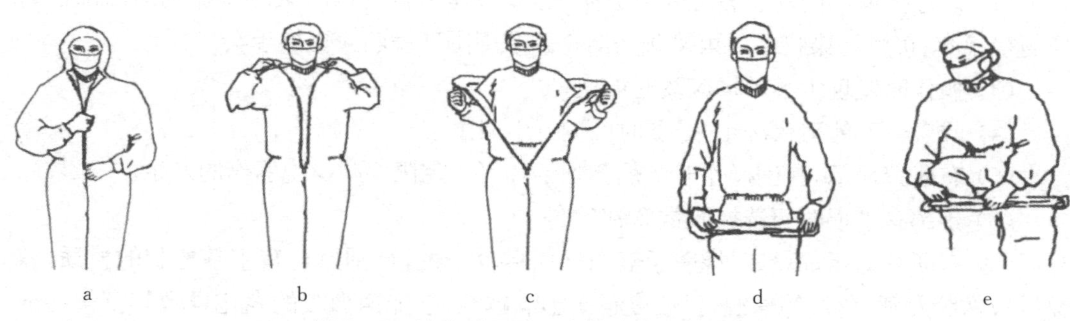

图 3－8　连体式医用一次性防护服脱卸方法

穿脱医用一次性防护服的注意事项:

(1) 只限在规定区域内穿脱。

(2) 注意防护服的型号,选择合适自己身形的型号。

(3) 穿前应先检查防护服是否完整,包括拉链等处,若发现有渗漏或破损应及时更换。

(4) 脱卸过程应注意避免接触污染面,将污染面向内,使用向外向下反卷的方式减少污染。

(三) 防水围裙

用于防止使用者躯干被患者体液(血液、组织液等)和其他感染性物质污染的衣服。分为重复使用的围裙和一次性使用的围裙。

当可能受到患者的体液(血液、组织液等)、分泌物及其他污染物质污染、进行复用医疗器械的清洗时,应穿防水围裙(若所穿戴的防护用品已符合防喷溅要求则无需叠穿防水围裙)。

重复使用的围裙,每班使用后应及时清洗与消毒。遇有破损或渗透时,应及时更换。一次性使用围裙应一次性使用,受到明显污染、遇到破损或渗透时应及时更换。

三、手部防护用品——手套

手套是阻隔病原体通过使用者的手传播疾病和污染环境的屏障用品。

医务人员应根据不同操作的需要,选择合适种类和规格的手套,如:

(1) 接触患者的体液(血液、组织液等)、分泌物、排泄物等及污染物品时,应戴一次性使用医用橡胶检查手套。

(2) 进行手术、换药等无菌操作及接触患者破损皮肤、黏膜时,应戴一次性使用灭菌橡胶外科手套。其戴脱方法应循证 WS/T 311 的要求,注意戴脱时均避免用手直接接触手套外面，戴脱前后均应进行手卫生。

使用手套的注意事项如下：

（1）一次性手套应一次性使用。

（2）诊疗护理不同的患者之间应更换手套；护理患者若从污染部位移到清洁部位时应更换手套；接触污染物品后再接触清洁物品或周围环境前应更换手套。

（3）操作时发现手套破损应及时更换。

（4）戴手套不能替代洗手，必要时应进行手卫生。

（5）有研究显示，有创操作时佩戴2副手套可一定概率减少锐器伤的发生。

（6）手部有破损时可选择佩戴2副手套。

（7）有研究显示，酒精对橡胶手套的材质具攻击性，特别是含有丁基橡胶的材质，容易导致橡胶发硬、龟裂等情况，且浓度越高影响越明显，加速橡胶的老化导致其变得脆弱易破。因此，不建议戴手套的情况下进行手消毒。WHO不建议重复使用手套，但在资源缺乏时，手消毒可以大大降低病原体传播的风险，使重复使用手套更安全，且要确保手套清洁无破损。

四、脚部防护用品

（一）鞋套/靴套

鞋套/靴套是阻隔污染的液体流入鞋内污染脚部的屏障用品。应具有良好的防水性能，并一次性使用。若防护服已有靴套则无需叠穿。

从潜在污染区进入污染区时、从缓冲间进入负压隔离病室时和进入洁净医疗用房时应穿鞋套。

应在规定区域内穿鞋套，离开该区域时应及时脱掉。发现破损应及时更换。

《重症监护病房医院感染预防与控制规范》（WS/T 509－2016）中规定，探视者进入ICU可不更鞋，必要时可穿鞋套或更换专用鞋。

（二）防护鞋

建议在手术室、器械清洗室等区域穿戴防护鞋，以保护医务人员减少锐器伤的风险。其材质应防水、防刺破，且应完全包裹脚背，以防工作区域内的锐器不慎掉落而造成的锐器伤。

第五节 合理选择及正确穿脱个人防护用品

一、不同传播途径疾病的防护用品选择

任何情况下，医务人员均应在标准预防措施的基础上，根据疾病的传播途径及可能

暴露的风险合理选择及正确穿戴相应的PPE。若遇突发原因不明的传染病时,可选择高级别防护措施,在明确传播途径后根据暴露风险选择PPE。

(一) 预防经接触传播疾病的医务人员个人防护用品选择

(1) 接触隔离患者的体液(血液、组织液等)、分泌物、排泄物等物质时,应戴一次性使用医用橡胶检查手套,手上有伤口时应戴双层手套;接触污染物品后、离开隔离病室前应摘除手套,洗手和/或手消毒。

(2) 进入隔离病室,从事可能污染工作服的操作时,应穿隔离衣;离开病室前,脱下隔离衣,按要求悬挂,每天更换清洗与消毒;或使用一次性隔离衣,用后按医疗废物管理要求进行处置。接触甲类及乙类按甲类管理的传染病患者应按要求穿脱医用一次性防护服,离开病室前,脱去医用一次性防护服,并按医疗废物管理要求进行处置。

(二) 预防经飞沫传播疾病的医务人员个人防护用品选择

(1) 一般诊疗护理操作佩戴医用外科口罩,并严格执行手卫生。

(2) 与患者近距离(≤1 m)接触或进行产生气溶胶的操作时,应戴帽子、医用防护口罩;进行可能产生喷溅的诊疗操作时,应戴护目镜或防护面罩,穿隔离衣;当接触患者及其体液(血液、组织液等)、分泌物、排泄物等时应戴一次性使用医用橡胶检查手套,操作完成后严格执行手卫生。

(三) 预防经空气传播疾病的医务人员个人防护用品选择

(1) 应严格按照区域医院感染预防与控制要求,按正确流程及顺序穿戴防护用品,离开时按要求摘脱,并正确处理使用后物品。

(2) 进入确诊或可疑传染病患者房间时,应戴帽子、医用防护口罩;进行可能产生喷溅的诊疗操作时,应戴护目镜或防护面罩,穿隔离衣;当接触患者及其体液(血液、组织液等)、分泌物、排泄物等时应戴一次性使用医用橡胶检查手套。

二、正确穿戴,避免过度防护

在新冠疫情早期,PPE的叠穿情况严重,最多的可一次穿戴2顶帽子、2层口罩(防护口罩+医用外科口罩)、护目镜+防护面屏、隔离衣+防护服、2副手套、2层鞋套+1层靴套。大大增加了医务人员的负担,随着工作量的增加和工作时间的延长,极易造成医务人员不适甚至虚脱,反而增加感染风险。且防护效果并不会因为叠加的防护用品而增加。因而,正确穿戴PPE对传染病的防控非常重要,应避免叠戴、叠穿的情况发生,如医用外科口罩和医用防护口罩不同时佩戴;护目镜与防护面屏(防护面罩)不同时佩戴;防护服和隔离衣不同时穿戴;防护服已有靴套不同时加穿鞋套。

三、正确穿脱,避免二次污染

2014年的埃博拉疫情流行期间,有研究显示,面部可能是最易被污染的部位。穿戴防护用品后及脱卸防护用品时应注意避免污染的手套意外触碰眼睛、鼻、嘴或破损皮肤等部位。

PPE 的正确穿戴顺序决定了是否能够正确脱卸，如口罩佩戴应先于其他 PPE，若在防护服后佩戴防护口罩，则脱卸时必须先脱卸防护口罩才能脱得了防护服，如此的操作容易造成呼吸道暴露于污染环境中，而增加感染风险，因而正确穿戴顺序很重要。而穿脱的熟练度是影响脱卸过程中可能造成二次污染的重要因素。因此，应在相关工作前进行 PPE 的穿脱训练，以防生疏的操作造成错误脱卸及人为污染，增加感染的风险。且在 PPE 脱卸时应注意如下事项：

(1) 脱卸时应先移除污染最严重的防护用品，然后按照污染程度由重→轻逐件解除。

(2) 脱卸时，清洁手勿接触污染面，反之亦然。

(3) 脱卸时应动作轻柔，尽量做到内层向外，将污染接触面包裹在里面。

(4) 脱卸过程中手部有污染时应及时进行手卫生。

(5) 口罩是医务人员的最后一道防线，应该第一个佩戴，最后一个脱卸；且应在离开脱卸其他 PPE 部件的区域进行脱卸。

(6) 医务人员穿脱防护用品流程如图 3-9、3-10 所示。

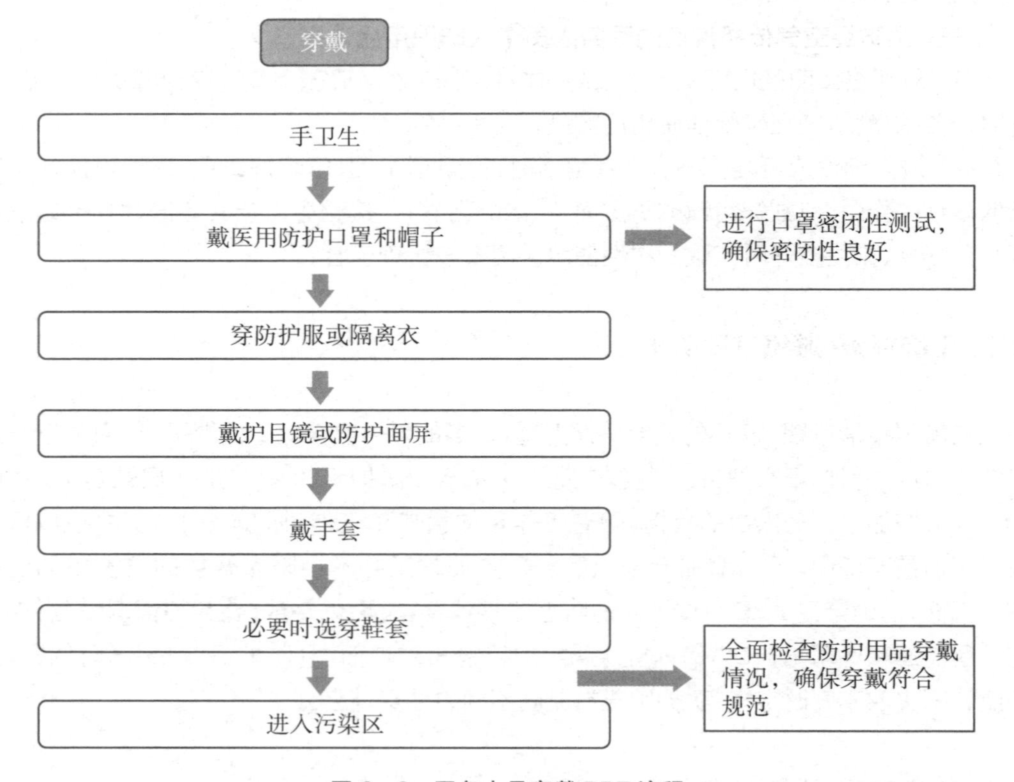

图 3-9　医务人员穿戴 PPE 流程

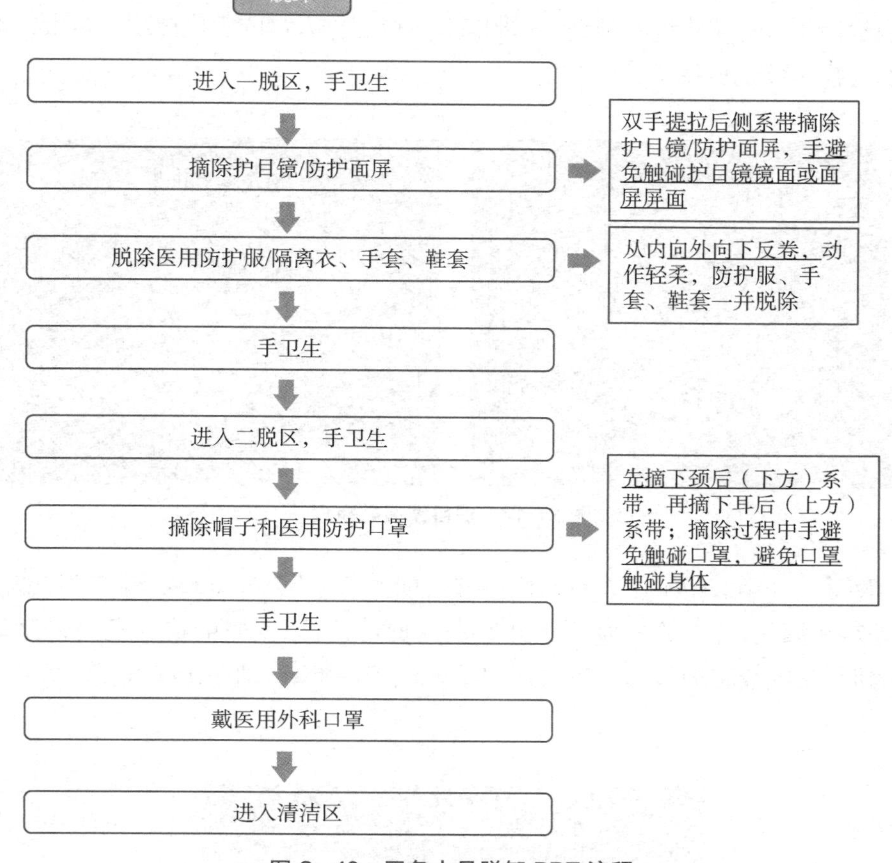

图 3-10　医务人员脱卸 PPE 流程

四、图解部分防护用品使用中的问题

(1) 图 3-11 中两位工作人员，一位防护口罩佩戴顺序错误(右)，戴在了防护服外，因此他无法遵循正确顺序脱卸 PPE，且在脱卸过程中，必须暴露呼吸道，增加了感染的风险。

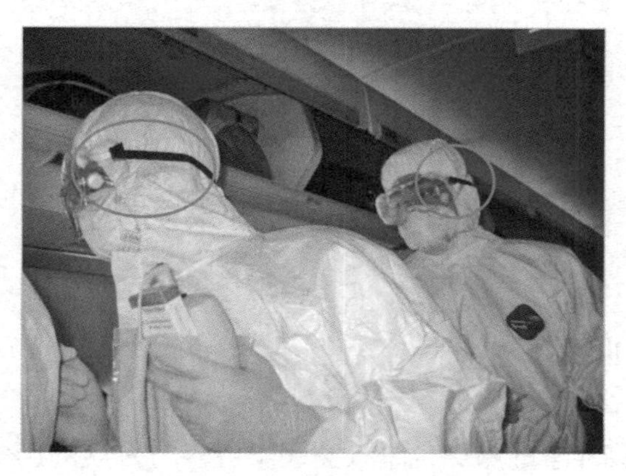

图 3-11　防护口罩佩戴顺序错误

（2）图 3-12 中 2 位工作人员均佩戴了护目镜，而护目镜佩戴的目是为了防止体液（血液、组织液等）、分泌物等喷溅到人体眼睛。2 位工作人员的工作环境均有大片玻璃幕墙，因此，无需再佩戴护目镜。

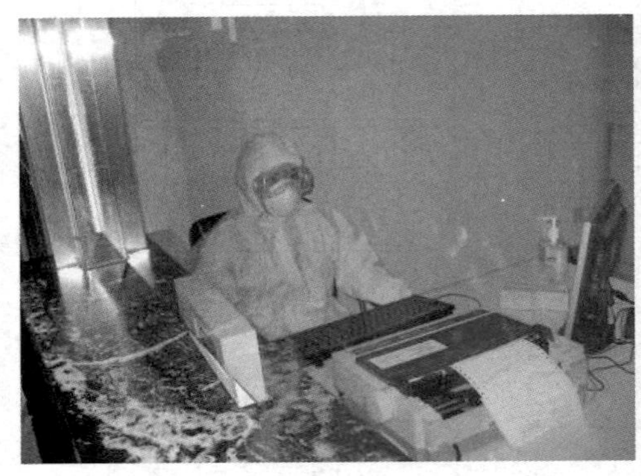
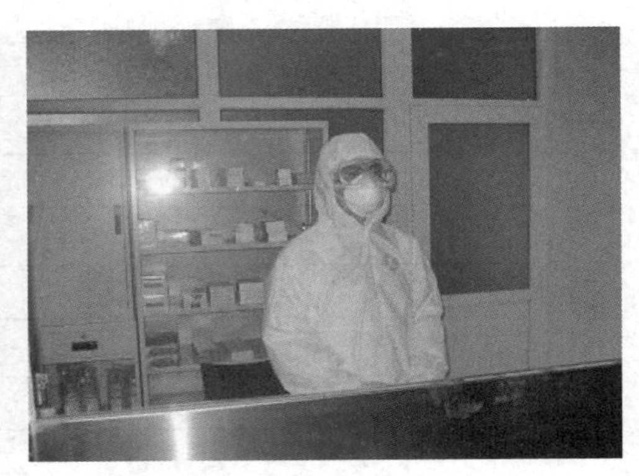

图 3-12　护目镜佩戴有误

（3）图 3-13 中 2 位工作人员的护目镜出现大片雾气，可能有 2 种原因，即防护口罩鼻夹处存在漏气，呼出的气体从鼻夹处进入护目镜；以及佩戴护目镜前未采取防雾措施。因而，在佩戴防护口罩后应进行口罩的气密性检查，确保无漏气后才可能进行后续操作。

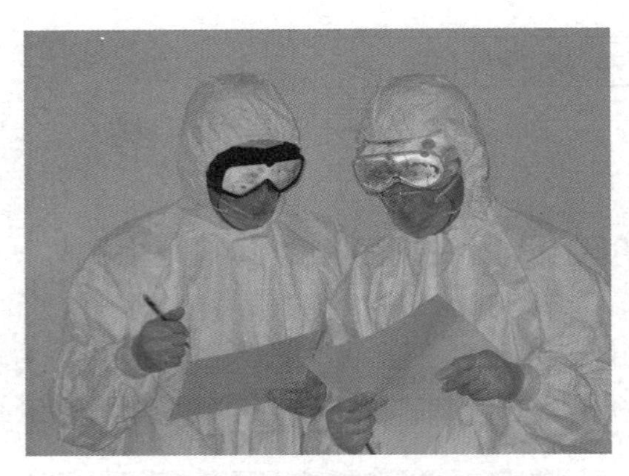

图 3-13　防护口罩佩戴存在漏气情况

第六节　疫苗与传染病防控

一、简述疫苗的前世今生

人类与病原微生物斗争的历史也是人类医学进步与发展的历史，在与病原微生物斗争的漫长过程中，人类通过无数次的失败与成功不断累积着传染病防控的经验，疫苗的诞生便是人类医学史上最伟大的医学成就之一，是医学发展的重要里程碑。它不仅挽救了数以亿计的生命，更重要的是，它开启了疾病预防的新思路。

疫苗最原始的雏形起源于我国唐朝时期的“人痘接种”，用于抵御天花。到了清朝，已在民间普遍推广。此方法的成功也引起了其他国家的关注，并开始流传开来。1718年，英国驻土耳其大使夫人从土耳其返回英国后在国内大力提倡开始种痘。此方法虽仍有2%的死亡率，但在世界范围内依然拯救了数以千计的生命。1796年，英国医生爱德华·詹纳(Edward Jenner)通过接种牛痘疱液成功使一个小男孩获得了天花免疫力，世界上第一支疫苗由此诞生，天花成为被人类彻底征服的第一个传染病。詹纳也被后人誉为“免疫学之父”。

1885年，法国微生物学家、法兰西学院院士巴斯德(Louis Pasteur)发明了减毒活疫苗技术，并成功研制出了狂犬病疫苗。直到今天，避免狂犬病唯一有效的方法依然是及时接种狂犬病疫苗。在巴斯德的启发下，1921年减毒卡介苗诞生，最初为口服，20世纪20年代末改为皮内注射。自1928年至今，卡介苗仍在全世界广泛应用于儿童的计划免疫接种。同时期，灭活疫苗技术也应用于伤寒、鼠疫和霍乱等30多种疫苗的研发。

我国早在1919年，由北洋政府成立了中央防疫处，这是中国历史上第一个国家卫生防疫和血清疫苗生产研究的专门机构。新中国成立后，中国在疫苗研制和生产方面也取得了显著进展。我国从1978年至今，计划免疫实施了40余年，疫苗挽救了无数生命，也守护了无数宝宝的健康。脊髓灰质炎疫苗，也是人们俗称的“糖丸”，拯救了无数的孩子与家庭。随着广泛接种，2000年，WHO宣布我国处于“无脊灰状态”。

随着分子生物技术的迅速发展，亚单位疫苗、重组疫苗、核酸疫苗等新型疫苗不断问世。多个免疫效果显著的疫苗被列入多国的计划免疫中。直至今天，疫苗保护人类已有数百年历史，它为我们构筑了一道强有力的生物屏障，通过疫苗来预防传染病是人类健康历史上划时代的卓越成就，带给人类的健康效益是不可否认的。2019年底新冠疫情肆虐全球，各国迅速组织力量研制疫苗，对新生疫苗虽有争议，但多项研究表明其作用仍是明确的。上海疾控中心副主任孙晓冬、复旦公共卫生学院王伟炳教授等于2022年发布的一项针对上海新冠疫情暴发时期的数据显示，2021年12月—2022年5月13日，>3岁的新冠感染者达61.26万人，危重、死亡患者数达2 053人(其中危重症1 485人，死亡568人)，重症或死亡率为3.35‰。然而，对于疫苗接种而言，大致约3成60～79岁老人及约8成80岁以上老人未接种疫苗。而灭活疫苗预防奥密克戎感染能力虽较差，但可预防重症和死亡是明确的。对预防感染的有效性为16.3%(95% *CI* 15.4%～17.2%)；对预防严重/危重感染的有效性为88.6%(95% *CI* 85.8%～90.9%)，对预防死亡的有效性为91.7%(95% *CI* 86.9%～94.7%)。这个结果跟mRNA疫苗基本类似。现在新冠疫情大流行虽已过去，但人类寻找预防疫病方法的脚步未曾停歇。预防接种依然是全世界人类应对传染病最有力的武器。

如今，世界各国依然在努力寻找研发应对各种疾病的治疗与预防方法。WHO把每年4月最后一周设为“世界免疫周(World Immunization Week)”,旨在促进疫苗接种以保护各年龄段人群健康。

二、推荐接种的疫苗

WHO建议所有儿童和青少年都应公平获取并能接种的10种疫苗,包括:卡介苗、乙肝疫苗、脊髓灰质炎疫苗、百白破疫苗、流感嗜血杆菌疫苗、7价肺炎球菌结合疫苗、轮状病毒疫苗、麻疹疫苗、风疹疫苗和人乳头状瘤病毒疫苗。

我国疫苗分为第一类疫苗和第二类疫苗。第一类疫苗也称“计划免疫疫苗”或“免疫规划疫苗”,是国家免费提供,并规定自出生后必须按计划接种的疫苗。包括乙肝疫苗、卡介苗、脊灰疫苗、百白破疫苗、麻腮风疫苗、乙脑疫苗、流脑疫苗及甲肝疫苗。分别针对12种疾病,包括乙型病毒性肝炎、结核病(主要指结核性脑膜炎、粟粒性肺结核等)、脊髓灰质炎、百日咳、白喉、破伤风、麻疹、风疹、流行性腮腺炎、流行性乙型脑炎、流行性脑脊髓膜炎、甲型病毒性肝炎。第二类疫苗也称“计划免疫外疫苗”或“非免疫规划疫苗”,以自愿、自费为原则,如水痘疫苗、肺炎疫苗、流感疫苗、轮状病毒疫苗、狂犬病疫苗、HIB疫苗(b型流感嗜血杆菌多糖疫苗)、EV71手足口病疫苗等。

除国家规定的计划免疫疫苗必须按计划完成接种外,第二类疫苗很多被证实能够有效预防相关传染病,在欧美发达国家已经纳入免费范围。随着我国经济水平和医疗水平的提高及疫苗研制能力的提升,相信免疫规划疫苗也会越来越多。

(一)推荐普通人群接种的疫苗

1. 流感疫苗　根据WHO数据显示,若疫苗的抗原与流行的病毒吻合,流感疫苗对65岁以下健康人士提供的保护效能可达70%~90%。优先接种人群包括孕妇、6个月至11岁的婴幼儿和儿童、50岁或以上的中老年人、有慢性疾病的人群、BMI超过30的肥胖人士及医务人员等。

2. 肺炎球菌疫苗　肺炎球菌感染是在世界范围内引起死亡的重要原因之一,且是肺炎、脑膜炎、中耳炎的主要病因。近年来,由于肺炎球菌对抗菌药物产生不同程度的耐药,给治疗带来了困难,接种疫苗可有效降低发病率和死亡率,和流感疫苗联合使用可增加免疫效果。7价肺炎球菌疫苗已列入50多个国家和地区的计划免疫规划。

3. EV71型手足口病疫苗　该疫苗是中国领先研制的创新型疫苗,是目前唯一可用于预防手足口病的疫苗。手足口病是儿童常见的一种传染病,三岁以下婴幼儿普遍易感。多数患者症状较轻,但有些病例病情发展迅速,并发中枢神经系统疾病,可致死亡,其中以EV71感染引起的病例尤为严重。由于缺乏有效的预防和治疗措施,一度成为严重的公共卫生问题。随着疫苗的出现,已成为防控该疾病最经济有效的手段。

4. 水痘疫苗　水痘是由水痘-带状疱疹病毒引发的急性传染病,儿童更易感。水痘疫苗是目前预防水痘感染的唯一手段。接种水痘疫苗不仅能预防水痘,也能预防因水痘-带状疱疹而引起的并发症。2018年8月1日起,水痘疫苗被纳入上海市免疫规划。2014

年 8 月 1 日及以后出生、居住地在上海，包括在上海居住满 3 个月的非沪籍适龄对象都可以免费接种。

5. 其他推荐的疫苗

（1）成年人社会活动复杂，容易经呼吸道和消化道感染多种传染病，因而建议接种流感疫苗、甲肝疫苗等。

（2）女性在孕期感染风疹，可能导致胎儿患上先天性风疹综合征，造成流产、胎儿畸形等严重后果；99.7%的宫颈癌与人乳头瘤病毒（human papilloma virus，HPV）感染有关，因而推荐女性接种风疹疫苗、HPV 疫苗等。

（3）老年人和慢性基础疾病患者等高危人群，患流感、肺炎后易出现严重并发症，因而建议接种流感疫苗、肺炎球菌疫苗等。老年人免疫力下降，易感染带状疱疹，推荐 50 岁及以上人群接种带状疱疹疫苗。

（二）推荐医务人员接种的疫苗

医务人员在临床工作中可能面对各种感染风险，同时也可能是双向传播的感染源，预防接种对医务人员而言尤为重要。不仅可以降低自身感染传染病的风险，同时也能保障患者安全。

1. 流感疫苗　我国疾控中心已多年来发布《中国流感疫苗预防接种技术指南》，均推荐医务人员接种流感疫苗。在今年的最新版（2023—2024）技术指南中明确建议医务人员，包括临床救治人员、公共卫生人员、卫生检疫人员等接种。

2. 乙肝疫苗　根据我国 CDC 数据显示，近年来我国血源性传播疾病中乙肝每年有大量新发病例。医务人员是医院内血源性疾病的高风险人群。乙肝疫苗是目前控制和预防乙型肝炎的最佳工具。现今全球已有包括中国在内的 150 多个国家将其纳入计划免疫。截至 2013 年，我国大陆乙肝疫苗首针及时接种率和 3 针疫苗覆盖率分别为 95% 和 99%以上。建议医务人员在进入临床工作前及时接种乙肝疫苗，即推荐每年的医院新职工接种乙肝疫苗后再进入临床工作。但应注意，乙肝疫苗仅针对乙型肝炎，对其他肝炎无效，如丙肝目前暂无疫苗可用。以下情况不适合注射乙肝疫苗：

（1）已完成全程乙肝疫苗接种者。

（2）已有乙肝抗体者。

（3）身体不适合接种乙肝疫苗者。

3. 其他推荐接种的疫苗　如麻疹疫苗、水痘疫苗、百日咳疫苗等。

（沈　燕）

第四章　人体正常菌群与医院感染

接诊各种临床表征各异的感染病例、面对形形色色的临床微生物报告单，如何在感染的迷雾中抽丝剥茧，一步步走向真相？如何从海量的信息中去伪存真，作为临床决策的有力支撑，还病人以健康？了解人体和微生物的关系、掌握从正常中抓住异常信息的能力，对于感染病例的诊疗、防控非常重要。

第一节　人体的正常菌群与菌群失调

正常情况下，健康人体内与外界隔绝的组织及血液中是不含细菌的；正常成年人身体的微生物菌群，主要分布在体表及人体与外界相通的体腔，如皮肤、黏膜、呼吸道、消化道、泌尿生殖道、眼结膜等。正常菌群在人体分布广泛，这些细菌在与人类共同进化的过程中形成了一套自适应的微生物系统，一般情况下不仅不侵害人体，而且能够参与人体正常的生命活动。

皮肤正常菌群主要是葡萄球菌、白念珠菌、丙酸杆菌、类白喉杆菌等，主要利用人体的汗液和皮脂分泌物；口腔中常见甲/丙型链球菌、类白喉杆菌、乳杆菌、奈瑟氏菌等；大肠则是体内微生物最集中的地方，常见细菌有大肠埃希菌、产气杆菌、双歧杆菌、乳杆菌等，人体各部位正常菌群如图 4-1 所示。正常菌群的数量、种类和比例因人体部位而异（表 4-1），也与人种、年龄、生活习性（包括饮食习惯）、健康状况有关。

表 4-1　人体各部位正常菌群细菌数量及厌氧/需氧构成比例

部位	数量（每克样品）	厌氧菌：需氧菌
唾液	$10^8 \sim 10^9$	3～10：1
牙齿表面	$10^9 \sim 10^{10}$	1：1
齿龈缝隙	$10^{11} \sim 10^{12}$	$10^2 \sim 10^3$：1
胃	$10^2 \sim 10^5$	1：1
小肠近端	$10^2 \sim 10^4$	1：1
回肠远端	$10^4 \sim 10^7$	1：1

（续表）

部位	数量(每克样品)	厌氧菌：需氧菌
大肠	$10^9 \sim 10^{12}$	$10^2 \sim 10^3$：1
阴道	$10^8 \sim 10^9$	5～10：1
子宫颈内膜	$10^8 \sim 10^9$	5～10：1

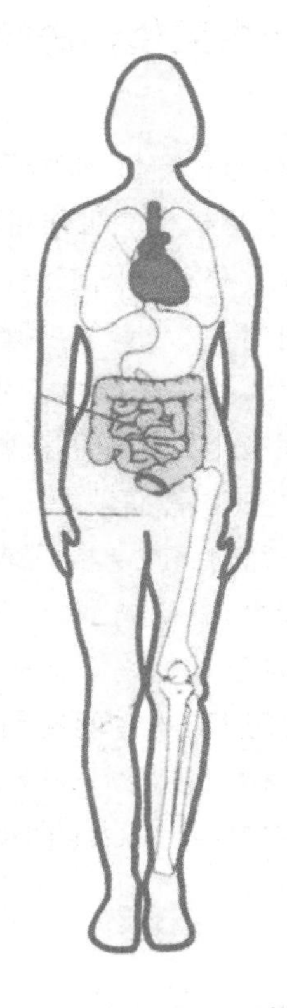

图 4-1　人体各部位常见菌群种类分布

一般情况下，正常菌群与人体保持动态平衡状态，各种微生物也在平衡中形成了相互适应与制约的关系。正常菌群的存在，也抑制了一部分致病菌对人体的入侵、定居和繁殖，从而避免或减轻致病菌造成的损伤。而当这种微生态平衡被打破时，就可能发生疾病（特别是感染），机制包括了正常菌群易位，物理、化学、生物因素导致菌群失调，或某些细菌数量增加，如烧伤后容易发生皮肤感染，因为皮肤的屏障作用被破坏后，皮肤表面的菌群则会成为导致感染的元凶；或是长期使用抗菌药物的患者，由于肠道内其他敏感细菌被抗菌药物压制，艰难梭菌数量增加，发生腹泻；而当患者因胃肠炎至消化科门诊就诊时，医生常会处方益生菌，也是一样的道理，尽快修复肠道微生态平衡，促进病情好转。

在充分了解了人体自然菌群在人类健康中扮演的角色，以及各部位常见菌群后，在临床工作中会有很大的帮助：对于不同部位标本获得的结果进行甄别判断，而非盲目地照单全收，如痰标本中检出草绿色链球菌、奈瑟氏菌没有临床意义；血培养表皮葡萄球菌阳性有可能为污染；根据患者病情，对可能的感染类型会有一个比较快速的预判，如长期住院、有抗菌药物使用史的患者发生腹泻，需要考虑抗菌药物相关腹泻的可能；根据其症状体征、住院期间接受的治疗手段、同时间段内其他患者情况，判断是否为内源性感染等。

第二节 临床微生物标本采集和送检指南及一般性原则

近十年来，国家十四个部委持续将遏制微生物耐药纳入国家行动计划，包括 2016—2020 年和 2022—2025 年两个周期。医疗机构的工作目标包括了医疗机构内耐药菌感染及社区获得性耐药菌感染发生率持续下降和全国二级以上医疗机构门诊抗菌药物处方和住院抗菌药物医嘱的适宜率均达到 75%以上，主要建设目标包括：①加强医疗机构内感染预防与控制；②加强公众健康教育，提高耐药认识水平；③加强培养培训，提高专业人员防控能力；④强化行业监管，合理应用抗微生物药物；⑤完善监测评价体系，为科学决策提供依据；⑥加强微生物耐药防控的科技研发等。

感染性疾病的正确诊治需要以正确的病原学检测结果作为指导，而获得正确的病原学检测结果的前提是正确采集和送检合格标本。中华预防医学会医院感染控制分会于 2018 年发布了《临床微生物标本采集和送检指南》，其指引作用主要是通过规范微生物标本的采集和运送，提高临床抗感染治疗用药的合理性和科学性，减少非必要的抗菌药物使用，遏制细菌耐药。主要内容包括：微生物标本送检指征、微生物标本采集基本原则、微生物标本运送的基本原则、微生物实验室对标本的拒收标准和微生物实验室对标本的质量管理与持续改进等内容。

一、微生物标本采集基本原则

（一）标本采集时机

结合患者临床症状体征，考虑疑似感染需采集微生物标本时，应在病程早期、急性期尽早采集；应先采集微生物标本，再使用抗菌药物治疗。若患者已使用抗菌药物，则需在下次用药前采集微生物标本，使抗菌药物对微生物的生长抑制效果最低。

（二）标本类型

应尽量采集无菌部位的标本，尤其是血培养。根据感染部位选送不同来源的标本（如对疑似血流感染的患者建议抽血培养，对留置导尿管疑似尿路感染的患者建议尿液送检，脑膜炎患者应送检脑脊液标本）。微生物标本来自于无菌部位的价值更高，因此在送检怀疑感染部位标本的同时，建议同时做血培养。在微生物检验结果解读时，需要结合人体各部位常见菌群的信息，分析所获取病原学结果的意义（如痰中奈瑟氏菌、草绿色链球菌不作为病原菌看待）。近年来，各种专项工作关注特定患者群体的感染诊断与治疗，2009 年“以病人为中心，以提高医疗服务质量为主题”的医院管理年活动方案中，6 项单病种质量管理改进评价指标之一的肺炎病原学诊断要求：在首次抗菌药物治疗前，需采集血、痰培养；住院 24 h 以内，需采集血、痰培养，所以发热患者送检痰培养同时必须送检血培养。一系列举措推动高度疑似感染的患者病原学送检工作，实现精准感染诊断与抗感染治疗。

（三）标本信息完整

每份标本均应明确地标记：①患者信息（姓名、性别、年龄、唯一识别号）；②送检申请科室、申请医生；③标本信息，包括标本类型、采集日期与时间、采集部位、采集方法等；④临床诊断，尤其是疑似感染的诊断；⑤检测目的。如此在样本接收、检验、结果反馈等多个环节确保信息正确，充分沟通，有助于临床医生、护士、微生物检验、标本运送等涉及微生物标本送检全流程的多个环节及时发现存在的缺漏，尽早改进，提升微生物标本检验中的质量与效率。

（四）采集过程

强调严格执行无菌操作，在采样操作中要避免“正常菌群导致标本的污染”。复用的盛放标本的容器需经过灭菌处理，或使用一次性无菌物品。采集无菌部位标本时应关注对局部及周围皮肤的消毒，消毒剂待干后再进行采样。

二、微生物标本运送的基本原则

（一）送检时效性

所有标本采集后都应尽快（2 h 内）送往实验室，脑脊液及导管尖端等样本量较小的标本最好 15 min 内送检。受到采样材料、保存条件等限制，采集后未恰当保存、未及时送检的标本，检验结果可能受到很大影响（如标本干涸导致病原体死亡或苛养菌不易存活等）。

（二）运送条件

根据目标检测微生物不同，标本保存及运送的条件有所不同，例如，核酸扩增检测标本需保存于 EDTA 管室温保存，厌氧菌需要厌氧拭子转运管室温保存，病毒培养标本则需要使用病毒转运培养基且冷藏保存。实际工作中需要根据目标微生物的情况进行选择。

（三）标本运输通用原则

包括生物运输包装要求、特定微生物转运资质要求等，参照通用规则执行。

三、实验室标本质量管理基本原则

微生物实验室应制定标本送检规范手册，其内容应包括（但不限于）：检验项目、检验方法、适应证、标本采集部位、标本类型、标本采集所需要的装置/容器和转运培养基、标本采集方法、标本的体积或质量、转运时限、贮存条件等，以标本表示方法、重复检测频率和生物安全防护信息等，并结合工作实际，对临床医护人员进行有针对性地培训宣教，使微生物标本送检从临床到实验室，均有章可循，保证工作质量。

当微生物实验室发现标本属于应拒收的情形时，不应轻易将标本丢弃，应与送检医生进一步沟通了解情况，若标本确实来之不易有检测的必要性，则需在报告中进行标注。

微生物实验室对标本的拒收标准包括：

(1) 标本采集后保存时间过长，未及时送检。

(2) 标本运送条件不正确。

(3) 盛装标本的容器不规范。

(4) 标签内容有误或不全。

(5) 标本明显被污染。

(6) 拭子上的标本已经干涸。

(7) 标本不符合检验要求(表 4-2)。

(8) 标本使用了固定剂或防腐剂。

(9) 标本量太少。

(10) 非必要的重复送检。

表 4-2 常见普通细菌培养标本要求

解剖部位	临床标本	
	适合	不适合
下呼吸道	痰、支气管肺泡灌洗液、保护性毛刷、气管内抽吸物	唾液、口咽分泌物、鼻咽部窦内引流物
泌尿道	中段尿液、直接导尿液、耻骨上膀胱穿刺尿液、膀胱镜检或其他手术过程中采集的尿液、婴幼儿的尿袋尿液	集尿袋中的尿液、导尿管管尖
浅表伤口	脓抽吸物、真皮下的脓拭子	表面拭子或被表面物污染的标本
深部伤口	脓液、坏死组织、或从深部取的组织	被表面物污染的标本
胃肠道	新鲜粪便、内窥镜检时采集的排泄物、直肠拭子(特定情况下)	
静脉血	抗菌药物使用前从不同静脉穿刺点采集 2～4 套血标本	凝固的血液
溃疡或褥疮	组织、抽吸物	被表面物污染的标本

四、原始标本涂片结果的价值

培养结果结合涂片可判断定植菌或致病菌。

(1) 尿培养分离出 3 种以上的细菌，或分离出凝固酶阴性葡萄球菌、革兰阳性棒状杆菌等非定义为致病菌的细菌，涂片未见到，应在报告中提示可能是污染细菌，建议结合临床表现考虑结果的参考价值。

(2) 眼结膜拭子分离出凝固酶阴性葡萄球菌，涂片未见到，可能是污染细菌，应建议重送标本。

(3) 前列腺液标本分离出凝固酶阴性葡萄球菌或革兰阳性小杆菌，涂片未见到，可能是污染细菌，应建议重送标本。

(4) 当涂片中见到的细菌，并有细菌吞噬现象存在，在培养时分离出该细菌可推测为致病菌。

五、病原学送检率的要求

强化医疗机构主体责任，提高抗菌药物治疗前病原学送检率势在必行(微生物检验样本送检率(%)＝接受抗菌药物治疗前住院患者微生物检验样本送检例数/同期接受抗菌药物治疗住院患者总例数×100%)。抗菌药物治疗前病原学送检率是指以治疗为目的使用抗菌药物的住院患者，使用抗菌药物前病原学检验标本送检病例数占同期使用抗菌药物治疗病例总数的比例，能够反映医疗机构住院患者抗菌药物治疗及使用规范情况。

自 2021 年起，国家卫健委将“提高住院患者抗菌药物治疗前病原学送检率”纳入了十大《国家医疗质量安全改进目标》中，并在 2023 年转为医院感染控制专业改进目标。同时，病原学送检率已被明确纳入医院评审、考核指标体系。《三级医院评审标准》(2020 年版)明确指出，对医院抗菌药物治疗前病原学送检率的审核标准参照《医院感染管理医疗质量控制指标》(2015 年版)的评价指标：要求住院患者抗菌药物使用前病原学送检率不低于 30%，限制使用级不低于 50%，特殊使用级不低于 80%。2023 年起进行了调整，3 个主要控制目标为：①抗菌药物治疗前病原学送检率≥50%；②医院感染诊断相关病原学送检率≥90%；③联合使用重点药物前病原学送检率＝100%。

第三节　血培养标本

血流感染是临床的棘手问题，发生血流感染的患者临床预后不佳，且经济负担较大。血流感染常见症状如发热、低体温、低血压等体征特异性并不强，因此，血培养检测在临床血流感染和其他部位感染的诊断中发挥了重要作用。快速、准确的血培养检测结果，对临床治疗和患者的预后有着至关重要的作用。

送检血培养标本需要采集足量血液标本送检，24 h 内培养阳性，则可做初步涂片报告，报告提示革兰阳性或革兰阴性菌，给予临床细菌分类的信息，支持临床相对缩小范围的经验性用药，同时进一步做细菌纯化及鉴定和药敏检测；若 24 h 内培养仍为阴性，则继续延长培养，或重新采集标本送检(图 4-2)。有研究显示：80%血培养标本报阳时间在 24 h 内，48 h 内报阳的则有 90%；99%血培养阳性结果在 72 h 内报阳。

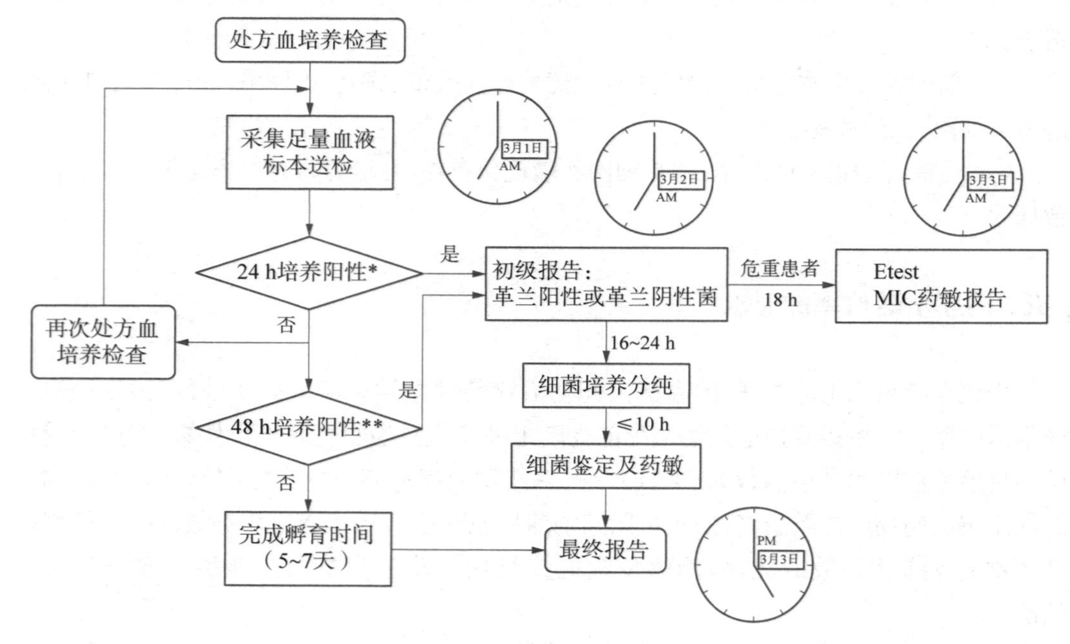

图 4-2 血培养报告流程

注：* 80%的阳性结果出现在孵育 24 h 内；** 90%的阳性结果出现在孵育 48 h 内。

一、血培养标本的采集指征

血培养的临床采样指征主要包括怀疑菌血症、感染性心内膜炎或导管相关血流感染。

（一）菌血症

患者出现发热(≥38℃)或低体温(≤36℃)，或寒颤；白细胞计数增多($>10.0\times10^9$/L)或减少($<3.0\times10^9$/L)，中性粒细胞增多；有皮肤黏膜出血、昏迷、多器官衰竭、休克等全身感染症状体征之一，又不能排除细菌、真菌血流感染的，就应进行血培养。尤其是发热(≥38℃)同时伴有医院获得性肺炎(hospaital acquired pneumonia，HAP)、留置中心静脉导管、经外周静脉穿刺的中心静脉导管(peripherally inserted central venous catheter，PICC)等血管导管>48 h 或有免疫缺陷伴全身感染症状时，则应立即进行血培养。

（二）感染性心内膜炎

患者持续不明原因发热 1 周以上，伴有心脏杂音或者心脏超声发现赘生物，或原有心脏基础病、人工心脏瓣膜植入患者，均应多次进行血培养检测。

（三）导管相关血流感染

患者带有血管导管或拔除导管未超过 48h，出现发热(>38℃)、寒颤或低血压等全身感染表现，不能排除血管导管相关感染可能的，均应进行血培养检测。

国外一项研究则推荐具备以下三者之一则需进行血培养：①怀疑亚急性心内膜炎；②体温>39.4℃；③发热留置深静脉；或具备以下两条需进行血培养：①体温为38.3～39.3℃；②年龄>65岁；③寒颤；④收缩压<90 mmHg；⑤白细胞计数>18×10^9/L；⑥肌酐>2.0 mg/dL。国内外两套标准对比可以发现，从送检指征上说，国外似乎更倾向于将送检血培养列为较优先级别，其原因在于对待发热患者的诊疗思路是先确诊/排除血流感染，再寻找其他病因（血流感染病死率高，对患者造成的影响更大）。

在实际工作中我们难免会思考：虽然血培养标本的采集指征有相关指引，但是具体操作时，提高血培养阳性率，最好的抽血时机应该如何把握？是发热开始时，还是体温达到最高峰时？实际上，这个答案是“预计寒颤发热前”，原因在于随着人体免疫功能的启动，体温最高时其实人体的免疫功能已和细菌对抗了一段时间，已不是体内细菌含量最高的时刻；而当身体开始发热时，体内细菌量较高，但这个时间节点往往不那么容易精准捕捉。实际临床工作中使用比较多的血培养抽取时间是发热最高峰时，但应在怀疑血流感染时就应该立即抽血培养（图4-3）。

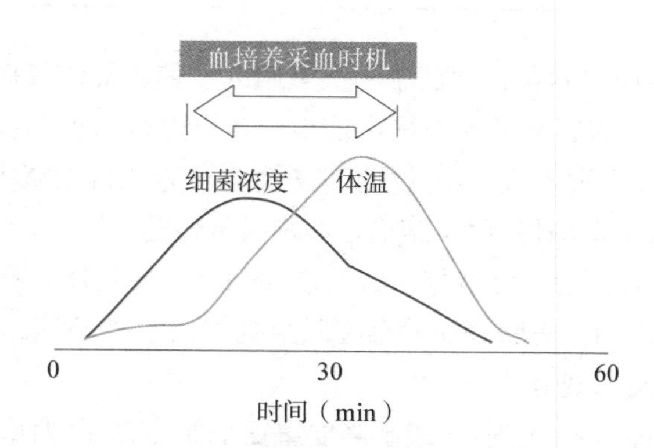

图4-3　血流感染时血液细菌浓度与体温的关系

二、血培养标本的采集

（一）菌血症

（1）尽可能在寒颤开始时，发热高峰前30～60 min内采血。

（2）尽可能在抗菌药物治疗前采集血培养标本，若已开始抗感染治疗，则在下次用药前采集血培养标本。

（3）需注意采集标本不能从输注抗菌药物的静脉处采血，防止抗菌药物影响培养鉴定结果；除非怀疑导管相关血流感染，否则一般不从血管导管中采血。

（4）对于成人患者，应分别从两个部位采集血标本，每个部位需氧和厌氧培养各一瓶8～10 mL（研究结果显示，一套血培养的阳性率为65%，二套血培养阳性率为80%，三套阳性率能达到 96%，单一血培养的结果临床意义很难解释，如表 4－3 所示，部分结果为污染菌导致，需结合实际情况判断)，儿童则两个部位各采一瓶 2～4 mL(一般不需厌氧瓶，除非怀疑厌氧菌血流感染)。

表 4－3 常见血培养结果的判断

分离菌	阳性套数	病原菌或污染菌
大肠埃希菌	1	病原菌
肺炎克雷伯菌	1	病原菌
铜绿假单胞菌	1	病原菌
金黄色葡萄球菌	1	病原菌
凝固酶阴性葡萄球菌	2	病原菌(可能)
凝固酶阴性葡萄球菌 (2 套中只有 1 套阳性的患者)	1	污染菌
芽孢杆菌	1	污染菌
微球菌	1	污染菌

有研究显示，一套血培养包含需氧瓶＋厌氧瓶的价值：9%需氧瓶比厌氧瓶早 1 天报告结果；而 5%厌氧瓶比需氧瓶早 1 天报告结果。若只进行需氧培养而无厌氧培养作为补充，则有 19%的菌株未被发现。由此可见，一套血培养包含需氧培养和厌氧培养的价值，对于明确患者感染的病原体、尽早施治是非常有价值的。

(5) 采集血培养时需尤其注意对皮肤和瓶口的消毒，并充分干燥，是否避免污染对于血培养结果判读存在影响。皮肤表面消毒应以穿刺点为中心，消毒区域直径 3 cm 以上，按照消毒剂的产品说明书规范消毒。

(6) 采血培养后的 2～5 天内，一般不需要重复采血培养，因为治疗后的 2～5 天内血液中的感染细菌不会马上消失。

(二) 感染性心内膜炎

在经验用药前 30 min 内在不同部位采集 2～3 套外周静脉血培养标本，若 24 h 内 3 套结果均为阴性，则应再采集 3 套血培养标本送检；当怀疑左心心内膜炎时，则需采集动脉血以提高血培养阳性率。

(三) 导管相关血流感染

考虑血管导管是造成血流感染的源头，导管内形成生物膜，抗菌药物治疗效果受到较大影响。根据患者病情及临床治疗决策，怀疑导管相关血流感染时，有保留导管与拔除导管两套做法。

1. 保留导管　分别抽取外周静脉血和导管血培养标本各 1 套，对采集部位做好标记，以便后续比对。当 2 套血培养检出同种细菌，且来自导管的血培养标本报阳时间早于外周血培养标本 2 h 以上，或导管血细菌浓度较外周血高 5 倍时，则提示为导管相关血流感染(catheter related blood stream infection, CRBSI)(表 4－4)。

表 4-4　保留导管情况下血培养结果判断

导管血	外周静脉血	条件	结果判断
+	+		CRBSI 可能
+	+	导管血较外周血报阳快 2 h 导管血细菌浓度较外周血高 5 倍	CRBSI
+	−		不能确定，污染可能
−	−		非 CRBSI

2. 不保留导管　采集 2 套外周静脉血培养标本，并剪取导管尖端 5 cm（注意无菌操作避免污染）一起送微生物实验室培养。若导管尖端培养结果与外周血培养结果一致，且导管尖端血培养皿上菌落计数＞15 CFU，则提示为病原菌（表 4-5）。从结果判断规则中可以发现，如果只有导管尖端培养阳性，并不足以得出是否存在导管相关血流感染或定植菌的结论，而导管尖端培养结果阴性，也不代表一定不是导管相关血流感染：如果拔除导管后，患者的全身感染征象好转，那么也可以作为导管相关血流感染的间接证据。因此，不建议常规对导管尖端进行培养，如需培养，必须同时送检外周血培养标本（表 4-5）。

表 4-5　不保留导管下血培养结果判断

导管尖端	外周血 1	外周血 2	结果判断
+	+	+	CRBSI 可能
+	+	−	
−	+	+	培养为金葡菌或念珠菌，且缺乏其他感染证据，可能为 CRBSI
−	+	−	
+	−	−	导管定植菌
−	−	−	非 CRBSI

第四节　呼吸道培养标本

上呼吸道感染和下呼吸道感染病原体差异较大。上呼吸道感染多以病毒为主，下呼吸道感染则可能涉及细菌、真菌、病毒、非典型病原体等，由于标本采集时容易受到口咽部菌群影响，因此在呼吸道标本采集与结果判读时，需要更加谨慎。

一、咽拭子标本

感染类型和口腔常居细菌种类很多，因此，口咽拭子检测更多用于病毒检测。对于咽拭子细菌培养结果的报告，为了避免误导和不必要的治疗，也有一定区分：咽拭子报告的主要病原菌主要是A群β溶血链球菌（咽峡炎最常见致病菌，造成严重的免疫系统疾病）；C群、G群β溶血链球菌（食源性，引起咽峡炎暴发）和溶血隐秘杆菌（选择报告可引起咽炎和扁桃体化脓）。咽拭子中不报告的非致病菌包括金黄色葡萄球菌、肺炎链球菌、流感嗜血杆菌（定植）、卡他莫拉菌、α溶血链球菌、所有革兰阴性杆菌和酵母菌。

（一）临床采集指征

突发咽痛、扁桃体肿大、颈部或颌下淋巴结肿痛，常伴有发热等症状。

Centor标准包括下列4项内容：扁桃体脓性渗出、颈部或颌下淋巴结肿大伴压痛、发热、无咳嗽。Centor标准作为A群链球菌上呼吸道感染的临床预测指标，对识别既不需要进行微生物检验，也不需要抗菌药物治疗的患者最有用。符合2条及以下的患者，A群链球菌感染可能性较小，而符合3条及以上的成人患者，则建议进行咽拭子培养。

（二）采集要求

咽拭子标本运送宜采用带保湿功能的运送培养基，避免由于送检时间过长而干燥。当没有条件使用运送培养基时，应该于采样后0.5 h内送检；使用运送培养基的情况下，也不应于室温存放超过24 h，应及时送检。

二、痰标本

痰培养仅用于下呼吸道感染的诊断，但痰培养却不是诊断肺部感染的最佳标本，血培养、肺泡灌洗液或经气管吸取物培养结果更加准确。最新研究则显示，VAP的诊断需要呼吸道脓性分泌物作为支撑，胸部X片和症状则相对次要。

在实际临床工作中，痰标本的标本质量与患者的配合有很大关系。尤其是医护要对患者宣教留取痰标本的意义和注意事项，包括采样前的口腔清洁方法、咳深部痰的方法，以及在医生/护士的直视下留取标本。但实际操作往往与理论有一定偏差。一是宣教和采样时的床旁指导需要保证落实，另一方面则是“咳深部痰”这个动作，患者不一定都能够有体会且正确执行。

（一）临床采集指征

咳嗽、脓性痰，伴有发热，影像学检查出现新的或扩大的浸润影；气道开放患者，出现脓痰或血性痰；考虑下呼吸道感染患者采集痰液标本，建议同时送血培养标本。

（二）采集要求

由于肺炎链球菌、流感嗜血杆菌、卡他莫拉菌等苛养菌是最常见的肺部感染病原体，标本盒内细菌在室温环境下很容易自溶死亡，如不能在采集标本后2 h内接种，将明显影响检出率。因此，痰标本的采集时机十分关键，应严格遵循以下原则采集标本：

（1）争取首剂抗菌药物治疗使用前及更换抗菌药物前采集。

（2）标本采集后保证2 h内送达实验室并得到接种。不能及时送检的标本应置于4℃冰箱内保存（不含肺炎链球菌和流感嗜血杆菌等苛养菌），以免杂菌生长，但最长不超过24 h。

(3) 只要有可能得到合格的痰标本,应马上采集、送检。

(4) 宜在医护人员直视下留取合格痰标本。

(5) 送检痰标本后三天内不主张再次送检。

不合格的痰标本常呈泡沫水样,显微镜下以鳞状上皮细胞为主。合格的痰标本鳞状上皮细胞<10个/低倍视野,白细胞>25个/低倍视野,或白细胞与鳞状上皮细胞的数量比值>2.5。不合格痰标本原则上不再进行痰培养,除非在特殊要求时才做,并在报告中注明"镜检结果表明标本口咽分泌物污染明显",提醒临床医生结合临床情况进行分析。

三、其他途径采集的下呼吸道标本

(一) 经支气管镜抽吸法

对于不能咳出或诱导出足够痰液的患者,可作为获取标本进行分枝杆菌培养的一种方法,常用于采集支气管肺泡灌洗或活检,减少口咽部菌群的污染。

(二) 经人工气道吸引分泌物

目前临床较为常用的微生物标本采集方法。但由于这些宿主的气管纤毛黏液防御机制受到损害,所以有学者提出此法的标本应该先做细胞学筛选。

第五节　皮肤软组织标本

皮肤及软组织感染是致病菌侵犯表皮、真皮和皮下组织引起的炎症性疾病,包括了烧伤创面感染、手术切口感染、急性蜂窝织炎、外伤感染、咬伤感染及褥疮感染等类型。

一、烧伤创面感染标本

烧伤患者的创面、组织活检、血培养等的细菌学检测结果对临床医生进行烧伤感染的诊断和治疗十分重要。创面的拭子标本或组织活检标本都可以进行细菌定量培养,条件允许时建议取活检标本,伤口表面定量培养不一定有意义。患者出现全身感染症状时,应同时采集血培养标本。在采集表面拭子或组织活检标本之前,应对创面进行广泛清洗和清创,且未局部应用抗菌药物。

(一) 采集指征

烧伤早期创面无菌,因此在烧伤后的12 h内无需采集标本。当患者出现发热、创面恶化时,可考虑采集标本。

（二）标本采集

1. 表面拭子　用生理盐水或无菌水冲洗伤口清洁创面，采用无菌棉拭子用力刮取创面，放置于无菌试管内，密闭送检；

2. 组织细菌定量培养的标本采集　在无菌条件下，切取深度烧伤痂下组织0.3～0.5 g左右。

3. 厌氧培养　厌氧培养不能使用棉拭子，应采用注射器抽吸采集深部、创面边缘的标本。

二、脓肿标本

在一般认知当中，皮肤软组织感染常规送检脓液标本，但经常拿到阴性结果，找不到致病菌。实际上，经验性用药可能已将部分致病菌杀死。对于严重感染的病人，临床一般采取经验性用药控制感染，或者进行创面清创，在这一系列处理之后，再留取脓液送检微生物，送检标本中的细菌可能被杀死，对于脓液培养阴性的标本，可以考虑扩增细菌DNA进行检测。此外，脓液培养阴性也可能与脓液抽取部位有关：应抽取与组织交接处的脓液，化脓灶中心部位菌体可能已经死亡，影响培养结果。考虑疑似厌氧菌感染的标本需要关注密封留取与转运条件，如神经科的脑脊液中的脓汁标本可能为厌氧菌感染，应进行床旁接种或者将注射器中空气排净，抽取脓汁的注射器插入灭菌胶塞或加盖送检。

（一）采集指征

皮肤或皮下脓肿受累部位出现红肿热痛，需手术切开引流时，或深部脓肿表现为局部疼痛和触痛并伴有全身症状（发热、乏力、食欲减退等），创伤或手术部位感染。采集何种标本更大程度上依赖于感染的程度和性质，而不是可疑的病原体。

（二）采集方法

1. 开放性伤口　对大多数开放伤口，采集前应先去除表面菌群。除非有渗出物，否则干燥、结痂伤口一般不做培养。

(1) 常见错误：直接棉拭子采集脓液。

(2) 注意事项：

1) 用生理盐水或无菌水冲洗伤口清洁创面，采集病灶深部或溃疡基底部的脓液和分泌物（不仅仅局限于采集表层的脓液），至少采集两个拭子分别用于涂片和培养（要重视原始标本直接涂片的结果，当涂片中见到的细菌，并有细菌吞噬现象存在，在培养时分离出该细菌可推测为致病菌）；或剪取深部病损边缘的组织。

2) 采样前局部避免使用抗菌药物或消毒剂。

2. 封闭的脓肿　应对病灶局部皮肤表面或黏膜进行消毒，消毒剂充分作用后，使用注射器抽取脓液，放置于无菌容器中同时送需氧和厌氧培养。或将脓肿切开引流后，取脓肿壁的一部分送检。标本采集后不要简单标注为“伤口标本”，而需标明来自开放性或闭合性损伤，以及需氧/厌氧培养。

对于提高皮肤软组织感染的病原学标本检出率，还需要关注采样拭子和保存条件。传统的棉签材质含有脂肪酸类，竹签、木签含有树脂和甲醛，这些化学物质可抑制病原微生物生长，可以采用塑料杆或聚酯人造纤维拭子。标本采集后的送检及时性也可能影响微生物标本阳性率，标本采集后若长时间未送检，细菌干涸死亡则阳性率低，推荐有保湿成分的拭子或转运培养基。

对于 SSI 的预防，除了无菌操作、手术器械管理、手术环境管理、皮肤消毒、围术期预防性抗菌药物的使用、血糖及体温管理外，还涉及到术前的皮肤准备工作。目前推荐只有当毛发确实会干扰手术时才进行备皮，而非所有手术患者 100%备皮。有研究表明剃毛可增加感染率，主要由于剃毛造成皮肤划痕、出血点等，有利于细菌在皮肤聚集，且剃毛和手术间隔时间越长，感染率越高。备皮方式也从刮除毛发演变为剪除必要的毛发，减少对皮肤的损伤。某医院脑外科曾发生多例手术后切口分泌物、引流液或脑脊液检出 CRKP 的案例，经调查发现，术前备皮使用的理发师刮刀上检出与几位患者同种同源的致病菌，这提示了术前管理的诸多细节，与患者的术后管理、感染控制有着千丝万缕的联系。

第六节　尿培养标本

泌尿系统感染主要通过采集尿液标本进行微生物血检测。尿标本通常无菌或暂时性有少量定植菌存在。在标本采集过程中，应避免尿液被尿道或尿道周围的正常菌群污染。

（一）采集指征

患者出现尿频、尿急、尿痛、血尿、肾区疼痛等症状，同时可能伴有寒颤、高热、白细胞计数升高，怀疑存在泌尿系感染；或尿常规结果提示泌尿系感染；或留置导尿管患者出现发热时，应考虑送检尿液标本。无症状的留置导尿患者不建议常规进行尿培养检测。

（二）标本采集

清洁的中段尿标本是泌尿系感染诊断的主要标本；避免采集过程中周围皮肤黏膜集尿道定植菌的污染是标本采集的关键。

对于住院患者而言，留置导尿也是尿标本采集的一个来源，但由于存在极大的污染可能（集尿袋中的尿液往往存放超过 2 h，违反送检规定；另一方面，尿液致病菌中常见的大肠埃希菌、肠球菌经 20～30 min 即可倍增，一旦发生污染，从集尿袋中抽取尿液送微生物检验可能造成对病情的误判），禁止从集尿袋中采集尿液用于微生物学检查。应在夹闭导管后，从导尿管侧壁或采样口采集尿液标本。

（三）注意事项

（1）中段尿标本采集不需要使用消毒剂，清洁即可。

(2) 留置导尿时不可从集尿袋留取尿液，应从专用采样口或管腔穿刺采样。

(3) 不可用尿常规代替尿培养。

(4) 尿培养发现3种或3种以上病原体应认为是污染。

第七节 粪便培养标本

近年来随着社会的进步与发展，胃肠道感染也呈现出了一些变化：成年感染性腹泻中，普通粪便培养主要分离出的是沙门菌和志贺菌（尤以医疗机构的肠道门诊居多），随着卫生条件和习惯、水资源管理的不断完善，沙门菌和志贺菌导致的腹泻在城市人群中已经明显减少；依赖特殊培养的霍乱弧菌虽然检出很少，但由于是甲类传染病，需要保持足够警惕；致病性大肠埃希菌需要选择培养基；社区感染中嗜盐弧菌检出率有明显增加；引起社区和医院感染暴发的诺如病毒导致的感染性腹泻逐步得到重视；抗生素相关腹泻主要由艰难梭菌引起，近年来发病增加，但检出困难，多采用经验性治疗，可能引起暴发，需要对患者采取隔离措施。

胃肠道感染是一类包括细菌、病毒、寄生虫等多种病因引起的胃肠道疾病的统称，由于涉及的微生物种类较多，临床症状体征存在相似之处，因此准确诊断依赖于病原微生物检测结果的支持。正确的标本采集和及时送检又是保证胃肠道感染病原学检验质量的重要基础。

（一）采集指征

患者出现腹痛、腹泻（水样便、脓血便），或伴有发热，粪便常规镜检异常，建议采集粪便标本进行细菌培养。

一般分为自然排便法和直肠拭子法，其中能够自然排便的患者不建议使用直肠拭子法进行标本采集。采样后置于无菌便盒中尽快送检，避免污染，室温下运送标本时间不超过2h。若无法及时送检，可加入pH=7.0的磷酸盐甘油缓冲保存液或使用Cary-Blair运送培养基置于4℃冰箱保存不超过24h。

现阶段腹泻患者粪便标本常用的检测项目包括粪常规、普通细菌培养（根据致病机理，真菌培养意义不大）、沙门菌、志贺菌、霍乱弧菌培养常用于考虑社区感染的腹泻病例，艰难梭菌培养及由疾控部门承担主要检测任务的诺如病毒检测。

艰难梭菌感染是医院内对特定患者群体较为关注且需防范的疾病。婴儿的粪便中常含有艰难梭菌，为新生儿肠道中正常菌群，大约50%的12月龄婴儿肠道中有艰难梭菌。随着年龄的增长，带菌率逐渐下降，2岁以上儿童带菌率均为3%。我国健康成人携带率更低，约为0～0.5%（仍需进一步监测）。根据艰难梭菌感染的诊断标准，艰难梭菌检测阳性不代表即感染，还需结合患者临床症状体征（如中至重度腹泻或肠梗阻），方能确诊。艰难梭菌的常见实验室诊断方法比较如表4-6所示。

表 4-6　艰难梭菌感染的实验室诊断方法的比较

诊断方法	检测内容	优点	缺点
艰难梭菌产毒素培养 (toxinogenic culture, TC)	产生毒素的艰难梭菌菌株	金标准	操作繁琐 耗时长
细胞毒性中和试验 (cell cytotoxicity neutralization assay, CCNA)	粪便蛋白毒素	金标准，对 TcdB 具有分析敏感性	操作繁琐 耗时长
毒素酶免疫分析 (Toxin-enzyme immunoassay, Toxin-EIA)	TcdA、TcdB	简单、快速，特异度高	灵敏度低
谷氨酸脱氢酶免疫分析 (Glutamate dehydrogenase-enzyme immunoassay, GDH-EIA)	艰难梭菌菌株	简单、快速；灵敏度高	特异性低；不能区分产毒和非产毒株
核酸扩增试验 (nucleic acid amplification test, NAAT)	毒素的编码基因	灵敏度高、特异度高	成本高
GeneXpert 艰难梭菌核酸检测试剂盒	毒素的编码基因	灵敏度、特异度高，阳性/阴性预测值高 简单、快速，可报告 RT027 型	成本高

对艰难梭菌的检测包括分子生物学方法如细胞毒性中和试验、谷氨酸脱氢酶抗原+酶免疫测定毒素 A/B 联合检测及毒素基因编码核酸检测等。形态学上则结合艰难梭菌的生物学特性，使用 CCFA 培养基或艰难梭菌显色培养基在厌氧条件下 30℃～37℃培养 2～5 天，在 CCFA 培养基上可见典型菌落：呈灰白色、不规则、粗糙、平铺生长，有特殊的刺激性马厩气味，在长波长紫外光照射下可以发出黄绿色荧光；在艰难梭菌显色培养基上为深灰黑色菌落，扁平、粗糙，带有不规则的或平滑的边界。

艰难梭菌感染在治疗上应尽快中止诱发艰难梭菌感染的抗菌药物治疗，因为可能影响艰难梭菌感染复发的风险。两种主要的传统治疗方法包括：甲硝唑(metronidazole)和口服万古霉素(oral vancomycin)(非静脉注射)。然而，艰难梭菌感染治疗后复发始终是威胁人类健康的严重挑战：首次感染后有 20%可能复发；首次复发后有 45%再发；而当患者发生两次以上复发后，再次感染的可能性高达 65%。与万古霉素治疗比较，甲硝唑治疗失败率和复发率更高，尤其是对于重症患者，潜在机制是甲硝唑通过发生炎症的结肠黏膜在血流中输送，并且随着疾病的好转，粪便中艰难梭菌的浓度降低。由于重症患者结肠血流量减少，因此甲硝唑向黏膜和结肠腔的输送减少。当万古霉素作为初始治疗药物治疗艰难梭菌感染时，并发症的发生率较低。

肠道菌群重建(fecal microbiota transplantation, FMT)是一种适用于复发性艰难梭菌感染的群体，尤其是第三次发作以后的患者，被认为是治疗复发性艰难梭菌感染的有效方法，相对于抗菌治疗的优势受到广泛赞誉。粪菌给入途径包括口服粪菌胶囊、经结肠镜进行粪菌移植，也有使用鼻胃管操作的情形，其中经内镜肠道植管术近年来作为一项新技术得到广泛关注，患者满意度较高。

第八节 微生物检验报告的解读

目前常见"临床微生物检验报告单"的种类多样，根据检验目的，分为临床诊疗标本和医疗机构内重点环节监测标本。临床诊疗标本包括了患者标本（痰、尿、拭子等）涂片染色镜检结果，各种培养（细菌、真菌、结核等）结果，临床分离细菌和真菌的体外药敏试验结果，支原体及病毒培养，寄生虫涂片检查，病原体抗原、抗体、核酸检测，生物标记物检测[C反应蛋白（C-reactive protein，CRP）、降钙素原（procalcitonin，PCT）、G试验、GM试验]等，医疗机构内重点环节监测标本则指重点监测单位的空气、水、物表、医务人员皮肤微生物监测结果。

当采集微生物标本送检，等待结果回报期间，需要经验性抗感染治疗，此时主要依据的是相关诊疗规范及指南，以及当地或本医疗机构定期发布的细菌耐药性监测报告，以此作为经验性用药的参考。当微生物实验室回报送检的标本微生物培养阳性结果后，需要带有辩证的眼光看待。并非所有细菌检出都需要抗菌药物治疗，培养阳性并不等同于感染，其实质可能为污染（血培养-表皮葡萄球菌），可能为定植（痰培养-流感嗜血杆菌），需要根据标本部位、正常菌群种类综合判断，获取的阳性培养结果是否为感染的致病菌。不能孤立地看待培养阳性结果，任何结果都必须结合临床情况进行评价。在患者的治疗过程中，并不是仅依靠抗菌药物治疗，根据患者病情外科手段介入，对感染部位的清创、引流也很关键；同时要改善患者全身状况，包括器官功能支持，纠正酸碱平衡、电解质紊乱、低蛋白血症和高血糖等。重点监测单位的微生物监测阳性结果则需要对标相应的技术规范，仔细分析超标原因，从行为、工艺乃至管理上及时开展质量改进工作，如手术室空气培养、软式内镜清洗消毒等。

图4-4所示为某医疗机构微生物检验报告单，主要存在错误有：①药敏结果无单位，也没有提供参考值，无从判断体外药敏试验结果；②采样时间-接收时间超过9h；样本未及时送检，肺炎链球菌、流感嗜血杆菌等苛养菌由于不适应外界环境和自溶现象可能已死亡；③痰标本不需做呋喃妥因体外药敏测试，呋喃妥因仅用于治疗尿路感染等。

由此可见，临床工作中质量高的微生物检验报告单，对于诊断和治疗的作用不容忽视，尤其是对于症状特异性低、病情复杂的感染病例而言。对于微生物检验报告单应关注内容的清单如表4-7所示。一份质量高的微生物检验报告单需要做到：①微生物鉴定结果没有错误；②受试药物品种和报告品种符合要求，满足临床治疗的需求；③药敏结果能帮助临床区分敏感或耐药的程度；④培养出来的细菌能帮助区分污染菌与感染菌；⑤形式一目了然，临床医生容易读懂；⑥相关信息标记无遗漏；⑦复杂或疑难的问题配有解释。

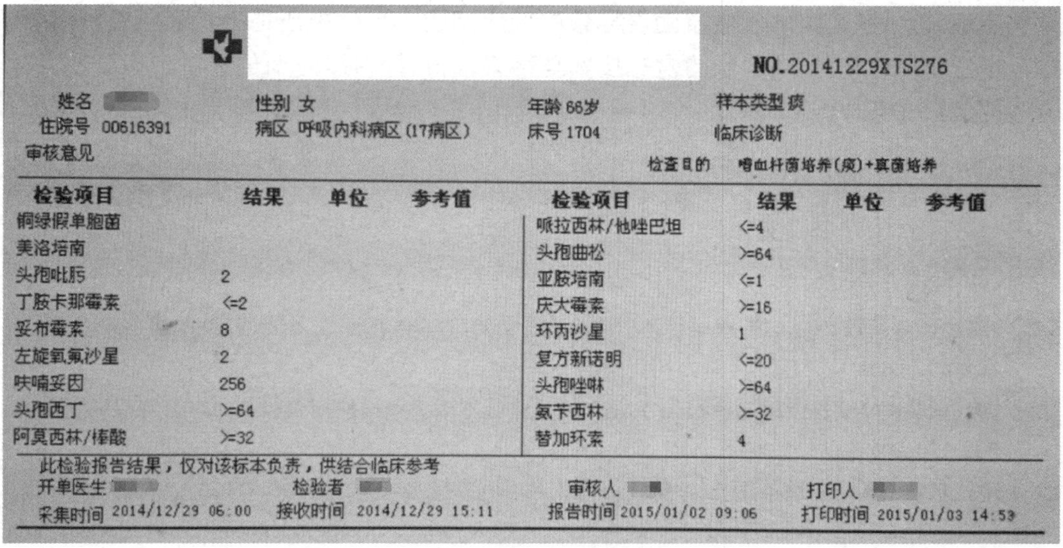

NO.20141229XTS276

姓名 　　性别 女　　年龄 66岁　　样本类型 痰

住院号 00616391　　病区 呼吸内科病区(17病区)　　床号 1704　　临床诊断

审核意见

检查目的　嗜血杆菌培养(痰)+真菌培养

检验项目	结果	单位	参考值	检验项目	结果	单位	参考值
铜绿假单胞菌				哌拉西林/他唑巴坦	<=4		
美洛培南				头孢曲松	>=64		
头孢吡肟	2			亚胺培南	<=1		
丁胺卡那霉素	<=2			庆大霉素	>=16		
妥布霉素	8			环丙沙星	1		
左旋氧氟沙星	2			复方新诺明	<=20		
呋喃妥因	256			头孢唑啉	>=64		
头孢西丁	>=64			氨苄西林	>=32		
阿莫西林/棒酸	>=32			替加环素	4		

此检验报告结果，仅对该标本负责，供结合临床参考

开单医生　　检验者　　审核人　　打印人

采集时间 2014/12/29 06:00　接收时间 2014/12/29 15:11　报告时间 2015/01/02 09:06　打印时间 2015/01/03 14:53

图 4-4　某医疗机构微生物检验报告单

表 4-7　解读细菌涂片、培养和药敏报告单要点

基本信息	检验内容
1. 标本种类 2. 细菌和真菌名称 3. 致病菌种类：分为非致病菌、条件致病菌、绝对致病菌 4. 纯培养或混合 5. 细菌浓度？无菌或有菌部位 6. 各时间节点：采样、送检、接收、接种、报告、打印	1. 标本质量高/低 2. 标本来源与菌种是否符合常理 3. 短期随访结果是否符合常理 4. 根据细菌名称和部位来源，受试抗菌药物选择是否合适 5. 应该测的药物是否均已覆盖 6. 是否存在不应该测的药物 7. 是否存在不合常理的药敏结果 8. 药敏结果是否有抑菌圈或 MIC 值 9. 是否提供有敏感度判定标准 10. 根据耐药机制修正药敏结果 11. 是否依据最新的 CLSI 标准

第九节　总结与展望

人体与微生物的关系很微妙，正常菌群可以与人体形成微生态平衡，扮演着人体的伙伴角色，参与人体的各项生理机能。但当平衡被打破，或者人体机能受损，致病菌又可能对人体健康造成威胁。当致病微生物来袭，只能束手无策吗？在医疗机构场景下，可以对尚未发生感染的高危人群、对潜在危险的 MDRO 等开展主动筛查，有需要的进行主

动去定植，以预防感染的发生及随之导致的健康问题。当感染还是不期而至，还能依靠规范地送检微生物标本、科学的检验技术与结果报告、综合多方面信息制定多学科共同介入的治疗方案，守护健康。

（高晓东　米宏霏）

参考文献

[1] 季欣欣，孟秀娟，任南，等. 艰难梭菌感染的诊断及治疗研究进展[J]. 中国感染控制杂志，2019，18(6)：600－606.

[2] 中华预防医学会医院感染控制分会. 临床微生物标本采集和送检指南[J]. 中华医院感染学杂志，2018，28(20)：3192－3200.

[3] 中国艰难梭菌医院感染预防与控制指南[J]. 中华医院感染学杂志，2018，28(23)：3674－3680.

[4] CARROLL K C, BARTLETT J G. Biology of Clostridium difficile: implications for epidemiology and diagnosis[J]. Annu Rev Microbiol, 2011, 65:501－521.

[5] GERDING D N, FILE T M JR, MCDONALD L C. Diagnosis and Treatment of *Clostridium difficile* Infection (CDI)[J]. Infect Dis Clin Pract (Baltim Md), 2016, 24(1):3－10.

[6] GERDING D N, MEYER T, LEE C, et al. Administration of spores of nontoxigenic Clostridium difficile strain M3 for prevention of recurrent C. difficile infection: a randomized clinical trial[J]. JAMA, 2015, 313(17):1719－1727.

[7] KHANNA P, COLLIGNON P. Anaerobic bottles are still important in blood culture sets[J]. Eur J Clin Microbiol Infect Dis, 2001, 20(3):217－219.

[8] SHAPIRO N I, WOLFE R E, WRIGHT S B, et al. Who needs a blood culture? A prospectively derived and validated prediction rule[J]. J Emerg Med, 2008, 35(3):255－264.

[9] SURAWICZ C M, BRANDT L J, BINION D G, et al. Guidelines for diagnosis, treatment, and prevention of Clostridium difficile infections[J]. Am J Gastroenterol, 2013, 108(4):478－498.

第五章 抗菌药物的应用：预防和治疗

第一节 抗菌药物的定义

抗菌药物是指具有杀菌或抑菌活性、主要供全身应用（含口服、肌注、静脉注射、静脉滴注等，部分也可用于局部）治疗各种细菌、真菌和结核感染的药物，包括抗生素（指由微生物或高等动植物在生活过程中所产生的具有抗病原体或其他活性的一类次代谢产物，能干扰其他生活细胞发育功能的化学物质）和合成抗菌药（半合成和人工合成抗菌药），不包括抗病毒药物和抗寄生虫药物（图 5-1）。

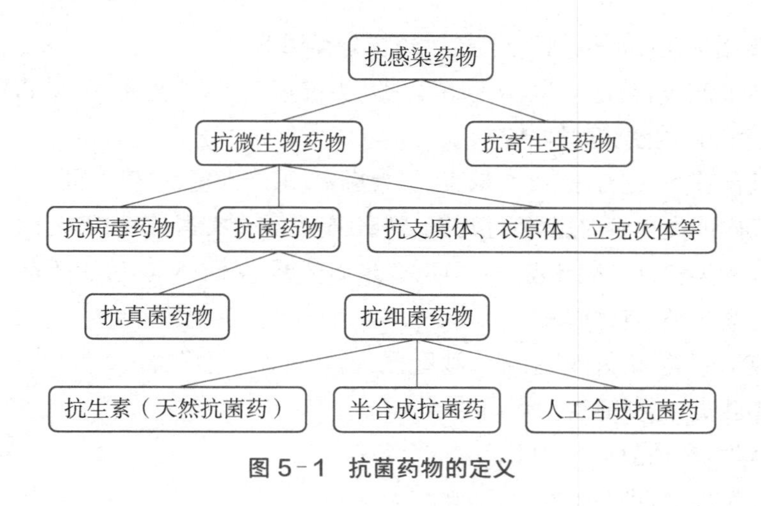

图 5-1 抗菌药物的定义

在抗菌药物的发展史上，青霉素是第一个用于临床的抗生素。青霉素最早于 1929 年被 Alexander Fleming 首次发现，1939 年 Howard Florey 和 Ernst Chain 对青霉素进行纯化分离，并进行了动物实验，1940 年 8 月其研究成果刊登在著名的《柳叶刀》杂志上；1942 年，青霉素首次用于战伤患者；之后，青霉素得到了更广泛的应用，拯救了数以千万人的生命；1945 年，Alexander Fleming、Howard Florey 和 Ernst Chain 因“发现青霉素及其临床效用”而共同荣获了诺贝尔生理学或医学奖。青霉素的出现开启了医学的黄金时代。继青霉素之后，链霉素、氯霉素、土霉素、四环素、异烟肼等抗生素的不断出现，带领我们走进了抗生素的新时代。与此同时，科学家通过对天然产物的化学修饰制造出了新形式的半合成药物，以及完全人工合成的或者非天然的化合物。这些天然的抗生素及由此衍生出的药物彻底改变了世界医药卫生行业的面貌。许多之前不能治愈的疾病现在都可以被治愈，包括：致命的脑膜炎、感染性心内膜炎、产褥热、慢性骨骼感染、溃疡、猩红热、结核病，以及性传播疾病（梅毒和淋病）。治愈同时也是最好的预防，因为每治愈一位患者就消灭了一个传染源。外科手术也变得更加安全。在手术前使用抗生素可以降低手术感染的风险；一旦出现感染，可以立刻用抗生素来补救。因此，外科医生可以尝试更加复杂的手术，比如切除脑瘤、四肢畸形矫正手术、唇裂整形，甚至进行体外循环心内直视手术、器官移植、体外受精等。此外，癌症化疗往往会削弱机体对感染的抵抗力，导致细菌感染。若是没有抗生素，大规模的化疗将变得过于危险，白血病及许多癌症都将成为不治之症。

第二节　抗菌药物的分类和作用机制

一、抗菌药物的分类

根据化学结构及作用机制不同，抗菌药物分类如下：

（1）β-内酰胺类：青霉素类、头孢菌素类、头霉素类、氧头孢烯类、碳青霉烯类、青霉烯类、单酰胺类、β-内酰胺酶抑制剂。

（2）氨基糖苷类：链霉素、妥布霉素、庆大霉素、阿米卡星、依替米星。

（3）大环内酯类和酮内酯类：红霉素、阿奇霉素、克拉霉素、泰利霉素。

（4）四环素类和甘氨酰环素类：四环素、米诺环素、多西环素、替加环素。

（5）林可酰胺类：克林霉素。

（6）氟喹诺酮类：诺氟沙星、环丙沙星、左氧氟沙星、莫西沙星。

（7）环脂肽类：达托霉素。

（8）多肽类：多粘菌素 B 和 E。

（9）恶唑烷酮类：利奈唑胺、特地唑胺。

（10）磺胺类：磺胺甲噁唑。

（11）呋喃类：呋喃妥因。

（12）硝咪唑类：甲硝唑、奥硝唑、替硝唑。

（13）糖肽类：万古霉素、替考拉宁、特拉万星。

（14）氯霉素。

（15）利福霉素类：利福平、利福喷丁、利福布汀。

(16) 其他：磷霉素、夫西地酸。

抗菌药物之所以能够起到抗菌作用，主要是利用细菌与人体细胞结构及生理功能的不同，细菌的细胞结构及代谢的多种基本成分已成为抗菌药物的靶点。一种药物与其靶点的相互作用会抑制细菌的生长和繁殖(抑菌作用)或杀死细菌(杀菌作用)。一般来说，靶点的选择是因为他们要么不存在于哺乳动物细胞和生理状态中，要么与细菌有效部分完全不同，从而实现选择性的靶点。当患者的宿主防御能力足以帮助消灭感染的病原体时，用抑菌剂治疗是有效的。在宿主防御功能受损(如中性粒细胞减少)、身体局部感染(如脑膜炎和心肌炎)的患者中，通常首选杀菌剂。

二、抗菌药物的作用机制

抗菌药物的作用机制主要包括以下 5 类(图 5-2)：

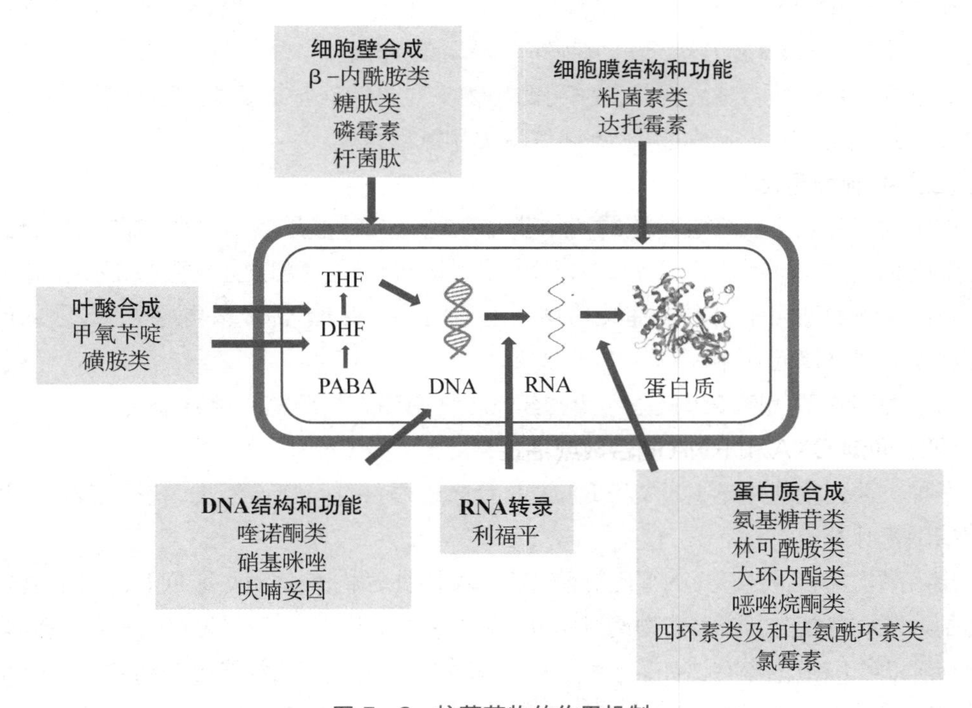

图 5-2　抗菌药物的作用机制

(一) 抑制细胞壁合成

细菌的细胞壁位于细胞膜的外部，细胞壁可以保护细菌在低渗透条件下不被溶解，而哺乳动物的细胞中没有细胞壁。细胞壁是一种交联肽聚糖，由 N-乙酰葡萄糖胺(N-acetylglucosamine，NAG)和 N-乙酰胞壁酸(N-acetylmuramic acid，NAM)交替单元的聚合物、连接到每个 NAM 的 4 个氨基酸干肽和连接相邻干肽形成网状结构的肽跨桥组成。抗菌药物通过影响肽聚糖的合成，导致与细胞溶解有关的杀菌作用。

在革兰阳性菌中，肽聚糖是最外层的细胞结构，但在革兰阴性菌中，肽聚糖的外部具有一层不对称的脂质外膜，外膜上含有称为孔蛋白的扩散通道。肽聚糖与外膜之间的空间称为胞质空间。大多数抗菌药物通过外膜上的孔蛋白通道进入革兰阴性菌，因为外膜是一个主要的扩散屏障。虽然肽聚糖层在革兰阳性菌（20～80 nm）中比革兰阴性菌（1 nm）厚，但肽聚糖本身仅构成抗菌剂的有限扩散屏障。

通过抑制细胞壁合成发挥抗菌作用的药物主要包括β-内酰胺类、糖肽类、杆菌肽和磷霉素。

（二）抑制蛋白质合成

生物体内的各种蛋白质都是生物体内利用约 20 种氨基酸为原料自行合成的。参与蛋白质生物合成的各种因素构成了蛋白质合成体系，包括：mRNA、tRNA、核糖体、酶及其他蛋白质因子、功能物质及无机粒子。大多数细菌蛋白合成抑制剂以细菌核糖体为靶点，细菌核糖体与真核细胞核糖体的区别是其选择性的具有抗菌作用。一些抑制剂与 30S 核糖体亚单位结合，另一些抑制剂与 50S 亚单位结合。大多数蛋白质合成抑制剂都具有抑菌作用，但氨基糖苷类是一个例外，具有杀菌作用。

通过抑制蛋白质合成发挥抗菌作用的药物主要包括氨基糖苷类、四环素类和甘氨酰环素类、林可酰胺类、大环内酯类、噁唑烷酮类和氯霉素。

（三）抑制细菌代谢

细菌代谢抑制剂以叶酸合成的两个步骤为靶点。叶酸是参与某些核酸[包括嘧啶、胸腺嘧啶和所有嘌呤（腺嘌呤和鸟嘌呤）]、氨基酸（蛋氨酸和丝氨酸）和乙酰辅酶 A（CoA）合成的辅助因子。由于哺乳动物细胞不能合成叶酸，需要外源性补充，因此该类抗菌药物只对细菌起作用。

通过抑制细菌代谢发挥抗菌作用的药物主要有磺胺类药物和甲氧苄啶。

（四）抑制 DNA 和 RNA 的合成或活性

多种抗菌药物作用于 DNA 和 RNA 的合成过程，包括：喹诺酮类、利福霉素类、呋喃妥因和硝基咪唑类。

喹诺酮类药物作用于 DNA 回旋酶和 DNA 拓扑异构酶 IV，改变 DNA 拓扑结构，从而抑制 DNA 的合成。该类药物通过阻断 DNA 复制，使 DNA 双链断裂，产生杀菌活性。尽管哺乳动物细胞也含有诸如回旋酶和拓扑异构酶Ⅳ型的Ⅱ型，但由于两者结构完全不同，因此，喹诺酮类对哺乳动物的拓扑异构酶不起作用。硝基呋喃妥因是一种硝基呋喃化合物，通过细菌酶的还原作用产生活性衍生物，使 DNA 链断裂。呋喃妥因只用于治疗下尿路感染。甲硝唑的硝基在厌氧环境中被还原，产生破坏 DNA 和杀菌作用的活性产物。呋喃妥因和甲硝唑都具有选择性抗菌活性，因为只有细菌的酶能将药物还原为活性化合物。利福霉素类与细菌 RNA 聚合酶的β亚单位结合，阻断 mRNA 的延伸。

（五）破坏细胞膜的完整性

细菌细胞膜的完整性对维持细菌活性很重要。作用于细胞膜的杀菌剂主要有两类：多粘菌素和达托霉素。多粘菌素包括多粘菌素 B 和多粘菌素 E（粘菌素），是一种阳离子环状多肽，通过破坏细胞膜和外膜(通过结合脂多糖)起作用。达托霉素是一种环脂肽类抗菌药物，在钙离子存在的情况下与革兰阳性菌的细胞膜结合，引起胞内钾离子外流，膜去极化。

第三节　抗菌药物耐药性现状和危害

对人类而言，发现抗生素就好比是获得了原子弹，曾经我们认为抗生素是万应灵药，可以一劳永逸地解决细菌感染，但事实远非如此。抗生素是生物体(包括细菌与真菌)合成的天然物质，这些生物体想利用抗生素来消灭它们的竞争对手，包括它们的细菌邻居们。在亿万年的生存斗争中，一些微生物制造出各式各样的抗生素，发动了千千万万种攻击；然而，另一些微生物见招拆招，演化出了万万千千种防御手段，后者构成了细菌耐药性的基础。

目前，抗菌药物的耐药性(antimicrobial resistance, AMR)正快速成为全球最大的健康威胁之一。由于 AMR 的扩散，许多上个世纪的医疗突破将会失去效力。之前能治愈的传染病也会变得无法治疗，并有引起全世界传播的风险。2015 年，WHO 的《全球抗菌药物耐药回顾》报告指出，到 2050 年，预计因抗菌药物耐药死亡的人数可多达 1 000 万，远高于癌症、糖尿病等其他主要死亡原因，而中国则高达百万人。除了死亡和残疾之外，长期患病会导致住院时间延长、需要更昂贵的药物及面临沉重的经济负担。

2022 年，《柳叶刀》发布了全球首次对 204 个国家和地区抗菌药物耐药现状的评估。研究人员在 204 个国家和地区、23 种病原体、88 种病原体-药物组合中，通过分析细菌性 AMR 所致相关死亡、致残数据，得出以下结论：2019 年，与细菌性 AMR 相关的死亡人数估计为 495 万，其中 127 万死亡可直接归因于细菌性 AMR。这明显高于此前估计的每年 70 万 AMR 相关死亡数。与细菌性 AMR 相关的 6 种主要导致死亡的病原体分别是：大肠杆菌、金黄色葡萄球菌、肺炎克雷伯菌、肺炎链球菌、鲍曼不动杆菌和铜绿假单胞菌，其中 MRSA 导致的 AMR 直接死亡病例数最多(>10 万)。研究称，AMR 是一场“无声的大流行病”，比疟疾、艾滋病更致命。

AMR 的出现使得抗菌药物的疗效下降，因此研发新型抗菌药物是应对日益严重的耐药性的有效手段。但是由于抗菌药物的研发周期长、费用昂贵等商业原因，导致新上市的抗菌药物和耐药率的上升存在严重的不平衡。

AMR 的出现，是微生物对抗菌素暴露的自然进化反应，在人、动物、食物、植物和环境(水、土壤和空气)中都发现了抗菌药物耐药的生物。它们可以在人与人之间或在人与动物之间传播，包括通过动物来源的食物传播。但其发展和传播的主要驱动因素都是“人为的”，最主要的原因就是在人类、动物和植物中滥用和过度使用抗菌药物。

为减轻 AMR 的影响，2015 年第 68 届世界卫生大会通过了《抗菌药物耐药性全球行动计划》(GAP)，提出了五个战略目标：①认知。通过有效沟通、教育和培训提高对 AMR

的认识和了解。②监测和研究。通过监测和研究强化知识和证据基础。③感染防控。通过有效的环境卫生、卫生和感染预防措施降低感染发病率。④优化利用(antimicrobial use)。优化人类和动物卫生工作中抗菌药物使用;⑤增加投资。为考虑所有国家需求的可持续投资形成经济依据,增加对新药、诊断工具、疫苗和其他干预措施的投资。AMR的起因与影响在于人类、陆地和水生动物、植物、食物、饲料和环境等多个方面,其涉及广泛的利益攸关方且互相关联。因此,没有任何一个政府部门或独立组织能够单独解决这个问题,必须通过"同一健康"的方针从多个方面有效审视和解决 AMR 这一问题,以及采取"多部门合作"以遏制和控制 AMR 问题。我国在 2016 年发布了《遏制细菌耐药国家行动计划(2016—2020 年)》,成为全球最早发布和实施行动计划的国家之一。

第四节 抗菌药物管理

一、抗菌药物管理的定义

抗菌药物管理(antimicrobial stewardship, AMS)是由美国感染性疾病学会(The Infections Diseases Society of America, IDSA)和美国卫生保健流行病学学会(The Society for Healthcare Epidemiology of America, SHEA)于 2007 年提出的,是指采用最佳的抗感染治疗的药物选择、剂量和用药时间,达到临床治疗或感染预防的最佳结果,并最大可能地减少患者的药物毒性和降低耐药的产生,其主要目标是优化临床结果,同时尽量减少抗菌药物使用的不良后果,抗菌药物管理贯穿抗菌药物治疗的整个过程。研究表明,AMS 可有效应对 AMR、减少药物不良反应。

二、我国抗菌药物管理的发展

我国的抗菌药物不合理使用现象普遍,主要表现为抗菌药物过度使用。研究显示,我国医院抗菌药物使用率高达 70%,远高于 WHO 推荐的发展中国家抗菌药物的合理使用范围,也高于其他发展中国家的抗菌药物使用率。为促进抗菌药物合理使用,国家开展了一系列抗菌药物合理应用的管理探索。2011 年,原卫生部实施了为期 3 年的抗菌药物管理专项整治活动,由于活动方案中采取了一系列强制性措施及必须要按时达标的指标,而被称为"史上最严苛"的 AMS 活动。从 2011 年开始,基本每年"一文",抗菌药物管理模式逐渐从行政部门干预到以多学科专业协作管理为主。

三、感染科医生在抗菌药物管理中的作用

建立专业的 AMS 体系,是科学管理抗菌药物的基石。医疗机构应建立科学有效的

AMS体系，包括：设立抗菌药物管理工作组、建设抗菌药物临床应用管理专业技术团队、制定抗菌药物供应目录和处方集、制订感染性疾病诊治指南、抗菌药物临床应用监测和信息化建设。医疗机构应建立包括感染性疾病、药学（尤其是临床药学）、临床微生物、医院感染管理等相关专业人员组成的专业技术团队，为抗菌药物临床应用管理提供专业技术支持，对临床科室抗菌药物临床应用进行技术指导和咨询，为医务人员和下级医疗机构提供抗菌药物临床应用相关专业培训。IDSA建议抗菌药物管理的核心成员包括：感染病医生、经过感染病培训的临床药学专家、临床微生物专家、信息系统专家、感染控制专家和医院流行病学家。由此可见，建立与国际接轨的感染病科、规范感染性疾病的诊治、培养具有细菌真菌感染诊治能力和抗菌药物应用知识和能力的感染病医生在抗菌药物管理中至关重要。2020年的《国家卫生健康委办公厅关于持续做好抗菌药物临床应用管理工作的通知》和2021年的《国家卫生健康委关于进一步加强抗微生物药物管理遏制耐药工作的通知》均指出，要立足多学科协作、提高感染性疾病诊疗能力，加强感染性疾病科建设。感染病的诊治，尤其是细菌真菌感染和抗菌药物使用，越来越需要专业知识、技术和人员。为此，我们提出了“感染病科3.0”版，促进我国抗感染专业人才培养和团队能力提升，解决越来越复杂和难治的细菌真菌感染问题，满足越来越多的复杂难治感染的诊治需求，提升抗菌药物应用和管理水平。

第五节　抗菌药物耐药的机制

细菌利用各种各样的机制来阻断或降低抗菌药物的作用。主要机制有三类：

（1）改变或绕过靶点减少药物结合。

（2）通过减少摄入或增加主动排出改变药物进入靶点的途径。

（3）改变药物结构降低其活性。

这些机制有些是细菌DNA复制过程中自然发生的基因突变，有些是通过其他细菌的DNA转移或吸收外源性DNA获得的新基因。然而，部分细菌如肺炎链球菌和淋病奈瑟菌，可以从相关物种中提取环境DNA片段，并将这些DNA片段直接重组成自己的染色体，这一过程称为转化。耐药细菌经常同时存在多种耐药机制，许多质粒含有不止一个耐药基因，从而对多种抗菌药产生耐药。

许多抗菌药物来源于微生物的自然产物。某些编码这些药物的耐药性基因可能已经进化，并在微生物的自我保护机制驱动下，被转存到这种微生物或者其生长环境中其他微生物的质粒中。当微生物和自然环境中或人体和动物使用中的抗菌药物接触，会选择性地导致在一个敏感菌群中产生个体耐药菌株。由于不同地区存在细菌耐药性差异，因此抗菌药物的初始选择应基于当地的药敏数据，并在获得细菌的药敏结果后及时调整抗菌药物。

第六节 抗菌药物的临床应用原则

根据抗菌药物应用的目的，抗菌药物可以分为治疗性用药和预防性用药。抗菌药物临床应用需要合理，必须遵照以下基本原则，否则会导致过度用药与细菌耐药产生和流行。

（1）细菌性感染是抗菌药物应用的唯一指征。

抗菌药物只对各种细菌和真菌感染（部分抗菌药物也用于支原体、衣原体、螺旋体、立克次体及部分原虫等病原微生物所致的感染）治疗有效，缺乏这些感染证据者均无用药指征。临床应用抗菌药物必须是怀疑或确诊的，可以用抗菌药物治疗的病原微生物感染（主要为细菌性感染）。必须杜绝缺乏指征的抗菌药物应用。

临床部分可以通过抗菌药物应用预防的感染也属于用药指征，如外科围术期预防使用抗菌药物、霍乱接触者及粒细胞缺乏者抗菌药物的预防应用等。

（2）尽早查明感染病原，根据病原种类及药物敏感试验结果选用抗菌药物。

对于确定需要使用抗菌药物治疗的感染性疾病，原则上应根据病原菌种类及病原菌对抗菌药物敏感性，即细菌药物敏感试验（以下简称药敏试验）的结果而定。因此，有条件的医疗机构，对临床诊断为细菌性感染的患者应在开始抗菌治疗前，及时留取相应合格标本（尤其血液等无菌部位标本）送病原学检测，以尽早明确病原菌和药敏结果，并据此调整抗菌药物治疗方案。

（3）确定感染部位与类型，是开展抗菌药物治疗的前提。

应用抗菌药物之前，必须明确患者存在感染的部位和类型，处方者需要掌握感染病原谱，针对常见病原菌选择抗菌药物，不能过分强调覆盖所有可能的病原体。在未获知细菌培养及药敏结果前，或无法获取培养标本时，可根据患者的感染部位、基础疾病、发病情况、发病场所、既往抗菌药物用药史及其治疗反应等推测可能的病原体，并结合当地细菌耐药性监测数据，先给予抗菌药物经验治疗。待获知病原学检测及药敏结果后，结合先前的治疗反应调整用药方案；对培养结果阴性的患者，应根据经验治疗的效果和患者情况采取进一步诊疗措施。

（4）按照药物的抗菌作用及其体内过程特点选择用药。

各种抗菌药物的药效学（抗菌谱和抗菌活性）和人体药动学（吸收、分布、代谢和排出过程）特点不同，因此各有不同的临床适应证。临床医生应根据各种抗菌药物的药学特点，按临床适应证正确选用抗菌药物。

（5）综合患者病情、生理、病理及免疫状态制订抗菌治疗方案。

根据病原菌、感染部位、感染严重程度和患者的生理、病理情况及抗菌药物药效学和药动学证据制订抗菌治疗方案，包括抗菌药物的选用品种、剂量、给药次数、给药途径、疗程及联合用药等。

第七节　预防性使用抗菌药物

一、非手术患者抗菌药物预防应用原则

非手术患者抗菌药物预防应用的目的是预防特定病原菌所致的或特定人群可能发生的感染，目标人群是尚无细菌感染征象但暴露于致病菌感染的高危人群。

用药需遵循以下原则：

(1) 预防用药适应证和抗菌药物选择应基于循证医学证据。

(2) 明确为单纯性病毒感染者不需预防性应用抗菌药物。

(3) 应针对一种或二种最可能的细菌感染进行预防用药，不宜盲目地选用广谱抗菌药或多药联合预防多种细菌多部位感染。

(4) 应限于针对某一段特定时间内可能发生的感染，而非任何时间可能发生的感染。

(5) 应积极纠正导致感染风险增加的原发疾病或基础状况。可以治愈或纠正者，预防用药价值较大；原发疾病不能治愈或纠正者，药物预防效果有限，应权衡利弊决定是否预防用药。

(6) 以下情况原则上不应预防使用抗菌药物：普通感冒、麻疹、水痘等病毒性疾病；昏迷、休克、中毒、心力衰竭、肿瘤、应用肾上腺皮质激素、短暂的中性粒细胞减少等患者；留置导尿管、留置深静脉导管及建立人工气道(包括气管插管或气管切口)患者。

具体预防对象、预防指征和推荐预防方案可参考《抗菌药物临床应用指导原则(2015 年)》。

二、外科围术期预防用药

围术期应用抗菌药物主要目的在于预防手术部位感染，包括浅表切口感染、深部切口感染和手术所涉及的器官/腔隙感染；不包括与手术无直接关系的，术后可能发生的其他部位感染。

用药需遵循以下原则：应根据手术切口类型、手术创伤程度、可能的污染细菌种类、手术持续时间、感染发生机会和后果严重程度、抗菌药物预防效果和循证医学证据、对细菌耐药性的影响和经济学评估等因素，综合考虑决定是否预防用抗菌药物。但抗菌药物的预防性应用并不能代替严格的消毒、灭菌技术和精细的无菌操作，也不能代替术中保温和血糖控制等其他预防措施。

抗菌药物品种的选择需注意：

(1) 根据手术切口类别、可能的污染菌种类及其对抗菌药物敏感性、药物能否在手术

部位达到有效浓度等综合考虑。

（2）选用对可能的污染菌针对性强、有充分的预防有效的循证医学证据、安全、使用方便及价格适当的品种。

（3）应尽量选择单一抗菌药物预防用药，避免不必要的联合使用。

（4）头孢菌素过敏者，针对革兰阳性菌可用万古霉素、去甲万古霉素、克林霉素；针对革兰阴性杆菌可用氨曲南、磷霉素或氨基糖苷类。

（5）对某些手术部位感染会引起严重后果者，如心脏人工瓣膜置换术、人工关节置换术等，若术前发现有 MRSA 定植的可能或者该机构 MRSA 发生率高，可选用万古霉素、去甲万古霉素预防感染，但应严格控制用药持续时间。

（6）不应随意选用广谱抗菌药物作为围手术期预防用药。

围术期预防用药在术前 0.5～1 h 内或麻醉开始时给药，如果手术时间超过 3 h 可手术中给予第 2 剂。抗菌药物的有效覆盖时间应包括整个手术过程，总的预防时间不超过 24 h，个别情况可延长至 48 h；过度延长用药时间并不能进一步提高预防效果，且预防用药时间超过 48 h，耐药菌感染机会增加。

具体围术期预防用抗菌药物选择可参考《抗菌药物临床应用指导原则(2015 年)》。

第八节　治疗性使用抗菌药物

抗菌药物治疗方案由感染部位、宿主因素和疑似或已知病原体的耐药情况决定。此外，国家和地方药物短缺和处方限制也会影响治疗方案的制定。

一、经验性治疗与目标治疗

经验性治疗是指对于临床诊断为感染性疾病的患者，当病原体尚不明确或无法获得培养标本时的治疗，绝大多数抗感染治疗都是经验性的。经验性抗感染治疗不是依靠个人用药经验或用药习惯，而是根据患者疾病的严重程度，基于临床症状、患者的医疗条件、先前治疗情况及流行病学因素推断可能的病原体，参考《抗菌药物临床应用指导原则(2015 年)》和相关治疗的诊疗指南，结合当地病原体耐药情况及药动学(pharmacokinetics，PK)/药效学(pharmacodynamics，PD)原则，制订给药方案。对于病情较重的患者，经验性治疗通常采用联合治疗的方式，对病原体进行广覆盖，确保在收集更多临床数据的同时，充分治疗可能的病原体。当感染的病原体已明确，根据病原体选择高度针对性和敏感性的抗菌药物，称为目标治疗。

当临床上使用经验性治疗时，应注意在开始治疗前获取临床标本进行微生物学检查，并根据患者的临床状况和病原体的药敏结果及时精准治疗。精准治疗可以避免不必要的用药风险，减少耐药的出现。

抗感染治疗选择是临床上最困难的用药决策，在抗菌药物治疗性应用中经常存在以下误区：将非感染病误判为感染病，而给予抗菌药物；病原体种类判断错误，选择无效的抗菌药物；病原体耐药判断错误，选择不敏感的抗菌药物；经验性选药，过度追求病原体的广覆盖；微生物检验报告单解读错误；未能按照 PK/PD 原理，制订合适给药方案；抗感染疗程过长；成本效益分析，优化药物选择考虑不足等。

二、感染部位

在选择抗菌药物时，感染部位是需要考虑的因素，主要是因为不同感染部位的常见感染病原体不同。临床上细菌感染种类繁多，引起不同部位感染的常见病原体各不相同（表 5-1）。从感染获得场所又可分为社区获得性感染和医院感染，医院感染的主要病原体是细菌，占 90%以上，其中革兰阴性杆菌为主约占 70%，大肠埃希菌位居第一，其次常见的包括肺炎克雷伯菌、铜绿假单胞菌、鲍曼不动杆菌等。革兰阳性菌中常见的包括金黄色葡萄球菌、凝固酶阴性葡萄球菌、肠球菌等。与社区感染相比，医院感染中多重耐药菌的比例日益增多，给临床抗感染治疗带来严峻挑战。这些感染的发生人群、病原菌种类、细菌耐药等均有所不同，临床需要加以区分处理。不同的抗菌药物在不同组织中的分布和达到的药物浓度不同。例如，治疗脑膜炎有效的药物必须能够透过血脑屏障，在脑脊液（cerebrospinal fluid，CSF）中达到足够的浓度；能够有效杀灭病原体。有证据显示，在第一次使用抗菌药物前 15～20 min 给予地塞米松，可以改善急性细菌性脑膜炎患者的预后，但使用地塞米松可能会减少一些抗菌药物（如万古霉素）进入脑脊液，在这种情况下，需要联合使用利福平，因为地塞米松不会降低利福平的脑脊液穿透性。另外有些部位的感染，药物难以渗透进入感染部位，如骨髓炎、前列腺炎、眼内感染和脓肿。在这种情况下，必须考虑药物的转运方式（如玻璃体内注射），以及采用引流、清创等联合治疗。

表 5-1 不同感染部位的常见感染性病原体

感染部位	常见感染性病原体
口面部	葡萄球菌属、链球菌属、肠杆菌目细菌、消化链球菌
皮肤软组织	金黄色葡萄球菌、溶血性链球菌、大肠埃希菌、铜绿假单胞菌
骨关节	金黄色葡萄球菌、A 组溶血性链球菌、革兰阴性杆菌
腹腔	肠杆菌目细菌、肠球菌属、拟杆菌属
上呼吸道	肺炎链球菌、流感嗜血杆菌、溶血性链球菌
下呼吸道（社区）	肺炎链球菌、流感嗜血杆菌、需氧革兰阴性菌、金黄色葡萄球菌、军团菌、支原体、衣原体
下呼吸道（院内）	肺炎链球菌、流感嗜血杆菌、大肠埃希菌、肺炎克雷伯菌、铜绿假单胞菌、肠杆菌属、沙雷菌属、金黄色葡萄球菌
泌尿道	大肠埃希菌、变形杆菌属、克雷伯菌属、铜绿假单胞菌、肠球菌属、葡萄球菌属、念珠菌属

（续表）

感染部位	常见感染性病原体
脑膜炎	肺炎链球菌、脑膜炎奈瑟菌、A 组和 B 组溶血性链球菌、流感嗜血杆菌、大肠埃希菌、李斯特菌、肺炎克雷伯菌、需氧革兰阴性杆菌、凝固酶阴性葡萄球菌、金黄色葡萄球菌

三、宿主因素

抗菌治疗需要考虑的宿主因素，包括免疫功能、妊娠、过敏史、年龄、肝肾功能、药物相互作用、合并症及职业和社会因素。

（一）免疫功能缺陷

免疫功能缺陷的患者会减弱对细菌感染的反应，包括中性粒细胞减少症、体液免疫功能缺陷和无脾症（手术性或功能性），都会增加严重细菌感染的风险。在获得微生物学检测结果之前，这些患者应在疑似感染的早期阶段就应接受积极和广覆盖的抗菌药物治疗。对于无脾患者，治疗应包括可能引起危及生命的感染的包膜微生物，尤其是肺炎链球菌。对医院感染或感染病情严重者应选用杀菌作用强的抗菌药物。

（二）妊娠

妊娠对抗菌治疗的选择有两方面的影响。首先，妊娠会增加呼吸道感染的风险（如李斯特菌引起的感染）。其次，必须考虑药物对胎儿的潜在风险。与其他药物类似，绝大多数抗菌药物妊娠期的安全性尚未确定，美国 FDA 将这些药物分为 B 类和 C 类。由于已确定的危险性，D 和 X 类药物禁止用于妊娠或哺乳期。

（三）过敏

过敏反应中最常见的是抗生素过敏，在选择治疗方案前应尽可能获得患者的过敏史。详细的过敏史包括了解先前的过敏反应类型，据此判断是否可以使用相同的或类似的药物。青霉素过敏最为常见。研究显示，尽管有 10%左右的患者报告对青霉素过敏，但其中 90%的患者可以耐受青霉素或头孢菌素。应区分不良反应与真正的过敏反应，以确保合适的抗菌药物治疗选择。

（四）药物相互作用

患者经常会同时使用可能与抗菌药物有相互作用的药物，在选择治疗药物时应予以避免。

（五）暴露环境

职业暴露和社会性的接触可以为查找可能的病原体提供线索。病史记录中的问诊应包括患者接触的疾病、动物、昆虫和水及居住和旅行地点。

（六）其他宿主因素

年龄、肝肾功能、合并症都是选择和安排治疗需要考虑的因素。在治疗前应对患者的肝肾功能进行评估，根据情况选择和挑战抗菌药物及给药方案。

四、依据药动学/药效学原则优化治疗策略

PK 主要描述药物在体内的处置过程，而 PD 主要描述与 PK 参数相关的药物作用于病原体的决定因素。不同抗菌药物的 PD 和人体 PK 特点不同，根据 PK/PD 研究，抗菌药物分为浓度依赖性（concentration-dependent antibiotics）与时间依赖性（time-dependent antibiotics）抗菌药物。

浓度依赖性抗菌药物以氨基糖苷类为代表，包括氨基糖苷类、喹诺酮类和甲硝唑。指抑菌活性随抗菌药物的浓度升高而增强，此类药物的特点是当血药峰浓度（Cmax）和最小抑菌浓度（minimal inhibitory concentration，MIC）之比＞10 时，抑菌活性最强，当浓度低于 MIC 时，仍有一定抑菌作用（抗菌药物后效应或亚抑菌浓度效应）。由于浓度依赖性抗菌药物决定药效因素是浓度，而不是保持时间长短。在不增加给药剂量的情况下，可通过减少给药次数、单次给药增强药物的抗菌活性。

时间依赖性抗菌药物包括 β-内酰胺类、大环内酯类、磺胺甲噁唑/甲氧苄啶等。此类药物特点为药物浓度超过 MIC 时间与抗菌效果相关，增加药物浓度并不能有效地增强药物的抗菌活性，当浓度低于 MIC 时无抑菌作用，保证这类药物临床疗效的关键是延长、维持有效浓度超过 MIC 的时间（T＞MIC），一般 β-内酰胺类 T＞MIC 需要超过给药间歇的 40％以上才能取得治疗效果。在不增加给药剂量的情况下，可通过增加给药频次、延长输注时间增强药物的抗菌活性。

五、发热待查——抗菌药物滥用重灾区

“发热待查”是感染科疑难疾病诊治中的难点，也是抗菌药物滥用的重灾区。发热待查的定义是指发热持续至少 3 周以上，口腔温度至少 3 次超过 38.3℃，经过一个星期的门诊或者住院系统全面检查，仍然不能确诊。引起经典型发热待查的病因超过 200 种，可以归纳为以下 4 类：感染性疾病、肿瘤性疾病、非感染性炎症性疾病（non-infectious inflammatory disease，NIID）、其他疾病。感染性疾病长期以来一直是引起发热待查的最主要的病因，以细菌感染占多数，病毒次之。但是，近年来此类疾病有所下降，尤其在经济发达地区，其所占比例已降至 30％左右。在老年发热待查患者中，感染性疾病所占比例也相对较低，可能在发热待查的病因中占第 2 位或第 3 位。NIID 在发热待查中所占的比例近年来有所上升，占 20％～30％，成人 still 病、系统性红斑狼疮等是年轻发热待查患者的常见病因；而老年发热待查患者中，风湿性多肌痛/颞动脉炎等的发病率日渐上升。因此，对于发热待查，首先需明确是否为感染性疾病，抗菌药物的应用不应作为常规诊断性治疗的手段。

六、加强病原微生物检测工作,提高病原学诊断水平

病原微生物检测在促进抗菌药物合理使用方面发挥着不可或缺的作用。医师应根据临床微生物标本检测结果合理选用抗菌药物,因此需要不断提高微生物标本,尤其是无菌部位标本的送检率和标本合格率,提高病原学诊断的能力、效率和准确性,促进目标治疗、减少经验治疗。鉴于微生物培养及随后的微生物鉴定和药敏试验需要耗费很多时间,传统的微生物技术可能会延误及时选择合理的抗微生物药物治疗。而使用诊断细菌、真菌、病毒和分枝杆菌病原体的快速检测方法可能会有利于更早地选出个体化抗微生物药物治疗方案,并减少抗微生物药物治疗的总持续时间。除了既往传统的微生物涂片和培养报告,临床常见的微生物检验报告单还包括:①支原体培养、病毒培养、寄生虫涂片检查;②病原体抗原检测,如尿军团菌抗原;③病原体抗体检测,如呼吸道病毒、肝炎病毒、巨细胞病毒;④病原体核酸检测,如呼吸道病毒、肝炎病毒;⑤空气、水、物表、医务人员皮肤微生物检测;⑥生物标记物,如 CRP、PCT、G 试验、GM 试验;⑦其他如 T-SPOT、TST 等。

实验室必须确保检测结果可快速提供给临床医生供临床决策使用。对感染进行抗菌药物目标治疗的前提是正确解读微生物检验报告单。由于疾病谱改变、感染性疾病的病原谱改变、检验技术的发展、对微生物认识深入和专业培训落后等原因,越来越多的临床医生无法有效利用临床微生物检验结果。正确解读临床微生物检验报告单,需综合考虑以下因素:①检验报告单是否可信;②培养出来的细菌是否是引起感染的病原体;③培养结果阴性该如何分析;④培养出的真菌是否有临床意义;⑤涂片检验结果该如何正确解读;⑥药敏试验结果该如何正确解读;⑦微生物检验诊断报告能否解决目前的临床问题。临床医生只有充分了解检测结果的意义,才能有效地将其应用于优化抗菌药物治疗中。

第九节 总结与展望

医院感染是影响抗菌药物过度使用与细菌耐药性增长恶性循环的重要因素。抗菌药物管理工作组应与医院感染管理科密切合作,制定 SSI、VCAI、VAP、CAUTI 等各类医院感染的预防制度,纠正过度依赖抗菌药物预防感染的理念和医疗行为。通过加强全院控制感染的环节管理,如手卫生管理、加强无菌操作、消毒隔离和耐药菌防控、缩短术前住院时间、控制基础疾病、纠正营养不良和低蛋白血症、控制患者术中血糖水平、重视手术中患者保温等综合措施,降低医院感染的发生率,减少抗菌药物过度预防应用。

抗菌药物的应用涉及临床各个科室,合理应用抗菌药物有助于改善患者预后、减少不良事件、改善对特定抗菌药物的敏感率和全过程资源使用的优化。我们要努力促进抗

感染人才培养团队的能力提升，不断完善抗菌药物管理体系，真正实现抗菌药物的合理使用。

（潘 钰 张 尧）

参考文献

[1] (美)丹尼斯·L. 卡斯珀，(美)安东尼·S. 福西. 哈里森感染病学[M]. 胡必杰，潘钰，高晓东，译. 上海：上海科学技术出版社，2018.

[2] 李兰娟，任宏. 传染病学[M]. 9 版. 北京：人民卫生出版社，2018.

[3] ANTIMICROBIAL RESISTANCE COLLABORATORS. Global burden of bacterial antimicrobial resistance in 2019: a systematic analysis[J]. Lancet, 2022,399(10325):629 - 655.

[4] LEW K Y, NG T M, TAN M, et al. Safety and clinical outcomes of carbapenem de-escalation as part of an antimicrobial stewardship programme in an ESBL-endemic setting[J]. J Antimicrob Chemother, 2015,70(4):1219 - 1225.

[5] NIWA T, WATANABE T, SUZUKI K, et al. Early optimization of antimicrobial therapy improves clinical outcomes of patients administered agents targeting methicillin-resistant Staphylococcus aureus[J]. J Clin Pharm Ther, 2016,41(1):19 - 25.

[6] PEREZ K K, OLSEN R J, MUSICK W L, et al. Integrating rapid pathogen identification and antimicrobial stewardship significantly decreases hospital costs[J]. Arch Pathol Lab Med, 2013, 137(9):1247 - 1254.

[7] SOCIETY FOR HEALTHCARE EPIDEMIOLOGY OF AMERICA, INFECTIOUS DISEASES SOCIETY OF AMERICA, PEDIATRIC INFECTIOUS DISEASES SOCIETY. Policy statement on antimicrobial stewardship by the Society for Healthcare Epidemiology of America (SHEA), the Infectious Diseases Society of America (IDSA), and the Pediatric Infectious Diseases Society (PIDS)[J]. Infect Control Hosp Epidemiol, 2012,33(4):322 - 327.

第六章 医院获得性肺炎和呼吸机相关肺炎防控

HAP和VAP是最常见的医院获得性感染，HAP/VAP的高发病率和高死亡率与增加的资源使用负担有关，给医疗保健系统带来了高昂的经济成本。本章节重点介绍HAP和VAP的定义、流行病学、危险因素和预防策略。

第一节 医院获得性肺炎和呼吸机相关肺炎的定义

HAP指患者住院期间没有接受有创机械通气、未处于病原感染的潜伏期，而于入院2个日历日后新发生的肺炎。VAP指建立人工气道（气管插管或气管切开）并接受机械通气2个日历日后所发生的肺炎，包括发生肺炎2个日历日内曾经使用人工气道进行机械通气者。

国内外关于HAP的定义相似，但关于VAP是否属于HAP仍存在争议。中国医学会呼吸病学分会感染学组2018年发布指南认为VAP是HAP的特殊类型，因病情加重而接受气管插管和机械通气治疗的HAP患者，仍然属于HAP，但其处理方式与VAP相似。接受无创通气治疗的住院患者发生的肺炎，仍归于狭义的HAP范畴。加拿大医学微生物学与感染性疾病协会（Association of Medical Microbiology and Infectious Disease Canada，AMMI）2008年发布的指南也认为VAP属于HAP，包括所有在感染时接受机械通气的患者。IDSA和美国胸科学会（American Thoracic Society，ATS）2016年发布的指南中，HAP特指与机械通气无关的医院获得性肺炎，该指南将HAP和VAP分为两组不同的群体提出诊断与治疗建议。欧洲呼吸学会（European Respiratory Society，ERS）联合欧洲危重病医学会（European Society of Intensive Care Medicine，ESICM）、欧洲临床微生物与传染性疾病学会（European congress of Clinical Microbiology and Infectious Diseases，ESCMID）及拉丁美洲胸科协会（Latin American Thoracic Society，ALAT）2017年发布的指南认为，在HAP中，VAP是接受机械通气治疗至少48 h的ICU患者发生的肺炎，发生感染后在治疗过程中需要机械通气的重症HAP患者不属于VAP。英国国立健康与临床研究中心（National Institute for Health and Clinical Excellence，NICE）2023年更新的《成人肺炎的诊断和管理》中则认为插管后在医院发生的肺炎(VAP)不属于 HAP。

尽管存在争议,但业界普遍认为 HAP 与 VAP 在临床特征、治疗和预防策略上存在较大差异,需要区别对待。另外,美国 CDC -国家医疗安全网络(National Healthcare Safety Network, NHSN)在 2013 年定义了"呼吸机相关事件"(ventilator-associated event, VAE),即有目的地识别机械通气患者所发生的显著的与机械通气有关的时间和一系列并发症,包括 VAP、肺水肿、肺栓塞、气胸和肺不张等,试图克服传统 VAP 监测定义的主观性、复杂性和局限性,并要求医疗机构进行监测而不只是监测传统 VAP,这是一项全新的监测策略。

第二节　医院获得性肺炎和呼吸机相关肺炎的流行病学

国内外研究结果均显示,包括 HAP/VAP 在内的下呼吸道感染居医院获得性感染构成比之首。国外的研究结果表明,HAP 的发病率为(5～10)/1 000 例住院患者,占 ICU 内感染总数的 25.0%。发生 HAP 后平均住院时间延长 7～10 天,住院医疗费用大幅度增加,由 HAP 引起的相关病死率高达 15.5%～38.2%。VAP 是机械通气患者常见的并发症。据报道,在接受有创机械通气超过 2 天的患者中,有 5%～40%的患者发生 VAP。VAP 将明显延长患者的机械通气时间和住院时间,增加病死率和医疗负担。研究显示 VAP 导致患者机械通气时间延长 5.4～21.8 天,在 ICU 滞留时间延长 6.1～20.5 天,住院时间延长 11.0～32.6 天。在美国每发生 1 例 VAP,患者的平均住院费用将增加 4 万美元。VAP 也是 ICU 最常见的医院获得性感染之一,影响 1/3 的机械通气患者,其归因死亡率为 4.6%～13%。国际医院感染控制联盟(International Nosocomial Infection Control Consortium, INICC)报告了 2013—2018 年拉丁美洲、欧洲、非洲、东地中海、东南亚和西太平洋的 45 个国家、664 个 ICU 的合并 VAE 为 11.47/1000 机械通气日,VAE 合并粗死亡率为 42.32%(95% *CI* 40.61～44.09),VAE 患者住院天数为 21.60 天(95% *CI* 21.48～21.72)。

第三节　医院获得性肺炎和呼吸机相关肺炎的危险因素

发生 HAP/VAP 的危险因素涉及各个方面,通常可分为宿主自身因素和医疗环境相关因素,患者往往因多种因素同时存在导致 HAP/VAP 的发生和发展。因此,改善患者基础疾病,通过各种措施加强预防与控制十分重要。常见的危险因素如表 6-1 所示。

表 6－1 HAP/VAP 发生的危险因素

分类	危险因素
宿主自身因素	高龄
	误吸
	基础疾病(慢性肺部疾病、糖尿病、恶性肿瘤、心功能不全等)
	免疫功能受损
	意识障碍、精神状态失常
	颅脑等严重创伤
	电解质紊乱、贫血、营养不良或低蛋白血症
	长期卧床、肥胖、吸烟、酗酒等
医疗环境因素	ICU 滞留时间、有创机械通气时间
	侵袭性操作,特别是呼吸道侵袭性操作
	应用提高胃液值的药物(H_2-受体阻断剂、质子泵抑制剂)
	应用镇静剂、麻醉药物
	头颈部、胸部或上腹部手术
	留置胃管
	平卧位
	交叉感染(呼吸器械及手污染)

第四节 医院获得性肺炎和呼吸机相关肺炎的预防策略

一、国内外预防策略进展

不同国家和地区相继制定了 HAP/VAP 的预防策略。2003 年,美国健康促进研究所(Institute for Healthcare Improvement, IHI)首次提出采取集束化措施(ventilator care bundles, VCB)来预防 VAP。随后,美国 CDC 和医疗保健感染控制实践咨询委员会于 2004 年发布《预防医疗保健相关肺炎指南》;AMMI 2008 年发布《成人医院获得性肺炎和呼吸机相关肺炎临床实践指南》;ERS 联合 ESICM、ESCMID 及 ALAT 2017 年共同发布《医院获得性肺炎和呼吸机相关肺炎的管理指南》;中国医学会呼吸病学分会感染学组于 2018 年发布《中国成人医院获得性肺炎与呼吸机相关肺炎诊断和治疗指南》等均对 HAP/VAP 的预防提出相关建议。最受关注的 SHEA 在 2014 年发布了 VAP 预防策略,于 2022 年进行了更新,并将其命名为《急症医院的呼吸机相关肺炎、呼吸机相关性事件及非呼吸机相关性医院获得性肺炎的预防策略》(2022 版)(以下简称"SHEA 2022 版指南")。表 6－2、6－3 展示了 SHEA 2022 版指南 VAP、VAE 和非呼吸机相关性医院获得性肺炎(NV－HAP)的预防策略。

表 6-2　预防成人 VAP、VAE 的建议总结

建议类别	说明	建议	证据质量
重要实践	能有效改善客观结局，如机械通气的持续时间、住院时间、死亡率、VAE的发生率、抗菌药物的使用和/或花费且对患者伤害最小的措施。所有急症医院都应该实施的策略	尽量避免插管，防止再插管	
		在安全可行的情况下，合理应用经鼻高流量吸氧或无创正压通气	高
		与标准护理相比，COVID-19 急性低氧性呼吸衰竭的非插管患者采取俯卧位可能会降低插管风险	中
		减少镇静	
		尽可能减少患者镇静	高
		优先使用多模式策略和苯二氮䓬类以外的药物来控制躁动	高
		使用一种方案来尽量减少镇静	高
		实施呼吸机脱机方案	高
		提供早期锻炼和活动	中
		将床头抬高至 30°～45°	低
		口腔护理采用刷牙的方式，但不使用氯己定	中
		尽早提供肠内营养，而非肠外营养	高
		仅在明显污渍或出现故障时才更换呼吸机回路	高
其他方法	可降低 VAP 发生率的干预措施，也可能降低 VAE 发生率、机械通气时间、住院时间和/或死亡率，但可能存在一定的风险	在耐药菌株低流行的 ICU 中使用选择性口咽或消化道脱污染，在耐药菌流行率较高的国家、地区或 ICU，不推荐使用抗菌药物脱污染	高
	可能降低 VAP 发生率，但现有数据不足以证明其对客观结局影响的干预措施	对于预期需要＞48～72 h 机械通气患者，使用带声门下分泌物引流口的气管插管，以尽量减少气管套囊上方分泌物的聚集	中
		考虑实施早期气管切开	中
		对于胃内喂养不耐受或有较高误吸风险的患者，考虑进行幽门后喂养	中
不推荐	不能降低 VAP 的发生率，对患者的机械通气时间、住院时间、死亡率没有影响或存在负面影响	氯己定口腔护理	中
		益生菌	中
		超薄聚氨酯套囊的气管导管	中
		锥形气管内套管气囊	中
		自动控制气囊压力的气管导管	中
		频繁监测气管导管套囊压力	中
		镀银气管导管	中
		动力床	中
		俯卧位	中
		氯己定沐浴	中

（续表）

建议类别	说明	建议	证据质量
	不降低 VAP/VAE 发生率，也不降低机械通气时间、住院时间和死亡率	预防应激性溃疡 监测胃残余容量 早期和晚期肠外营养	中 中 中
不推荐也不鼓励	对 VAP 发生率或患者预后无影响，对成本的影响尚不清楚	密闭式吸痰	中

表 6-3 预防 NV-HAP 的建议总结

建议类别	建议
可能降低 NV-HAP 发生率且危害风险较小的干预措施	定期提供口腔护理 吞咽障碍的诊断与管理 协助患者早期活动 实施多模式干预措施以预防病毒感染 集束化措施（包括口腔卫生、床头位置、吞咽困难诊断和管理、鼓励患者尽早下床活动、鼻腔卫生、镇静限制、激励性肺活量测定、医生和护士教育程度和/或电子医嘱组合）
尚无足够的数据确定对减少 NV-HAP 最有效的干预措施	床头位置 预防应激性溃疡
一般不推荐用于常规预防 NV-HAP 的方法	全身性预防性使用抗生素

二、医院获得性肺炎/呼吸机相关肺炎预防要点

（一）半卧位/床头抬高

患者的体位是影响 HAP/VAP 发病率的重要因素，当患者处于仰卧位时，胃内容物容易从胃部反流至口咽部和肺发生误吸，导致细菌进入肺部的风险增加。一项随机、两阶段交叉试验对仰卧或半卧位组（45°角）患者的胃内容物进行锝（Tc）-99m 硫胶体标记，并比较患者支气管内分泌物、胃液和咽内容物样本细菌定性培养结果。研究发现，仰卧位组气管内分泌物的平均放射性计数明显高于半卧位组（4 154 cpm *vs* 954 cpm，$P=0.036$），且仰卧组和半卧位组分泌物的放射性计数都随时间增加而增加（$P=0.013$ *vs* $P=0.04$）。此外，半卧位组中 32%的胃、咽和支气管内分泌物中分离出了相同的微生物，而仰卧位组为 68%。研究认为仰卧位和仰卧时间是胃内容物误吸的潜在风险因素。因此，对于能够耐受半卧位的患者，抬高床头可减少误吸的风险，是一种既简单又无成本

的预防措施。

多项研究评估了半卧位对预防 VAP 的效果。Drakulovic 等将 ICU 的气管插管机械通气患者随机分为半卧位组($n=39$)和仰卧位组($n=47$),通过随访评估两组患者 VAP 的发生频率。结果发现,半卧位组临床证实的 VAP 的发病率显著低于仰卧位组(8% *vs* 34%,$P=0.003$),半卧位组微生物学证实的 VAP 的发病率也显著低于仰卧位组(5% *vs* 23%,$P=0.018$),并证实平卧位是 VAP 的独立危险因素(*OR* 6.8,95% *CI* 1.7～26.7,$P=0.006$)。这项试验在研究中期分析发现差异后及时停止了。另一项临床随机对照试验的 Meta 分析显示,在 3 项研究半卧位患者的临床试验中($n=337$),与平卧位患者相比,半卧位 45°患者发生临床诊断 VAP 的风险显著降低(*OR* 0.47,95% *CI* 0.27～0.82)。病原学诊断的 VAP 发病率、ICU 留滞时间和机械通气时间分层分析显示,半卧位 45°有中度优化临床结果的趋势。研究还发现机械通气患者床头抬高 15°～30°对 VAP 没有预防效果。

患者转运也可能影响 VAP 的发生率。一项前瞻性队列研究发现,521 例 ICU 患者中,273 例患者(52.4%)至少经历 1 次转运,248 例患者(47.6%)没有经历转运。转运患者中有 66 人(24.2%)发生 VAP,而未转运患者中有 11 人(4.4%)发生 VAP(*RR* 5.5,95% *CI* 2.9～10.1)。多因素 Logistic 回归分析表明,ICU 转运导致 VAP 发生风险提高(*OR* 3.8,95% *CI* 2.6～5.5),可能与体位改变导致气囊上方分泌物误吸有关。因此,在降低患者床头前,如 ICU 转运或改变体位时,应抽吸气囊周围的分泌物,并尽可能尽快恢复床头抬高位。

SHEA 2022 版指南建议"可将床头抬高 30°～45°"。床头抬高可显著降低 VAP 的发生率,但并不能减少机械通气的时间和死亡率。但鉴于该措施的简便性、普遍性、风险低、花费少及其他的益处,SHEA 2022 版指南仍将其归类为重要实践。

(二) 口腔护理/卫生

导致 HAP/VAP 的病原菌通常分为内源性和外源性,内源性主要是口咽部或胃肠道内存在潜在的病原菌,外源性主要是空气/气溶胶中的病原菌或来自其他患者、医护人员携带的病原菌。对于大多数 HAP/VAP,最重要的感染机制是口咽部微生物进入远端支气管,随后细菌增殖和实质侵袭,细支气管壁的炎症累及肺泡间隔和肺泡腔,导致支气管肺炎。未插管非重症患者口咽部正常菌群主要由草绿色链球菌、嗜血杆菌和厌氧菌组成。唾液量和成分(免疫球蛋白、纤维连接蛋白)是维持口腔正常菌群(和牙菌斑)的主要因素。需氧革兰阴性杆菌很少从健康患者的口腔分泌物中检出。在危重症患者,尤其在 ICU 患者中,口腔菌群急剧改变为由需氧革兰阴性杆菌和金黄色葡萄球菌定植。机械通气患者气道黏膜 IgA 减少和蛋白酶生成增加、黏膜暴露和脱失、气道 pH 升高、急性疾病引起的气道细菌受体数量增加及抗微生物药物的使用均可促进细菌黏附于气道黏膜。

大量研究表明,需氧革兰阴性和革兰阳性致病菌,如金黄色葡萄球菌在接受机械通气的危重症患者口咽部的定植几乎是普遍发生的。在一项对 80 例机械通气患者的研究发现,19 名继发气管定植的患者中,46%在气管中分离的微生物已经在咽部分离到。

George 等报道，在 26 例 VAP 患者中分离出 42%的病原体先前在口咽部获得。Ewig 等对外伤患者的研究发现，患者在入住 ICU 时，定植菌主要为金黄色葡萄球菌、流感嗜血杆菌、肺炎链球菌，然而后续培养显示正常的口咽部菌群被肠道革兰阴性杆菌和铜绿假单胞菌代替。口咽部定植菌是后续气管支气管定植的一个强有力的独立预测因子（*OR* 23.9，95% *CI* 3.8～153.3）。

正常人的口腔和咽峡部对常见致病菌有较好的自净能力，防御功能好。经口气管插管患者由于不能进食，吞咽、咀嚼功能受限，口腔处于经常性开放状态，易造成患者口腔唾液分泌量减少、口腔黏膜干燥。口腔的自净作用和局部黏膜抵抗力减弱，导致大量的细菌定植在口腔黏膜内并进行繁殖，同时引发大量牙菌斑，且气管插管患者通常机体免疫力低下，病情危重、病程长，易发生口腔感染，口腔内的细菌得不到彻底的清理，大量的繁殖与积累后，患者发生 VAP 的风险增加。另外，机械通气患者还可能通过通气管道吸气回路中冷凝液吸入微生物。管路中的冷凝现象在使用气泡式加湿器的呼吸机中最常见，在管路更换的几小时内可以从患者的气管支气管黏膜中检测到微生物的定植。吸气回路中的微生物可以增殖至高浓度，并随着位置变化、吸痰或其他对管路的操作而沉积到下呼吸道。因此，适当对患者口腔进行清洁，保证口腔卫生，是预防 VAP 的重要措施之一。

中华护理学会医院感染护理专业委员会对口腔护理给出了 11 条推荐意见：①气管插管后的患者应及时进行口腔护理，以预防 VAP 的发生；②目前没有明确的证据支持危重患者口腔护理的频次；③有条件的医院采取改良 Beck 口腔评分表进行评估，以确定口腔护理的频次，或者参照重症监护病房医院感染预防与控制规范，每 6～8 h 进行口腔护理 1 次；④使用葡萄糖氯己定溶液进行口腔护理仍存在争议，需进一步临床实践验证；⑤气管插管的机械通气患者，可采用冲洗加擦洗法或冲洗加刷洗法进行口腔护理；⑥口腔护理前应抬高床头 30°～45°，使患者头偏向一侧，以预防 VAP 的发生；⑦口腔护理前后均应维持气囊压力在 20～30 cmH_2O；⑧口腔护理前后均应评估气管插管的深度；⑨口腔护理前后均应进行声门下分泌物吸引；⑩口腔护理后应及时进行口腔内吸引；⑪插管患者进行口腔护理时，应双人进行操作。

既往研究认为使用氯己定进行口腔护理能降低 VAP 发生风险，SHEA 在 2014 年发表的指南也曾推荐采用氯己定进行口腔护理，但经过 8 年多的科学研究和综合大量循证依据，最终发现氯己定口腔护理可能会增加患者的死亡率。因此，SHEA 2022 版指南建议“可通过每日刷牙进行口腔护理，不要使用氯已定”。该建议彻底颠覆了目前口腔护理的惯性认知。指南仍建议患者每日刷牙，刷牙可显著降低 VAP 的发生率，缩短机械通气时间和 ICU 住院时间。

除刷牙外，临床常见的口腔卫生方法还包括擦拭、冲洗、喷雾、药物涂抹等。擦拭法是应用止血钳夹取生理盐水棉球按一定顺序擦拭口腔。然而，在对机械通气患者进行口腔卫生时，由于患者病情危重，口咽部分泌物较多，口腔安置气管插管，患者容易躁动，导致口腔卫生质量不高。有人研究使用冲洗法代替擦拭法进行口腔卫生，冲洗液能不断循环流动、振荡、冲击，使附着于咽部、口腔黏膜、舌、齿缝中的微生物脱落并随着冲洗液被吸出，再给予常规口腔卫生，保持口腔清洁。

（三）尽量避免气管插管

VAP 最大的危险因素是气管插管，建立人工气道并应用机械通气是发生 VAP 最重要的危险因素，特别是重复插管或插管时间较长、频繁更换呼吸机管道进一步增加 VAP 的风险。气管插管的患者被多种因素联合攻击宿主防御系统：重大疾病、并发症和营养不良削弱免疫系统，最重要的是气管插管抑制咳嗽反射，损害黏液纤毛清除功能，破坏气道上皮表面，且为细菌快速从上到达下呼吸道提供直接的通路。另外，气管插管及抽吸痰液可损伤气管黏膜，从而促进气管病原微生物的定植。致病微生物还可以在气管导管表面形成一层生物膜，抵抗抗菌药物和宿主防御。侵入性装置和操作及抗微生物药物治疗为耐药的医院获得性病原菌定植于呼吸道创造了有利的环境。受损的宿主防御系统和通过气管导管持续暴露于下呼吸道大量潜在的病原菌使气管插管患者发生 VAP 的风险大大增加。

SHEA 2022 版指南推荐在安全可行情况下，合理应用经鼻高流量氧疗或无创正压通气（noninvasive positive pressure ventilation，NIPPV）。经鼻高流量氧疗是一种新型无创通气方式，可提供恒定的高流速（60 L/min）和高浓度（100%）氧疗，产生低水平的呼气末正压，可有效冲刷鼻咽部生理无效腔，同时对管道中的气体进行加热和湿化，保护呼吸道黏膜，提高患者的舒适度和耐受性。相比传统氧疗，经鼻高流量氧疗有助于避免低氧性呼吸衰竭患者插管和发生医院获得性肺炎，并能预防重症患者和术后患者拔管后再插管。相比传统氧疗，NIPPV 可降低急性高碳酸血症或低氧性呼吸衰竭患者的插管率、再插管率、VAP 的感染率和死亡率。但需注意的是，在管理意识障碍、急性肺损伤、急性呼吸窘迫综合征、重度低氧血症、严重酸中毒时，以及持续使用 NIPPV 后，对于呼吸仍困难或气体交换未改善的患者，应谨慎使用 NIPPV。头盔式通气可能比面罩通气的结局更好。高流量经鼻氧疗和 NIPPV 在预防插管、再插管和拔管后呼吸衰竭方面的作用相似。

Burns 等评估了 16 项比较 NIPPV 与有创正压通气（invasive positive pressure ventilation，IPPV）的临床试验发现，与 IPPV 相比，NIPPV 可明显降低 VAP 发生率（*RR* 0.25，95% *CI* 0.15～0.43），缩短 ICU 住院天数[平均差（mean deviation，MD）−5.59 d，95% *CI* −7.90～−3.28]，缩短住院天数（MD −6.04 d，95% *CI* −9.22～−2.87），在异质性显著的情况下，减少总通气时间（MD −5.64 d，95% *CI* −9.50～−1.77）和气管内机械通气时间（MD −7.44 d，95% *CI* −10.34～−4.55）。NIPPV 也显著降低了气管切开率（*RR* 0.19，95% *CI* 0.08～0.47）和再插管率（*RR* 0.65，95% *CI* 0.44～0.97）。

（四）声门下分泌物吸引

建立人工气道特别是气管插管的患者，由于破坏了人体正常的生理解剖功能，患者的吞咽功能受限，影响气道黏液分泌和纤毛活动，导致气道自净能力降低或消失，同时咳嗽功能受抑制，气管导管的气囊与声门之间会有大量分泌物积聚，且建立人工气道患者多需留置胃管行肠内营养，削弱了食管下端括约肌的功能，口腔分泌物及胃食道反流物受气囊阻隔滞留于气囊上方，形成气囊上滞留物，又称声门下分泌物。积聚在气管导管上方的声门下分泌物成为细菌的储存库。通常气管插管气囊充盈后可封闭气道，但当气囊压力不足、吸痰或患者体位改变导致气囊压力降低时，含有高浓度细菌的声门下分泌物会沿着气囊与气管间的微小间隙进入下呼吸道，成为 VAP 病原菌的重要来源。有研究显示，VAP 患者声门下分泌物和下呼吸道病原菌之间的符合率达 50%。声门下分泌物的吸入是 VAP 发生的重要途径，及时有效地清除声门下分泌物、减少误吸，是预防 VAP 的关键。

声门下分泌物吸引(subglottic secretion drainage, SSD)是指通过副腔(附带于气管导管壁内的引流管)对气囊上滞留物进行持续或间断负压吸引的操作技术。带声门下分泌物吸引的气管导管在气囊上方设有一个引流孔，通过该孔利用负压吸引可将滞留在气囊上方的分泌物吸出，从而减少分泌物在气囊压力不足时沿气管导管与气道的间隙漏入下呼吸道，进而减少患者的下呼吸道感染率。气囊放气或拔除气管插管前应确认气囊上方的分泌物已被清除。既往国内外多个指南均推荐将 SSD 作为预防 VAP 的重要措施，SHEA 2022 版指南建议对于可能插管时间>48～72 h 的患者，可考虑使用带声门下分泌物吸引的气管导管，以减少气管导管套囊上方的分泌物聚集。Meta 分析显示，带声门下分泌物吸引的气管导管显著降低 VAP 发生率(RR 0.56，95% CI 0.48～0.63；$I^2=0$，$P=0.841$)和死亡率(RR 0.88，95% CI 0.80～0.97；$I^2=0$，$P=0.888$)，但不能改善机械通气时间和 ICU 和/或住院时间。

有研究报道了声门下吸引可能与抗菌药物使用减少有关，但并未得到其他研究的证实。声门下吸引对机械通气时间、ICU 住院时间或总住院时间没有影响。通过声门下吸引减少机械通气时间似乎仅限于预计使用机械通气>48～72 h 的患者。因此，对于通气时间可能>48～72 h 的患者，应保留带声门下吸引的气管导管。此外，带声门下吸引的气管导管是医院内紧急插管和术前预计有机械通气延长风险患者的合理选择，但 SHEA 2022 版指南不建议为了更换为带声门下吸引的气管导管而重新插管。

(五) 避免各种误吸

误吸，是指口咽部分泌物或胃内容物吸入至喉部、气管支气管和下呼吸道。肺部微生物群通过细菌的移入和移出平衡及反馈回路来维持稳定，细菌的移入主要是通过微量吸气从口咽部转移到肺部，而细菌的排出主要是通过纤毛清除和咳嗽。当误吸入肺部的内容物的量、性质及频率与宿主间的平衡被破坏时，会发展为吸入性肺炎。正常人由于会厌和声门保护性反射及吞咽的协同作用，食物和异物不易进入下呼吸道，少量液体能通过咳嗽排出。睡眠中吸入少量口咽部分泌物是正常的，研究表明高达 45%的健康成年人睡眠时伴有误吸。然而，当上气道的正常防护功能减退或损害时，如吞咽功能失调、声门闭合异常和咳嗽反射减弱有可能导致吸入量和发生频率增加。吸入含特定微生物的口咽部或上消化道内容物至气道或肺实质是吸入性肺炎的必要条件，误吸无菌性胃内容物后易引起急性化学性肺损伤，其病程早期表现为无菌性炎症，随后可合并有细菌感染。

吞咽障碍、意识障碍、胃食管反流或留置鼻胃管/鼻肠管、咳嗽反射受损等是误吸常见的危险因素。当神经系统病变或意识障碍时，如假性延髓性麻痹、脑血管疾病、心脏骤停、癫痫发作、帕金森病、痴呆、药物毒品滥用(如镇静剂、麻醉药、某些抗抑郁药和酒精等)导致吞咽困难或声门关闭不协调、咳嗽反射受到抑制,异物或食物易被吸入气道。呼吸衰竭、急性呼吸窘迫综合征、重症肌无力等引起的咳嗽反射受损导致呼吸道内异物或分泌物排出困难,合并呼吸道感染时可使疾病加重。胃食管反流病变,如食管失弛缓症、反流性食管炎、食管上段肿瘤、食管憩室、胃溃疡等导致食物不能全部入胃并反流进入气管;肿瘤或外伤引起的食管-气管瘘导致食物经食管直接进入气管内。医源性因素,如留置鼻胃管/鼻肠管、气管插管或气管切开等刺激咽部引起呕吐或影响喉功能抑制正常咽部运动可将呕吐物吸入气道。另外,口腔疾病,如龋齿、牙周炎、牙龈炎,来自口腔、咽部含有细菌的分泌物在喉头反射迟钝、消化道蠕动减慢、食管肌肉松弛时易被吸入气道。

SHEA 2022 版指南预防 VAP 和/或 VAE 的其他方法中建议对于胃部进食不耐受、发生误吸风险高的患者,考虑幽门后喂养。与胃管进食相比,幽门后置管发生误吸和肺炎更少见。Meta 分析在评估幽门后喂养是否与呼吸机、ICU 和/或住院时间的减少等存在差异。幽门后置管需要特殊的专业知识,并非所有医疗机构都能完成,可能导致置管延迟等问题。

防止口咽分泌物、食物和胃内容物误吸是预防吸入性肺炎的关键。预防吸入性肺炎的措施如表 6-4 所示。

表 6-4　吸入性肺炎的预防

推荐类别	推荐意见
在适当的临床环境中推荐	昏迷患者急诊插管后抗生素治疗 24 h 全麻择期手术前禁食至少 8 h,禁饮至少 2 h
在适当的临床环境中考虑	脑卒中后和机械通气拔管后进行吞咽评估 脑卒中后控制血压,首选血管紧张素转换酶抑制剂 刷牙进行口腔护理和拔除维护不良的牙齿 对脑卒中患者采取半卧位进食
暂不推荐;需要更多的数据	脑卒中后吞咽障碍患者的吞咽功能锻炼 有误吸风险患者口腔氯己定消毒

(六) 手卫生

手卫生是预防和控制医院感染最经济、最简单、最有效的措施。研究表明,严格进行手卫生与降低 VAP 的发生率有关。有研究者开展包括手卫生在内的综合干预策略,连续观察 12 个月后发现,手卫生依从性显著提高(53% *vs* 75%,$P<0.05$),VAP 发生率从 6.9/1 000 机械通气日降至 3.7/1 000 机械通气日($P<0.05$)。一项评估手卫生对重症患者 VAP 发病率影响的 Meta 分析显示,加强手卫生可有效降低 VAP 的发病率,总 VAP 发病率平均下降了 50.6%。然而另有研究结果显示,医务人员和患者快速手消毒剂消耗量显著增加后($P<0.05$),导尿管相关尿路感染率和中心静脉导管相关血流感染率均明显降低,但 VAP 发生率无显著变化,这提示只通过提高快速手消毒剂使用的手卫生干预

措施不一定能有效减少 VAP 的发生，还需要严格执行手卫生时机、正确洗手步骤、增加科室洗手池、皂液等综合手卫生措施来降低 VAP 的发生。

WHO 推荐需要执行手卫生的“五个时刻”：接触患者前、清洁/无菌操作前、体液暴露风险后、接触患者后和接触患者周围环境后。中华护理学会医院感染护理专业委员会特别强调针对气管插管患者的洗手时机：“清洁/无菌操作前”包括对患者进行口鼻腔护理、气管插管、气切套管护理前（戴清洁手套前）；和经人工气道吸痰或经支气管肺泡灌洗留取标本前（戴无菌手套前）。“体液暴露风险后”包括口鼻腔护理、气管插管、气切套管护理后；进行气道内吸引、呼吸道取样或其他接触呼吸道黏膜、呼吸道分泌物、被呼吸道分泌物污染的物品后；给予患者进行气管插管或气管插管拔除操作后。

手卫生的管理要求详见第二章“标准预防在感染防控中的应用”。

（七）气道操作的无菌技术

无菌技术是在医疗护理操作过程中，保持无菌物品、无菌区域不被污染、防止病原微生物入侵人体的一系列操作技术，是为保护患者免受与病原微生物传播有关的感染的一整套行动。研究提示并非所有医护人员在操作过程都能遵守无菌技术，瑞典对两家急症医院护士进行调查，参与调查的护士只有 55%～74%采取一种或多种措施来确保导管相关操作的无菌性。

无菌非接触技术（aseptic non touch technique，ANTT®）临床实践框架（clinical practice framework，CPF）由 Rowley 于 20 世纪 90 年代中期提出，美国国家健康与护理卓越研究所定义为“一种具有独特理论和实践框架的特定类型的无菌技术”。在 ANTT® CPF 问世之前，没有公认的标准化技术方法来评估和确定特定程序的正确的无菌技术。研究报道有 ANTT® 报告的标准化无菌技术的卫生保健组织提高了无菌技术核心组件的依从性，并降低了医院感染的发生率。ANTT® CPF 强调了无菌技术的 6 个核心要素：①手卫生。严格遵守有效的手部清洁，采用系统的方法，在污染发生前、污染发生时、污染发生后、有侵入性的临床操作后进行。②正确使用手套。适当使用手套和其他 PPE，以减少有害微生物的传播。③关键部位和关键部分的保护。识别并严格不接触和防止接触污染操作过程中最关键部位的方法。④非接触技术。不接触任何侵入性临床操作的关键部分或部位的技术。⑤关键部位消毒。对侵入性操作中最关键的可为有害微生物提供出入口的部位进行消毒。⑥无菌操作区管理。选择适当类型的无菌操作区，以便在侵入性临床操作前和操作过程保护关键部位。这些要素是安全有效的无菌技术的先决条件。无菌技术是防止院内感染的关键措施，在进行与气道相关操作时，如吸痰、口腔护理或更换管路等，应严格遵守无菌操作技术。

（八）消化道脱污染

口咽部脱污染（selective decontamination of the oropharyngeal tract，SOD）指在口咽部使用非吸收性抗菌药物；选择性消化道脱污染（selective digestive tractdecontamination，SDD）指在口部使用并口服非吸收性抗菌药物，联合或不联合肠道外抗菌药物，清除患者口咽部及消化道可能引起继发感染的潜在病原菌。研究结果提示，SOD 或 SDD

可降低 HAP/VAP 的发生率及呼吸道耐药菌的定植率，但对缩短机械通气时间、减少 ICU 住院时间和病死率证据不足。SDD 可能会增加耐药菌感染的风险，包括艰难梭菌感染，但缺乏长期风险的研究。对机械通气的患者应权衡利弊，谨慎使用 SOD 或 SDD。

SHEA 2022 版指南中预防 VAP 和/或 VAE 的其他方法建议对于耐药菌检出率较低的 ICU，考虑对口咽和消化道进行选择性去定植，以降低微生物带来的负担；但不推荐耐药率较高的国家、地区或 ICU 使用抗菌药物去定植。一项评估 6 组随机试验（均在抗菌药物耐药水平较低的国家）的 Meta 分析表明，局部外用抗菌药物对口咽进行选择性去定植可使患者的住院死亡率降低 16％，若联合局部外用口服、注射的方法去除口咽、消化道的定植菌，则可使住院死亡率降低 18％，与 SOD 相比，SDD 对住院死亡率的调整 OR 值为 0.90（95％ *CI* 0.82～0.97），联合消化道去定植比单纯的口腔去定植更有效。另一项样本量更大、研究范围更广、异质性更大的 Meta 分析也得出类似的结论。可口服的消化道去定植抗菌药物包括多黏菌素 E、妥布霉素和两性霉素 B，注射类抗菌药物包括头孢噻肟。但指南指出采用该做法的 ICU 应积极监测其他抗菌药物的使用率、耐药率和艰难梭状芽孢杆菌的感染情况。另一方面，关于“耐药菌检出率较低”的定义尚未达成共识，目前临床上通常经验性使用人为设定的阈值，即产超谱 β-内酰胺酶的肠杆菌菌血症低于 5％。一项在耐药率较高（产超广谱 β-内酰胺酶菌菌血症≥5％）的 ICU 开展的随机试验比较了消化道去定植（不使用注射用抗菌药物）、口腔去定植、2％氯己定口腔护理与常规护理对患者结局的影响。结果显示，试验组和对照组的医院获得性血流感染和 28 天内死亡率无明显差异。因此，在耐药率较高的地区，不建议使用抗菌药物对口腔和消化道进行选择性去定植。

既往关于益生菌预防 HAP/VAP 的有效性和安全性一直存在争议。益生菌是来自人体的活菌，可在下消化道存活，对人体健康有益。有研究认为益生菌可通过多种途径来预防 HAP/VAP，包括弱化能引起肺炎、有毒力的细菌在胃肠道的定植、直接的抗菌活性、优化局部和全身免疫、降低肠黏膜高渗透性。然而，SHEA 2022 版指南中，益生菌的使用不作为常规预防措施。纳入多项随机对照研究的 Meta 分析表明，益生菌可能降低 VAP 发生率，但纳入分析的许多研究未采用双盲法，可能存在较高的偏倚。当将分析限制在双盲研究时，益生菌和 VAP 之间没有相关性。近期的一项大型多中心随机对照研究也得到了类似的结论。现有证据表明，益生菌对患者的 ICU 住院时间、总住院时间和死亡率没有显著影响，同时益生菌也不应该用于免疫系统受损和有胃肠疾病（存在肠道细菌易位风险）的患者。此外，在使用益生菌的患者中曾发生多起真菌血症的案例，也有益生菌通过气溶胶在 ICU 内传播的案例。

（九）维持和改善机体状况

机体的免疫防御功能是影响患者发生 HAP/VAP 的重要因素，通过维持和改善机体健康状况，提升免疫防御能力，从而降低 HAP/VAP 的发生风险，提高患者生活质量。机械通气患者由于长时间卧床、制动和镇静治疗，容易出现骨骼肌蛋白质分解异化和萎缩。此外，由于长期机械通气，患者呼吸肌功能逐渐减退，加上基础疾病的消耗和继发各种感染，导致呼吸肌无力及产生呼吸机依赖。早期康复训练有助于防止患者肌肉萎缩、促进关节的灵活性、改善心肺功能、提高活动耐受力。SHEA 2022 版指南中预防 VAP 和/或 VAE 的重要实践建议“可尽早开展床边锻炼”。床边锻炼包括床边的坐位训练、站立训练及床-椅转移训练。其中床-椅转移训练是指床上向椅的转移和椅向床上的转移训练。早期锻炼可缩短患者的机械通气时间、ICU 住院时间，降低 VAP 的发生率，同时可以提高患者恢复到独立功能的速度。尽管早期锻炼与患者的总住院时间和死亡率之间没有相关性，但可减少患者的医疗花费。

SHEA 2022 版指南中预防 VAP 和/或 VAE 的重要实践建议尽可能减少对通气患者的镇静。优先使用多模式策略和苯二氮卓类以外的药物来控制躁动。例如，用于镇痛的止痛药、缓解焦虑药物、抗精神病药物、控制躁动的右美托咪定和/或异丙酚。与苯二氮卓类药物相比，右美托咪定和异丙酚可缩短机械通气时间和 ICU 住院时间。一项随机试验表明，轻度镇静使用右美托咪定与异丙酚相比，在脱机时间或死亡率方面均无差异。右美托咪定可降低无创通气患者的插管需求。指南建议使用一种方案来尽量减少镇静。对无禁忌证的患者进行有针对性的轻度镇静和每日镇静中断（即自发觉醒试验）。一项纳入 6 个随机试验的 Meta 分析表明，实施减少镇静方案与未实施相比，可显著缩短 ICU 的住院时间。使用镇静最小化的方案与机械通气时间、短期死亡率无显著相关。没有足够证据表明应优先推荐其中任何一种方案。一项小规模、单中心、随机试验表明，与使用丙泊酚或咪达唑仑的患者相比，无镇静（但可按需使用吗啡）的患者拔管更早，ICU 住院时间更短。但随后的多中心随机试验表明，无镇静与轻度镇静（每日镇静中断）相比，脱机天数、非 ICU 天数或 90 天死亡率无差异。

尽早实施呼吸机脱机方案也是 SHEA 2022 版指南中预防 VAP 和/或 VAE 的重要实践之一。ICU 的医务人员应每日评估无禁忌证患者脱机的可能性（即实施自主呼吸试验）。自主呼吸试验是指接受有创通气的患者运用 T 管或低水平支持进行自主呼吸，通过短时间的动态观察，以评价患者耐受自主呼吸的能力，从而达到预测撤机成功的目的。与无脱机方案的患者相比，实施脱机方案的患者平均早拔管 1 天。减少镇静及鼓励患者床边活动，与尽早脱机存在协同效应。

另外，SHEA 2022 版指南中预防 VAP 和/或 VAE 的重要实践建议尽早提供肠内营养而非肠外营养，肠内营养主要是通过鼻饲管将营养液输入患者的胃肠道内，为患者补充机体所需的营养物质。早期肠内营养能保护患者胃肠道黏膜结构的完整性，改善胃肠功能，使患者胃肠道对营养元素的吸收能力增强，重建营养摄入与消耗之间的平衡，还可改善呼吸机治疗患者的免疫功能。与早期肠外营养相比，早期肠内营养可降低医院获得性肺炎的风险，缩短 ICU 的住院时间和总住院时间。

（十）呼吸机管路维护

机械通气使呼吸机管路与患者呼吸道形成闭式环路，在进行吸痰等操作时，管路易受到环境污染，而定植于肺内的细菌在患者呼吸、咳嗽过程中污染呼吸机管路。因此，这个潮湿又相对密闭的环境，是细菌定植、移行的重要部位，也是抗微生物药物无法发挥作用的死角。既往国内外曾将定期更换呼吸机管路作为预防VAP的一项措施，然而一项纳入10篇关于呼吸机管路更换对VAP影响的Meta分析显示，与每7天更换一次管路的患者相比，每2天更换一次管路的患者发生VAP的风险更高(*OR* 1.928，95% *CI* 1.080～3.443)；与不定期更换呼吸机管路相比，每2天或7天更换一次呼吸机管路患者发生VAP的风险无差异(*OR* 1.126，95% *CI* 0.793～1.599)。频繁更换呼吸机管路与VAP的高风险有关，随着管路更换间隔的延长，VAP风险呈下降趋势。

我国2016年发布的《重症监护病房医院感染预防与控制规范》建议呼吸机外部管路及配件应一人一用一消毒或灭菌，长期使用者应每周更换，呼吸机内部管路的消毒按照厂家说明书进行。SHEA自2014年已不推荐定期更换呼吸机管路，2022版指南中预防VAP和/或VAE的重要实践建议仅在明显污渍或出现故障时才更换呼吸机管路，非固定时间更换呼吸机管路，因为这对VAP发生率或患者结局无影响，但可以降低医疗成本。同时建议遵照制造商说明书对呼吸机相关设备进行清洗、消毒和灭菌。

美国CDC发布的《医疗机构消毒和灭菌指南》要求，胃肠镜、气管插管、麻醉呼吸管路和呼吸治疗设备等中度危险性物品应进行高水平消毒。中华护理学会医院感染护理专业委员会关于呼吸机管路管理给出了5条推荐意见：①清洗呼吸机管路时应先检查呼吸机管路并去除管路的痰痂、血痂及其他污物，采用热力机械清洗消毒法进行清洗消毒；②无需定期更换呼吸机管路，仅在出现肉眼可见污迹或出现故障时更换呼吸机管路，新冠感染患者行有创机械通气时，应尽量使用一次性呼吸机管路，更换时操作人员必须执行三级防控；③为预防或减少冷凝水的产生，建议机械通气患者采用含加热导线型湿化器进行湿化；④呼吸机冷凝水集水杯应处于管路系统的最低点；⑤及时清除管道内冷凝水，当冷凝水超过集水杯的1/2容积时应予清除。

(胡必杰　黄　桦)

参考文献

[1] 蔡虻，高凤莉. 导管相关感染防控最佳护理实践专家共识[M]. 人民卫生出版社，2018.
[2] 牛家兰. 口腔护理对经口气管插管患者预防呼吸机相关肺炎研究进展[J]. 临床护理杂志，2014，13(3)：57-59.
[3] 任南，文细毛，吴安华. 2014年全国医院感染横断面调查报告[J]. 中国感染控制杂志，2016，15(2)：83-87.
[4] 佘君，丁建文，申捷，等. 成人吸入性肺炎诊断和治疗专家建议[J/OL]. 国际呼吸杂志，2022，42(2)：86-96.
[5] 万娜，张春艳，王淑芹. 声门下分泌物引流预防呼吸机相关肺炎研究进展[J]. 检验医学与临床，2018，15(16)：2514-2517.
[6] 中华医学会呼吸病学会感染学组. 中国成人医院获得性肺炎与呼吸机相关肺炎诊断和治疗指南(2018年版)[J]. 中华结核和呼吸杂志，2018，41(4)：255-280.
[7] ALEXIOU V G, IERODIAKONOU V, DIMOPOULOS G, et al. Impact of patient position on

the incidence of ventilator-associated pneumonia: A meta-analysis of randomized controlled trials [J]. J Crit Care, 2009,24(4):515 - 522.

[8] BURNS K E, MEADE M O, PREMJI A, et al. Noninvasive positive-pressure ventilation as a weaning strategy for intubated adults with respiratory failure [J]. Cochrane Database Syst Rev, 2013(12):CD004127.

[9] CLARE S, ROWLEY S. Implementing the Aseptic Non Touch Technique (ANTT ®) clinical practice framework for aseptic technique: a pragmatic evaluation using a mixed methods approach in two London hospitals [J]. J Infect Prev, 2018,19(1):6 - 15.

[10] CRNICH J, SAFDAR N, MAKI D G. The Role of the Intensive Care Unit Environment in the Pathogenesis and Prevention of Ventilator-Associated Pneumonia [J]. Respir Care, 2005,50(6): 813 - 836.

[11] DAVE M H, FROTZLER A, WEISS M. Closed tracheal suction and fluid aspiration past the tracheal tube-Impact of tube cuff and airway pressure [J]. Minerva Anestesiol, 2011,77(2):166 - 171.

[12] DRAKULOVIC M B, TORRES A, BAUER T T, et al. Supine body position as a risk factor for nosocomial pneumonia in mechanically ventilated patients: a randomised trial [J]. Lancet, 1999, 354(9193):1851 - 1858.

[13] GIROU E, BUU-HOI A, STEPHAN F, et al. Airway colonisation in long-term mechanically ventilated patients: Effect of semi-recumbent position and continuous subglottic suctioning [J]. Intensive Care Med, 2004,30(2):225 - 233.

[14] AMERICAN THORACIC SOCIETY, INFECTIOUS DISEASE SOCIETY OF AMERICAN. Guidelines for the management of adults with hospital-acquired, ventilator-associated, and healthcare-associated pneumonia [J]. Am J Respir Crit Care Med, 2005,171(4):388 - 416.

[15] HAN J, RRT Y L. Effect of Ventilator Circuit Changes on Ventilator-Associated Pneumonia: A Systematic Review and Meta-analysis [J]. Respir Care, 2010,55(4):467 - 474.

[16] KALIL A C, METERSKY M L, KLOMPAS M, et al. Management of adults with hospital-acquired and ventilator-associated pneumonia: 2016 clinical practice guidelines by the Infectious Diseases Society of America and the American Thoracic Society [J]. Clin Infect Dis, 2016,63(5): e61 - e111.

[17] KLOMPAS M, BRANSON R, CAWCUTT K, et al. Strategies to prevent ventilator-associated pneumonia, ventilator-associated events, and nonventilator hospital-acquired pneumonia in acute-care hospitals: 2022 Update [J]. Infect Control Hosp Epidemiol, 2022,43(6):687 - 713.

[18] KULBAY A, JOELSSON-ALM E, TAMMELIN A. The impact of guidelines on sterility precautions during indwelling urethral catheterization at two acute-care hospitals in Sweden — a descriptive survey [J]. BMC Nurs, 2021,20(1):99.

[19] LIZY C, SWINNEN W, LABEAU S, et al. Cuff pressure of endotracheal tubes after changes in body position in critically Ill patients treated with mechanical ventilation [J]. Am J Crit Care, 2014,23(1):e1 - e8.

[20] M H KOLLEF, B VON HARZ, D PRENTICE, et al. Patient transport from intensive care

increases the risk of developing ventilator-associated pneumonia [J]. Chest, 1997, 112(3): 765 - 773.

[21] MANDELL L A, NIEDERMAN M S. Aspiration pneumonia [J]. N Engl J Med, 2019, 380(7): 651 - 663.

[22] MELSEN W G, ROVERS M M, GROENWOLD R H, et al. Attributable mortality of ventilator-associated pneumonia: a meta-analysis of individual patient data from randomised prevention studies [J]. Lancet Infect Dis, 2013, 13(8): 665 - 671.

[23] PAPAZIAN L, KLOMPAS M, LUYT C E. Ventilator-associated pneumonia in adults: a narrative review [J]. Intensive Care Med, 2020, 46(5): 888 - 906.

[24] PLANTINGA N L, DE SMET A M G A, OOSTDIJK E A N, et al. Selective digestive and oropharyngeal decontamination in medical and surgical ICU patients: individual patient data meta-analysis [J]. Clin Microbiol Infect, 2018, 24(5): 505 - 513.

[25] Pneumonia in adults: diagnosis and management [EB/OL]. (2014 - 12 - 03)[2024 - 05 - 30]. https://www.nice.org.uk/guidance/cg191.

[26] POZUELO-CARRASCOSA D P, HERRÁIZ-ADILLO Á, ALVAREZ-BUENO C, et al. Subglottic secretion drainage for preventing ventilator-associated pneumonia: an overview of systematic reviews and an updated meta-analysis [J]. European Respiratory Review, 2020, 29(155): 190107.

[27] REIGNIER J. Effect of not monitoring residual gastric volume on risk of ventilator-associated pneumonia in adults receiving mechanical ventilation and early enteral feeding: a randomized controlled trial [J]. JAMA, 2013, 309(3): 249.

[28] ROSENTHAL V D, DUSZYNSKA W, IDER B E, et al. International Nosocomial Infection Control Consortium (INICC) report, data summary of 45 countries for 2013 - 2018, adult and pediatric units, device-associated module [J]. Am J Infect Control, 2021, 49(10): 1267 - 1274.

[29] ROTSTEIN C, EVANS G, BORN A, et al. Clinical practice guidelines for hospital-acquired pneumonia and ventilator-associated pneumonia in adults [J]. Can J Infect Dis Med Microbiol, 2008, 19(1): 19 - 53.

[30] RUTALA W A, HEALTHCARE INFECTION CONTROL PRACTICES ADVISORY COMMITTEE (HICPAC). Guideline for disinfection and sterilization in healthcare facilities, 2008. Updated May 2019[R]. Centers for Disease Control and Prevention, 2019.

[31] S ROWLEY. Theory to practice. Aseptic non-touch technique [J]. Nurs Times, 2001, 97(7): VI - VIII.

[32] SEGUIN P, LAVIOLLE B, DAHYOT-FIZELIER C, et al. Effect of oropharyngeal povidone-iodine preventive oral Care on ventilator-associated pneumonia in severely brain-injured or cerebral hemorrhage patients: a multicenter, randomized controlled trial* [J]. Crit Care Med, 2014, 42(1): 1 - 8.

[33] SHELLEY S. MAGILL, MICHAEL KLOMPAS, ROBERT BALK, et al. Developing a new, national approach to surveillance for ventilator-associated events: executive summary [J]. Chest, 2013, 144(5): 1448 - 1452.

[34] SMULDERS KEES, VAN DER HOEVEN HANS, WEERS-POTHOFF INEKE, et al. A randomized clinical trial of intermittent subglottic secretion drainage in patients receiving

mechanical ventilation [J]. Chest, 2002,121(3):858 - 862.

[35] SPALDING M C, CRIPPS M W, MINSHALL C T. Ventilator-associated pneumonia [J]. Crit Care Clin, 2017,33(2):277 - 292.

[36] TABLAN OC, ANDERSON LJ, BESSER R, et al. Guidelines for preventing health-care — associated pneumonia, 2003: recommendations of CDC and the Healthcare Infection Control Practices Advisory Committee [J]. MMWR Recomm Rep, 2004,53(RR - 3):1 - 36.

[37] TORRES A, NIEDERMAN M S, CHASTRE J, et al. International ERS/ESICM/ESCMID/ALAT guidelines for the management of hospital-acquired pneumonia and ventilator-associated pneumonia: Guidelines for the management of hospital-acquired pneumonia (HAP)/ventilator-associated pneumonia (VAP) of the European Respiratory Society (ERS), European Society of Intensive Care Medicine (ESICM), European Society of Clinical Microbiology and Infectious Diseases (ESCMID) and Asociación Latinoamericana del Tórax (ALAT)[J]. Eur Respir J, 2017, 50(3):1700582.

[38] TORRES, A, SERRABATLLES, J, ROS, E, et al. Pulmonary aspiration of gastric contents in patients receiving mechanical ventilation: the effect of body position. [J]. Ann Intern Med, 1992, 116(7):540 - 543.

[39] WILLIAM R. JARVIS. Bennett & Brachman's Hospital Infections [M]. 7th Ed. Philadelphia: Lippincott Williams & Wilkins, 2023.

[40] YOKOE D S, ANDERSON D J, BERENHOLTZ S M, et al. A Compendium of Strategies to Prevent Healthcare-Associated Infections in Acute Care Hospitals: 2014 Updates [J]. Infect Control Hosp Epidemiol, 2014,35(8):967 - 977.

[41] ZILBERBERG M D, NATHANSON B H, PUZNIAK L A, et al. Descriptive Epidemiology and Outcomes of Nonventilated Hospital-Acquired, Ventilated Hospital-Acquired, and Ventilator-Associated Bacterial Pneumonia in the United States, 2012 - 2019[J]. Crit Care Med, 2022, 50(3):460 - 468.

第七章 医疗机构水源性感染的常见类型及防控策略

临床诊疗操作离不开各类用水，而相关用水并不总是干净无菌，如果日常不注意对它们缺乏监管，很容易造成医院获得性感染的发生。以一个简单而又常见的真实案例来说明为什么要做好水源性感染防控：1名75岁的女性患者，在私人诊所拔牙术后1周，左侧面颊及颞部出现红肿4天，加重伴发热1天，在诊所医生的建议下前来正规医院就诊，体格检查可见左侧面颊及颞部大面积肿胀，皮肤发红，皮下可触及握雪感，最终经手术证实为蜂窝织炎。

一个简单的拔牙术，差点就要了患者的命，主要原因就是这个消毒不严的小诊所里，拔牙所用的漱口水不干净，导致细菌进入拔牙后的伤口处，最终引起了感染。这样的例子屡见不鲜，由此可见医院获得性感染总是不经意间出现在我们身边，没有做好对应的防控措施很容易造成医疗操作的失败。

那么上海市作为一线城市，汇集着国内各种顶级医疗机构，以上的小问题是不是从不会出现？答案是否定的。2019年，上海市的多个三甲医院的口腔科用水曾被进行采样和培养，微生物培养平板上一个小黄点代表一个细菌，平板上的细菌越多说明口腔科的水中所含细菌越多，对人的感染风险也就越大。从微生物培养平板上可以看出，某医院的口腔科手机用水中细菌含量超过100多个，而另一家医院的口腔科管路中竟然还有曲霉菌、毛霉菌等真菌，真菌感染的诊治往往比细菌更为复杂，更难治愈，令人触目惊心。当然，当时的调查远不止这两家医院，上海市另外两家知名三甲医院，一家医院口腔科的水，无论是漱口水还是手机诊疗用水都含有大量的细菌，另一家医院的口腔科细菌已经无法用肉眼计数了，细菌密密麻麻地已经叠加成厚厚的"菌饼"了，在这些医院进行根管治疗或者拔牙，术后周边出现红肿热痛不一定是正常的生理反应，反而有可能是细菌感染所造成的炎症反应。

无独有偶，国外就曾报道过一起口腔诊疗用水污染导致儿童头颈部出现非结核分枝杆菌(non-tuberculosis mycobacteria, NTM)淋巴结炎的案例：该患儿进行牙髓切断术后出现头颈部感染，如果常规诊疗会怀疑为颈部恶性肿瘤，但组织病理学检测最终证实为脓肿分枝杆菌感染，该案例引起医院感染管理者的重视，随后展开一系列的流行病学调查和实验室分析。最终发现该诊所的口腔治疗椅中含有大量的脓肿分枝杆菌，平均下来每个牙椅中细菌含量为91333个CFU，经基因同源分析证实口腔科治疗牙椅所分离的脓肿分枝杆菌与造成患儿感染的细菌同种同源，受污染严重的口腔科用水是造成本次感染的主要元凶。2018 年 8 月，悉尼 Haberfield dental practice 牙科诊所由于完全没有无菌概念和意识，所有口腔科的器械再处理完全没有按照无菌要求进行，只是过过水做样子，导致上万人卷入艾滋病危机——过去 35 年间，所有在这间诊所就诊的患者，全部需要去验血以自查。

第一节 水源性感染的定义

水源性感染是指通过直接或间接接触、摄入或吸入各种病原体（包括细菌、真菌、病毒、寄生虫）污染的水或气溶胶所引起的感染，这些能抵抗环境因素且在水环境中长期生存和繁殖的病原体称之为水源性感染病原体。根据感染场景的不同，一般可分为社区水源性感染和医院水源性感染两类，两者病原体类型和感染方式存在较大的差异：社区水源性感染多为甲肝、戊肝、霍乱等粪口传播的疾病，以及脓肿分枝杆菌、龟分枝杆菌、偶发分枝杆菌、海分枝杆菌、溃疡分枝杆菌等 NTM 通过皮肤、软组织、黏膜或伤口等引起的感染；而医院水源性感染多由非肠道性革兰阴性杆菌所引起，感染途径多与临床诊疗操作中直接或间接接触受污染的水而引起。

近年来随着研究深入，发现引起医院感染的水源性病原体多源自受到污染的医院供水管路，且不同国家、不同地区的医院供水管路均存在不同程度的微生物污染，是导致住院患者感染的重要原因之一。常见水源性病原体有铜绿假单胞菌、军团菌、NTM、不动杆菌、嗜麦芽窄食单胞菌、伊丽莎白金菌、奥斯陆莫拉菌等细菌，一些曲霉菌属、镰刀菌、隐孢子虫、诺如病毒等具有耐氯、耐热等特点，可在供水管路中长时间生存，继而可引起医院感染暴发事件的出现。此外，部分病原体由于培养条件较为苛刻，常规培养基无法筛选和分离，但属于活的且不可培养状态（viable but not cultivable，VBNC）以适应当前的生存环境，待条件适宜后可恢复繁殖和侵袭。目前已报道 20 多个属 60 多种细菌存在 VBNC，绝大多数为水源性病原体。医院常见的水源性病原体特性汇总如表 7－1 所示。

表 7－1　医院水源性感染病原体特性汇总

病原体		报告频次	耐氯性	供水管路生存时间[a]	常见分离科室/地点
细菌	假单胞菌属	经常检出	中等	1 周至数月	ICU、血液/骨髓移植科、烧伤科、内镜中心
	非结核分支杆菌属	经常检出	高	1 周至数月	儿童骨髓移植中心、心外科、口腔科
	军团菌属	经常检出	中	1 周至数月	ICU、新生儿
	嗜麦芽窄食单胞菌	经常检出	中等	1 周至数月	ICU

（续表）

	病原体	报告频次	耐氯性	供水管路生存时间[a]	常见分离科室/地点
	克雷伯菌属	可检出	低	1周至数月	新生儿
	不动杆菌属	经常检出	低	1周至数月	ICU、新生儿
	伯克霍德尔菌属	偶尔检出	低	1周至数月	血液透析
	金黄色葡萄球菌	罕见检出	中等	—[b]	血液透析
真菌	念珠菌属	罕见检出	高	数月以上	血液透析、浴池
	镰刀菌属	罕见检出	高	数月以上	血液肿瘤、骨髓移植科
	曲霉属	偶尔检出	高	数月以上	新生儿 ICU
原生动物	隐孢子虫/变形虫	罕见检出	高	1周至数月	自来水
	棘阿米巴属	罕见检出	高	1周至数月	自来水
病毒	诺如病毒	罕见检出	高	数月	二次供水蓄水池

注：a，部分细菌和真菌易形成生物膜，导致持续时间长达数个月；b，无详细数据

第二节　医院供水的特点

医疗用水的水源主要来自市政给水管网直接供水或医院内的水罐/水箱而形成的二次加压供水，因此原水的指标均应符合《生活饮用水卫生标准》，即每毫升水中细菌应≤100 CFU，且不得检出总大肠菌群、耐热大肠菌群和大肠埃希菌。由于不同科室对水质要求存在较大差异，部分科室或操作需使用高质量的纯水或无菌水，从而决定医院供水系统具有“集中制水、分质供水”特点：使用一套中央水处理系统对自来水进行深度处理，结合不同科室医疗用水标准制备自来水、软化水、纯化水、无菌水等，通过独立的供水管路将不同水质分别输送至各终端科室，具有随用随取、方便卫生等优点。

由于国内外对医疗用水的规范和指南较为分散，水质的卫生学参考标准也存在较大的差异，如我国口腔科、手术室洗手用水、医疗器械冲洗多参照《生活饮用水卫生标准》规定：每毫升中细菌总数不超过 100 个，且不得检出总大肠菌群、耐热大肠菌群、和大肠埃希菌，但对铜绿假单胞菌、NTM、军团菌等水源性细菌并没有强制性规定和要求。然而医院供水管路通常狭长而复杂，各科室的间歇性使用常导致水流停滞，水的含氯量随管路的延长而不断降低，导致水中微生物逐渐形成稳定的生物膜固定在管路内部，继而引起整个供水管路的污染。医疗用水为微生物的繁殖提供了许多便利：①提供繁殖所需的营养物质；②为细菌的繁殖提供合适的温度；③水的流动又促使繁殖的细菌向新的管路内壁附着；④形成细菌生物膜。医院供水系统中水源性细菌的繁殖水平主要受以下因素

影响。

一、水温

细菌的繁殖水平常受温度影响，铜绿假单胞菌等水源性细菌最适宜繁殖水温通常为25～42℃，在水温低于10℃的冬季二次供水管路的检出率仅为1.9%，而夏季时检出率增高至10.2%。Cuttelod等对瑞士某医院ICU龙头水进行为期10年的监测发现，若将出水温度从50℃提升至65℃，铜绿假单胞菌将降至检测阈值以下。NTM是另一种可在供水系统中长期稳定存在的细菌，由于其细胞壁具有较强的疏水性因而能天然耐受多种消毒剂、抗生素及重金属，且夏季供水管路中的检出率显著高于冬季。Barna研究发现部分NTM可在50℃的水箱中长期存活，且检出率为水温>55℃水箱的2倍，因此通过热水系统传播也是NTM感染重要途径之一。

二、余氯浓度

向自来水管路中投放含氯消毒剂是自来水厂出水后最常用的消毒手段，我国《生活饮用水卫生标准》对末梢水余氯浓度的限定为>0.05 mg/L。然而医院供水系统管网多采用非环状布置，造成水流停留时间长、流速缓慢和沉积物的聚集，余氯在医院供水管道中衰减迅速。基于供水系统全过程的监测发现，出厂水、医院供水管网水、龙头水的微生物菌落平均值分别为22、47、3 072 CFU/mL，由此可见，在净水厂出水、供水管网水水质达标的情况下，建筑供水系统的水龙头端依然存在细菌超标现象，且细菌繁殖水平与余氯衰减存在明显的正相关。此外，医院二次供水也极少投放含氯消毒剂，其末梢水余氯浓度严重不足。有研究显示，市政管网进水余氯为0.1 mg/L，但在水箱中停滞8～40 h后余氯降至0.05 mg/L以下，水中总菌落数开始超过100 CFU/mL，表明医院二次供水系统存在微生物再繁殖生长的风险。

三、生物膜

医院楼宇间的供水管道由于老化和存在一定的死角，为细菌和其他微生物的黏附提供了适宜条件，水流中游离的细菌、阿米巴、藻类和其他微生物逐渐附着在内管壁上形成生物膜。生物膜表面通常由多聚物、蛋白质、核糖类物质所组成的聚合物包围，在保证微生物结构和功能完整性的同时也促进内层细菌繁殖。当生物膜增厚至一定程度时，在水流的剪切力作用下可脱落并释放大量细菌，随水流播散至管路下一段，最终导致整个供水管路受到污染。

生物膜通常由一种或多种微生物缓慢形成，水源性微生物大多可以形成生物膜，以不动杆菌属、芽孢杆菌属、分枝杆菌属和军团菌属最为常见。军团菌多以VBNC状态存活于生物膜中，仅5%的游离状态细菌可被培养出，游离的军团菌一旦被检测出提示管路已受到污染。Van等对荷兰3座医疗机构10个采样点的监测显示，军团菌在生物膜中检出率为70%，在流动水中检出率为50%。Waak发现嗜肺军团菌生物膜形成能力与水温密切相关，以32～42℃时水温成型速度最快，若附着于建筑热水管道则具有更快的生物膜形成能力。意大利的一项研究显示，某医院在COVID-19疫情期间关闭3个月后，3个病房水样中的军团菌均高于疫情前，表明水体滞留也是细菌生物膜的形成必要条件之一。

细菌生物膜的形成其实是非常常见的自然现象，如家中饮水机若长期不进行清洁，储水盒很容易滋生出生物膜，而且肉眼可以看到很明显的、紫褐色的沉淀物质，这个时候只投加消毒片而不进行物理性擦除，效果往往有限。除此以外，夏天的时候户外水盆中若储水时间过久，用手摸上去感觉滑滑的，那种滑滑的感觉其实就是细菌已经形成的生物膜，因此"流水不腐，户枢不蠹"是一个充满了智慧的谚语。我们自己牙齿缝隙也经常出现黄颜色的物质，无论是常规刷牙还是漱口都很难清除干净，偶尔掉落下来的牙结石会产生一股很臭的味道，这其实是口腔细菌在牙齿所形成的生物膜，除非进行高频超声洗牙，否则一般很难将牙菌斑清除干净。所形成的生物膜对我们人体和环境也有很多不利的地方，比如我们的水管若是金属材质，那么使用时间过久将导致铁锈的产生，为细菌的黏附提供诸多便利，随后形成的生物膜对管壁内侧又进一步腐蚀，最终会形成严重的铁锈。

第三节　医院水源性病原体污染现状

尽管供水管路中含有大量的微生物污染，但通常很难引起大家的重视。2013年，对上海市14所医院的自来水进行潜在病原体检测，发现近一半的水样本中含有各类革兰阴性菌、丝状真菌、NTM等。2014年，对某综合性医院的各类供水系统进行NTM的专项调研，发现这家医院无论是ICU、普通病房、护士站还是门诊等地点，90%的自来水中能鉴定出快速生长的NTM，尽管这些部门分布在A、B、C、D这4个不同的楼宇，且无论是感应式水龙头还是手动式水龙头，NTM的污染均非常严重。

医疗供水系统的水源性病原体污染与医院感染的发生密切相关，全球多个国家医疗机构的口腔科、内镜中心、血液透析、手术室等部门都有被不同水源性病原体污染的报道。尽管各个国家和相关协会先后颁布多项标准或指南以规范医疗用水，但这些指南或标准缺乏对水质监测方法和频次的强制性要求，医院各科室也缺乏主动监测的意识使得相关感染极难溯源，国内外由医院水源性病原体所引起的院内感染及暴发事件也屡见不鲜。卫生经济学评估显示，由铜绿假单胞菌所致肺部感染的住院费用约为29 300美元（95% *CI* 5 910～114 000美元），铜绿假单胞菌所致菌血症的住院费用约为38 200美元（95% *CI* 6 340～172 000美元），NTM感染的住院费用约为29 600美元（95% *CI* 6 350～

120 000 美元)，军团菌感染的住院费用约为 37 100 美元(95% *CI* 7 950～149 000 美元)。因此，做好水源性感染防控措施，提高防控意识对降低住院患者的经济负担具有十分积极的意义。

以“医院”“水源性感染”“hospital/nosocomial infection”“waterborne pathogen”等为中英文关键词，检索 1999 年 1 月至 2023 年 12 月的相关文献显示，80%以上的研究集中在美国和欧洲地区，大多数研究都有明确的实验室证据证明感染患者与医疗供水/用水有关，对相关用水环节或设备采取干预措施后，暴发终止或无新病例的产生。由医疗供水引起的医院感染事件存在以下几个特点：①患者多为免疫抑制的患者，如 ICU 住院患者、肿瘤患者、移植患者、高龄老人等；②感染病原体包含细菌、真菌、病毒等，但以铜绿假单胞菌和 NTM 引起的感染最为多见；③医院感染类型多为肺部感染及血流感染，感染的途径多与呼吸道吸入、皮肤/黏膜/伤口接触受污染的医疗用水有关。一些典型的案例无不为防控敲响警钟，举例如下。

(1) 手术后 NTM 感染事件：1998 年 4 月 3 日至 5 月 27 日，深圳市妇儿医院共计手术 292 例，至 8 月 20 日，发生感染 166 例，切口感染率 56.9%。后经查明，此次感染为龟分枝杆菌为主的混合性感染，原因是浸泡刀片和剪刀的戊二醛配制错误。戊二醛用于器械灭菌浓度应为 2%，浸泡 10 h，而工作人员将新购进未标明浓度的 1%戊二醛当作 20%浓度稀释后供临床使用，致实际浓度仅为 0.005%，且长达半年时间未能发现。

(2) 新生儿院内感染军团菌事件：2013 年 4 月，台湾某医院剖宫产分娩某新生儿，住院期间以配方奶喂养。产后第 7 天出现高热、呼吸急促，胸片显示右肺中叶炎症，痰液标本内培养到嗜肺军团菌血清型 5，随后调查中，从患儿隔壁房间饮水机的冷水中分离到了嗜肺军团菌血清型 5，和患儿痰液分离到的军团菌相比，两者分子指纹图谱完全一致。新生儿院内军团菌感染原来和饮水机水污染有关。

(3) 心脏手术后 NTM 感染事件：2014 年，在连续出现 2 例心脏手术后奇美拉分枝杆菌感染患者后，瑞士苏黎世大学医院进行调查发现，外科手术中使用的变温水箱(heater-cooler units, HCUs)是多起奇美拉分枝杆菌(mycobacterium chimaera)手术切口感染的污染源。研究者通过烟雾扩散实验和粒子计数实验证明了致病菌从变温水箱扩散到手术区的空气传播途径，患者手术间是层流手术间，滤净空气垂直定向从天花板到无菌操作区，变温水箱在开胸手术时开启状态下，由于水箱密闭不严，加热的水蒸气携带奇美拉分枝杆菌形成的气溶胶可以轻易穿过水箱扩散到手术间空气中，又加上变温器的散热风扇作用，可以将空气中的携菌气溶胶穿透手术台上方下来的垂直气流，落到开胸病人的胸腔内定植，患者术后平均 1.5 年后发病。

第四节 传播途径与消毒管理

尽管医院水源性病原体的致病力很弱，感染发生几率也很低，但由于医院就诊的患者多为免疫力低下的患者，如恶性肿瘤患者、粒细胞缺乏患者、手术患者、艾滋病患者、新生儿及各种危重症患者，他们住院期间对外界的抵抗力比较差，即使是致病力很低的病原菌对他们而言也可造成较为严重的感染，感染的类型通常与部位有关，如呛入、吸入污染的水所引起的肺部感染，吸入污染的气溶胶所引起的上呼吸道感染，直接接触（水疗、清洗伤口）等方式引起的血流感染或手术伤口感染，通过间接（器械冲洗、器械消毒）方式所引起的尿路感染、皮肤软组织感染等。

随着对医院供水系统认识与研究的不断加深，如何进行有效的清洁、消毒越来越引起研究者的注意。目前，医疗供水系统的消毒方式按照原理可分为物理法和化学法两大类，前者包括加热法、过滤法、紫外线消毒法、铜银离子消毒等，后者包括氯消毒、臭氧消毒等。各方法的原理和优缺点如表 7-2 所示。

表 7-2　供水系统消毒方式及优、缺点汇总

消毒措施	氯消毒	紫外线消毒	铜银离子消毒	热消毒	臭氧消毒	过滤	使用点过滤器
方法	在水中加入次氯酸钠、氯胺或二氧化氯	将紫外线杀菌灯浸没水中，或水流流过能透紫外的石英套管外围	使用铜银电离装置，对水进行消毒	热水消毒（如 70℃ 维持 30 min）	将臭氧与水接触，并持续作用一段时间	在建筑物或水系统的入口处，使用含有多级滤芯的纯水机进行水质净化	在出水终端安装含有 0.2μm 除菌级滤膜的过滤器
工作原理	氯与水反应生成的次氯酸可进入细菌内部进行氧化，破坏细菌的酶系统，使细菌死亡	254 nm 波长的紫外线能量破坏微生物的 DNA，导致微生物死亡	铜离子和银离子可使细菌中的蛋白酶丧失活性，导致细菌死亡	高温可杀死大部分病原体	臭氧可进入细菌的细胞内并氧化有机物，使细胞死亡	通过过滤、吸附、反渗透等物理方法，消除饮用水中的病原微生物和污染物	通过含有除菌级滤膜阻隔饮用水中的细菌、原生动物、真菌和颗粒
优点	技术成熟 操作简单	操作简单 能够有效去除饮	无色无味、化学稳定、不受阳光、	无毒副产物 操作简单，易于	无化学残留 作用迅速	反渗透膜可反复使用 物理消毒	防止管路中的生物被膜及细菌

（续表）

消毒措施	氯消毒	紫外线消毒	铜银离子消毒	热消毒	臭氧消毒	过滤	使用点过滤器
	成本低廉	用水中的耐氯病原体 不产生有害的副产物 消毒效果受水温和 pH 影响小	温度和时间的影响 在合适的 pH 值下可长时间维持消毒效果	监测		拦截屏障 有效去除生物大分子及颗粒	污染 过滤效果显著 适用于在有高风险患者的区域使用 安装便捷灵活，无需设备投入
缺点	生成卤化有机物等消毒副产物 不适合透析患者 狭长管路中余氯易衰减 消毒可导致部分细菌形成 VBNC 状态 部分细菌耐受 需持续投放消毒剂	仅在杀菌点有效，无法控制下游水质情况 水中悬浮物影响杀菌效果 需长时间使用	消毒速度慢，低浓度下无法实现有效杀菌效果 仅适用于消毒后保持效果 对水质的 pH 和硬度有要求 导致水中铜和银的浓度增加	能源消耗大 水管路过长时难以确保 70℃高温的维持 水温不足可导致部分细菌形成 VBNC 状态 需要防止烫伤	易于水中溴离子反应生成潜在致癌物——溴酸根 对水质的 pH 和硬度有要求 单独使用效果不明显，对军团菌的杀菌效果不确定	无法解决纯水机下游管路中生物膜和微生物污染问题 滤芯需定期更换，以避免形成二次污染 需购买设备并占用空间	主要解决水源性微生物污染，不针对水中离子 只能在用水点安装 水质不好时需配合前置预过滤延长使用寿命

第五节　重点部门管理及防控措施

医疗供水的终端多与各科室的医疗设备相连，如心肺冷热交换水箱、血液透析滤过装置、内镜终末漂洗水路、口腔综合治疗台水路、雾化器、呼吸机集水杯、淋浴、水浴箱等。这些设备的水路大多为半封闭状态导致很难被打开或拆卸，日常监测和监管又常处于盲区，清洁和消毒若跟进不及时将最终引起水源性病原体污染。一些医院感染及暴发事件的溯源也显示，受污染的各类储水设备是感染的关键环节，但绝大多数研究未进行流行病学调查及实验室同源分析，因而由水源性病原体所导致的真实感染情况可能被严重低估。

一、饮水机

饮水机是一个长期被忽视的风险点，由于老式的饮水机是只更换上面的水桶，而下端的饮水机通常很少有人进行消毒，导致每次更换水桶时总会有残留的水一直存在于饮水机中，这些水极易受到污染且长期稳定繁殖。如果对饮水机的出水口进行采样和微生物培养，就会发现冷水端的水中细菌含量极多，但热水端的水不含任何细菌。对于那种不带加热功能，仅将水桶倒置放水的饮水方式，其所含的水嘴中细菌也严重超标。

对于饮水机的防控策略，主要包括以下几点：①提高出水的温度，最好要超过 60℃；②定期使用无菌水、过滤水或自来水冲洗饮水设备。

二、水龙头

水龙头起泡器、淋浴头、电子水龙头因为出水口处含有一个过滤膜，因而也是水源性致病菌的主要积蓄场所，阀门和电子水龙头距离过长会导致水滞留，温度较高，导致生物膜的形成。若诊疗过程不小心吸入受污染的气溶胶，则可能引起相关感染或暴发事件。此外，洗手的幅度过大或者水流速度过快，将会导致周边环境被水滴喷溅污染，国外就有研究使用机器手在水龙头下模拟人来洗手，以检测周围产生的细菌菌落数，结果发现水池台周边的细菌含量明显多于洗手前。华西医院也做过一个类似的模拟研究，在手上涂满紫外线荧光粉，并在流动水下进行洗手，通过紫外线灯来查看周边环境中荧光强度以估算喷溅所造成的环境污染范围。结果发现水龙头顶端、洗手水池的池壁、排水孔发现大量的荧光标记，虽然这与常识相符合，但随后发现水龙头后的墙壁及地面上也有不同程度的荧光标记，这表明洗手时产生的水滴喷溅极容易将手上携带的细菌污染周边环境。

另外，军团菌可以长期在水管路中繁殖，对使用时间过久的病房水龙头进行采样，就可能发现平板上面长满军团菌，部分污染严重的病区中，军团菌的含量甚至可以超过 10 万个/L。人苍白杆菌也是一种容易被忽视的水源性病原体，曾经引起移植病房患者的相关感染，经过一系列流行病学调查和微生物鉴定最终确定为水龙头滤网上含有大量人苍白杆菌。廖丹等对 ICU 水龙头环境周边的采样研究，发现水龙头出水口的水样就含有大量细菌，以水龙头为圆心，周边 20 cm 位点、40 cm 位点、60 cm 位点、80 cm 位点及 1 m 位点均能培养出大量的细菌；对于换药室，水池周边的吸水抹布虽然能吸收喷溅的水样，但毛巾就会成为细菌培养的理想场所，采样也证实其含有大量的细菌。国外也曾报道过一起由水龙头污染所引起的耐药鲍曼不动杆菌感染事件，调查最终锁定洗手池的水龙头被污染，尤其在管路连接处的冷水管路和热水管路中含量最高。

对于水龙头的防控策略，最主要的是常规对其筛查和消毒，尤其需要对重点科室，如移植病房或免疫抑制患者病房进行永久移除所有的水龙头起泡器，对于中性粒细胞减少的患者应不提倡他们使用淋浴头进行洗澡。

三、水槽

水槽是引起医院获得性感染的病原体最主要定植场所，铜绿假单胞菌、鲍曼不动杆菌和沙雷菌是最常见的定植菌，其最长存活时间可超过 250 天。这些定植细菌不仅可以逆排水管路而繁殖，也会通过洗手、洗拖把、洗器械时的水滴而污染周围环境。

通过对 ICU 的环境进行采样，以往认为高频率接触的物体表面，如听诊器、床栏、床尾面板、写字板、输液泵、配液的治疗台上并没有检出 MDRO，尤其没有鉴定出 CPKP——这是一种在 ICU 中非常常见的 MDRO，且具有毒力高、致病力强、患者预后差等特点，尤其在使用呼吸机或进行气管插管的患者中最容易分离。然而，日常洗手的洗手池中却分离出大量的 CPKP，且排水的水池孔中含量最多，某床患者痰标本也检出典型的 CPKP。作为对比，治疗室水龙头下方的排水水孔也能鉴定出一样的细菌，尽管该治疗室远离患者的病床，日常很少使用该区域为患者进行诊疗和操作，但该处出现大量 CPKP 说明日常防控不能依据个人经验，而更需要根据循证证据来进行。

为什么水槽会成为医院 MDRO 最常见的定植区域呢？尤其以 ICU 的分离最为常见？最主要的原因与洗手池没有正确使用有关。理论上洗手池是为了方便医护人员进行手卫生而设置，本意是降低 MDRO 通过医护人员的手而发生传播。但日常使用过程中，洗手池不仅承担洗手的重任，还兼具为患者清洁、倾倒患者日常产生的废液（血液、尿液、各种引流液）等功能，更有甚者将洗手池作为清洗医院仪器的场所，或者进行洗抹布、洗拖把等日常保洁。这些额外的使用方式往往将患者携带的 MDRO“截获”至水槽，外加日常清洁和消毒不到位，极易引起此类耐药菌在水槽空的大量繁殖。有研究发现，在缺乏日常清洁和消毒的前提下，洗手池的“P 型管路中已经存在的各类耐药菌会逆着排水管路向水槽孔爬行生长，其速度为 2.5 cm/天，基本一周左右时间即可爬行至水槽孔。日常诊疗活动，如洗手、洗器械、洗拖把和抹布中产生的水滴即可将 MDRO 喷溅至更广的环境中。

此外，还有一些典型案例都提示水槽是医院获得性感染的重要原因：

(1) 2014 年 8 月至 2017 年 10 月在弗吉尼亚大学开展了一项单中心、前瞻性、观察干预措施的研究，该研究为一所 619 张床位的三级医院和一所 44 张床位长期重症护理机构的内科重症监护中心和外科重症监护中心。整个研究被分为 3 个部分：干预措施实施前的 18 个月（2014 年 8 月 1 日—2016 年 1 月 31 日）；3 个月安装期（2016 年 2 月 1 日—2016 年 4 月 30 日），在这段时间为处污器（类似马桶的固体废物处置系统）安装盖子，为水槽存水弯安装加热装置；18 个月的干预期（2016 年 5 月 1 日—2017 年 10 月 31 日）。

在干预期间，共 60 个处污器安装了盖子，配套盖子安装还进行了员工培训，其中包括要求在冲水前盖上盖子，不要把患者的护理用品放在盖子上，一些水槽存水弯安装加热和震动装置(15 间患者病房、2 间员工卫生间、1 间员工休息室、2 间护士站/配药准备室、1 间接待室、1 间操作室、和 1 间公共处置间)。

干预前期共发现 56 名 MDRO 感染患者，而在干预期只有 30 名患者。获取时间的对数秩检验表明，干预期间观察到 MDRO 获得数量明显低于预期($z=10.42$；$P=0.001$)。在这两个研究期间，大约 25%的患者(干预前 12 例，干预期 8 例)获得了 1 种以上的携带 bla_{KPC} 的细菌。对其进行分析发现，定植/感染的细菌包括多种，其中粘质沙雷氏菌、肺炎克雷伯菌、弗氏柠檬酸杆菌和阴沟肠杆菌复合体是这两个时期最常见的细菌。安装前的细菌主要为肠杆菌科或气单胞菌属，且 31%(22/72)的处污器检出多种细菌。干预期间，水槽存水弯和排水管几乎每周采样，共采集 56 份样本。水槽检出阳性率为 40/840(4.8%)，比基线[12/15(80%)；$P=0.001$]明显降低。

(2) 医院环境是具有碳青霉烯耐药性质粒的细菌的潜在储存库，国外一家医院的流行病学调查中心常规性对医院的高频接触表面、水槽和其他地点进行广泛的采样，并将采样结果与过去五年来自患者临床检验和监测的菌组的信息进行比较。108 株分离株的全基因组测序和分析提供了对 bla_{KPC}/bla_{NDM} 阳性分离株的全面鉴定，从而能够进行深入的基因比较。值得注意的是，尽管感染 bla_{KPC} 阳性致病菌的患病人数非常低，但从重症监护病房的管道污水和外部检修孔中采集的所有样本均含有产碳青霉烯酶的微生物，这表明医院管道系统是个巨大的产碳青霉烯酶微生物的弹性储存库。虽然对多种细菌和质粒进行了进一步研究发现来自环境的产碳青霉烯酶微生物和来自患者的在细菌种属类别和药物敏感性上均存在差异，但它们两者之间存在共通的质粒主链，再次证明环境很可能是帮助耐药基因传播的移动元件的储菌库。

(3) 2015 年，比利时布鲁塞尔大学一所医院出现碳青霉烯肠杆菌目细菌感染暴发事件，共涉及 5 名患者(3 名为感染患者、2 名为定植)，环境采样发现隔离间的 8 个水槽中有 7 个样本为阳性，最终证实为水槽污染导致了此次暴发事件。更换水槽和管道后，每日用含糖鱼精蛋白 glucoprotamin 溶液冲洗，最终控制了此次暴发。

四、口腔科

医疗用水在口腔科诊疗活动中承担着清洗、降温等重要作用，部分操作直接与患者创面相接触，因此洁净的水质对降低相关感染有重要的意义。大部分医疗机构口腔科使用的综合治疗台/椅附有储水罐，方便将自来水或口腔科自制净化用水用于日常诊疗，但内部供水管路直径仅为自来水管路的 1/2～1/5，存在水流速度过缓，管路难以拆洗和消毒等特点。此外，手机在停止转动的瞬间，头部产生的负压可将患者血液、组织碎片、各种微生物回吸进入综合治疗台的水路系统，造成诊疗用水的污染。2007—2009 年，中国 CDC 对全国 30 所医院口腔科 1 368 份水样质量监测结果显示，65.72%的水样菌落总数≥100 CFU/mL，最高可达 10^5～10^6 CFU/mL，整体呈现三级医院菌落总数和超标率高于二级医院，南方医院高于北方医院的趋势。上海市疾病控制中心对全市187家医疗机构口腔科治疗用水的调查也显示，上海市牙科治疗椅污染情况较为普遍，水源水、管道水、漱口水、冲洗水和手机出口水的整体合格率分别为84.21%、83.42%、67.24%、65.75%和52.97%，储水罐水合格率为57.05%。五种水源水中，以无菌水供应系统供水卫生质量最差，合格率仅为34.78%。

虽然近年来提倡使用防回吸阀、独立水源、水路冲洗、空踩放水等防污染控制措施，但部分措施存在成本较高、操作者依从性较低等问题，影响了口腔综合治疗台/椅的水路系统消毒处理效果，使诊疗用水成为消毒难点。综合治疗台/椅的管路中安装过滤装置或持续性消毒是目前较优的消毒方式，前者需安装至近出水口并定期更换滤膜才能达到效果，后者通过对管路的持续而不间断的消毒，不仅可以杀死水流中游离的病原体，对已形成的生物膜和铁锈等杂质也有较好的清除效果。

五、血液透析室

血液透析室需重点关注的是透析液和透析用水，其内毒素(endotoxin，ET)可通过透析膜进入血液循环，导致各种急、慢性并发症产生，直接影响患者的生命质量。其透析用水多为反渗透水处理设备将原水反渗处理后生成，可清除原水中的杂质，制备出ET含量极低的超纯透析用水。

血液透析器若缺乏消毒或消毒方式不当，透析器起始端的细菌总数和ET合格率高于终末端，提示透析器反渗管道有污染或已形成细菌膜。因此，应做好水处理系统和循环系统的日常消毒、维护工作，防止细菌污染B液。加强细菌学监测，避免因革兰阴性杆菌污染而造成菌血症及热原反应。此外应采用适合机器型号的消毒剂定期进行消毒。

六、内镜

医疗用水在内镜洗消中承担着清洗和终末漂洗等重要作用，其水质是决定内镜最终处理是否合格的关键原因之一。一项2006年的综述显示，在216例由内镜所导致的医院感染的最主要原因为清洗内窥镜的水中含有不同程度的铜绿假单胞菌污染。然而，我国16个省市共313家医院终末漂洗用水调研显示，各医院的内镜用水类型存在较大的地区差异，其中无菌水67家(21.41%)、纯化水144家(46.01%)、过滤水77家(24.60%)、自来水25家(7.98%)。史庆丰等对上海市三级医疗机构的终末漂洗水监测发现整体合格率仅为63.09%，不合格的水样的细菌中位数为72，水质的合格率与管路使用时长存在明显的统计学关联。王伟民对全国67家医疗机构消化内镜终末漂洗水的使用情况，其中56家医疗机构使用纯化水，占83.58%，漂洗用水合格率仅为35.8%，不合格样本中检测出少动鞘氨醇单胞菌、缺陷短波单胞菌及铜绿假单胞菌等条件致病菌。

内镜终末漂洗用水应注意，管路中间使用过滤装置或设备应定期监测滤膜污染程度，且装置下游的管路依然存在细菌生物膜定植和污染的可能。出水终端安装点过滤器或全管道持续性化学消毒是目前较优的解决方案。

七、手术室

手术室为方便术前洗手常全日不间断供应冷、热水，热水的供给常需要水箱、水罐来进行二次供水。江苏省疾病控制中心对 13 个地级市医院 108 份外科洗手水样调查显示，直供水方式的合格率为 90.7%，水箱水方式合格率仅为 84.6%，个别水样中真菌总数超过 200 CFU/mL。手术室若采用二次供水，其合格率仅为 72.06%，且即热式热水器的合格率高于储水箱热水器，其原因热水器的工作原理有关：储水式热水器在出水同时等量补水，存在水温长期恒定和内胆死水等问题，适宜细菌生长和形成生物膜；而即热式热水器具有水流动性好、无内胆、不需要定期清洗、不需储水等优点，因而即热式加热比储水箱式合格率更高。

水箱的出水水温与细菌是否超标关系密切，供 37℃温水的储水式热水器水质合格率仅为 37.5%，热水器升温 75℃虽能杀死大部分微生物，但再经冷热混合至 37℃供水后，水质合格率只提高至 48.57%。因此，手术室的加热水箱应定期清洗和监测，提高终端出水温度以避免细菌存活。

八、加热冷却器

NTM 曾在心脏外科的加热-冷却器中引起感染和暴发事件。由于心脏外科手术的手术时间通常很长，因此需要加热-冷却器辅助患者进行体外循环。2014 年，瑞士首先报道 1 名 2009 年进行心胸外科患者术后出现奇美拉分枝杆菌感染，半年后出现第二例患者。尽管这两名患者并没有明显的时间和空间关联性，但调查者认为两者存在某些不明原因的共性，随后溯源分析及手术录像最终发现手术时水箱密闭不严，加热的水蒸气携带奇美拉分枝杆菌形成的气溶胶可以轻易穿过水箱扩散到手术间空气中，又加上变温器的散热风扇作用，可以将空气中的携菌气溶胶穿透手术台上方下来的垂直气流，落到开胸病人的胸腔内定植。

随后，更大规模的流行病学调查显示，第一例患者为 2009 年进行开胸手术的患者，2011 年 7 月出现明显临床感染症状后被发现，第二例患者则为 2010 年进行手术，2011 年 8 月出现临床感染症状，但 2012 年 2 月被发现，2013 年经实验室检测发现两者的病原菌为同种同源；第三例和第四例患者为 2009 年 6 月进行开胸手术的患者，但两人并没有发现自身出现感染，直至 2013 年对首例患者进行流行病学调查后的才证实感染，此阶段对该手术室进行空气培养也发现含有奇美拉分枝杆菌。尽管 2013 年此手术室开始更新设备，更换新的加热-冷却器及每日进行清洁，但 2012 年手术患者还是报告了第五例和第六例。通过对手术室整个环境采样调查，最终发现手术室的水系统，如饮水机、变温水箱、手术室通风排气孔检出奇美拉分枝杆菌，证实为典型的水源性传播所引起的医院获得性感染。随后全球多个国家、多家医院的心胸手术患者陆续出现奇美拉分枝杆菌感染事件，尽管这些患者的时空分布完全不一致，但它们都有一个共同点——手术室采用了某公司 Stockert 3T 热交换水箱系统。德国研究团队对此进行了全球的溯源和调查分析，最终发现该品牌的热交换水箱系统在生产线和供水中分离到奇美拉分枝杆菌，且与多国暴发菌株高度同源，证实生产制造环节被污染是引起全球相关感染事件的关键因素。因此，各国应警惕该品牌的变温水箱，及早进行 NTM 的监测，并定期进行消毒处置。

九、其他环节

洗澡、沐浴、水疗也是住院患者最容易发生院内感染的关键环节，烧伤患者进行物理水浴或创面清洗易引起感染(如毛囊炎、蜂窝组织炎)，留置中心静脉导管患者洗澡时，发生血流感染的风险较大。室内水墙及室外喷泉也是铜绿假单胞菌、肠杆菌细菌、枸橼酸杆菌、鲍曼不动杆菌、军团菌、产碱菌及 NTM 的主要蓄积场所，通常对健康人的影响不大，但对免疫抑制患者，如新生儿科、ICU 患者、移植病房患者和血液肿瘤患者有较大的影响，这些部门应不设置室内水墙或喷泉，以减少此类病原体的影响。对于已安装此类装饰性的部门，应严格监控水质安全，定期进行维护，保障水源性病原体数量不超标。

新生儿科、供应室、ICU、移植病房和血液肿瘤等重点部门的供水污染多集中在水龙头，医院内 95%的感应水龙头及 45%的手动水龙头可被军团菌污染和铜绿假单胞菌污染，尤其在水龙头起泡器的检出率更高。一项 2018 年的文献综述显示，2000—2015 年间，全球共有 131 次铜绿假单胞菌所致医院感染暴发，其中 ICU 暴发 39 次，44.4%的暴发事件与受污染的供水有关。因此，这些重点部门水龙头防控方案应包括提高出水温度、使用点过滤器或管道持续性消毒等。

第六节 总结与展望

花瓶和盆摘植物也是医院内最常见的装饰，多数情况下亲朋好友也喜欢携带鲜花对病人进行探视，尽管这代表他们的一种祝福，但花瓶和盆栽植物是鲍曼、克雷伯菌、肠杆菌、假单胞菌等细菌的滋生场所，很多真菌也会附着在鲜花上。美国迈阿密大学医学院有两位医学家研究发现，鲜花插进花瓶 1 h 之后，花瓶中 1 茶匙的水中即有 10 万个细菌，3 天之后可增至 2 000 万个。这些细菌中对患者最具危险性的有：空气亲水菌、大肠埃希菌和单细胞菌属，并可以引起伤口、肠道、尿道、肺部、脑部及血流感染。此外，鲜花上附着的霉菌孢子可能会播散到空气中，引起侵入性曲霉菌医院感染的暴发，特别是对于免疫力低下或缺陷的患者而言危险性更大。有分子流行病学方面研究发现，恶性血液肿瘤患者感染的曲霉菌与环境中分离的曲霉菌具有同源性。因此，不应在免疫缺陷病人病房如造血干细胞移植病房内摆放花卉和植物。然而，此类现象并没有国家规范或指南来进行限制，只能通过科普等形式向大众宣传。至于大众是否能被宣传到，宣传后是否执行到位，依然值得我们深思。

另外，国内外对医疗用水的规范和指南较为分散，水质的卫生学参考标准也存在较大的差异，如我国口腔科、手术室洗手用水、医疗器械冲洗多参照《生活饮用水卫生标准》规定，而美国牙科协会提出水中异养菌总量≤200 CFU/mL；欧洲对自来水微生物总数同我国一致，但同时要求军团菌总数不超过 1 000 CFU/L。我国对不同水质的检测方法也不尽相同，如《生活饮用水标准检验方法》(GB/T 5750 - 2006)要求“取 1 mL 自来水样接种至营养琼脂培养基上，在有氧条件下 36℃±1℃培养 48 h”；《中华人民共和国药典》(2020 年版)则规定纯化水应“经薄膜过滤法处理，采用 R2A 琼脂培养基，30～35℃培养不少于 5 天”。医疗用水的接种方式、培养基的选择、培养条件对监测结果影响较大，监测频次不足及医务人员缺乏对供水系统消毒的认知是当前医院感染管理的薄弱点，今后应强化相关人员的知识培训，做好规范化采样宣教，确保医疗用水的安全，以避免医院感染的发生。

（史庆丰）

参考文献

[1] 鲍容，胡必杰，周昭彦，等. 医院供水系统快速生长分枝杆菌污染的调查[J]. 中华医院感染学杂志，2014，24(10)：3.

[2] 廖丹，胡必杰，史庆丰，等. ICU 水龙头及其周围污染情况的调查[J]. 中国感染控制杂志，2019，18(6)：5，566 - 570.

[3] 史庆丰，胡必杰，崔扬文，等. 上海市 30 所三级医疗机构软式内镜终末漂洗水现状调查[J]. 中华医院感染学杂志，2020，30(6)：923 - 926.

[4] 史庆丰，黄英男，孙伟，等. 某综合医院重症监护病房耐碳青霉烯类肺炎克雷伯菌环境流行调查[J]. 中国感染控制杂志，2020，19(12)：1093 - 1097.

[5] 史庆丰，王志翔，鲍容，等. 医院水环境中碳青霉烯类耐药细菌多样性及耐药基因[J]. 中华医院感染学杂志，2022，32(4)：605 - 609.

[6] 孙庆芬，王广芬，韩玲样，等. 通过暴发案例归纳医疗机构水源性感染的预防与控制[J]. 中华医院感染学杂志，2018，28(19)：3037 - 3040.

[7] 王萍，鲍容，史庆丰，等. 某综合医院消化内镜生物膜形成现状及影响因素分析[J]. 华西医学，2021，36(3)：348 - 352.

[8] 周昭彦，胡必杰，鲍容，等. 上海市 14 所医院自来水中潜在病原菌检测及相关因素分析[J]. 中华医院感染学杂志，2013，23(8)：3.

[9] DE GEYTER D, BLOMMAERT L, VERBRAEKEN N, et al. The sink as a potential source of transmission of carbapenemase-producing Enterobacteriaceae in the intensive care unit [J].

Antimicrob Resis Infect Control, 2017,6(1):24.
[10] GORDON A E K, MATHERS A J, CHEONG E Y L, et al. The hospital water environment as a reservoir for carbapenem-resistant organisms causing hospital-acquired infections — a systematic review of the literature [J]. Clin Infect Dis, 2017, 64(10):1435－1444.
[11] MATHERS A, KASI V, IAN M G, et al. Intensive care unit wastewater interventions to prevent transmission of multispecies klebsiella pneumoniae carbapenemase-producing Organisms [J]. Clin Infect Dis, 2018,67(2):171－178.
[12] KANAMORI H, WEBER D J, RUTALA W A. Healthcare hutbreaks associated with a water reservoir and infection prevention strategies [J]. Clin Infect Dis, 2016,62(11):1423－1435.
[13] KOTAY S, CHAI W, GUILFORD W, et al. Spread from the sink to the patient: in situ study using green fluorescent protein (GFP)-expressing escherichia coli to model bacterial dispersion from Hand-Washing Sink-Trap Reservoirs [J]. Appl Environ Microbiol, 2017, 83(8): e03327－16.
[14] OFSTEAD, CORI L HEYMANN, OTIS L QUICK, et al. Residual moisture and waterborne pathogens inside flexible endoscopes: Evidence from a multisite study of endoscope drying effectiveness [J]. Am J Infect Control, 2018,46(6):689－696.
[15] UMEZAWA K ASAI S, OHSHIMA T, et al. Outbreak of drug-resistant Acinetobacter baumannii ST219 caused by oral care using tap water from contaminated hand hygiene sinks as a reservoir [J]. Am J Infect Control, 2015,43(11):1249－1251.
[16] SAX H, BLOEMBERG G, HASSE B, et al. Prolonged outbreak of mycobacterium chimaera infection after open-chest heart surgery [J]. Clin Infect Dis, 2015,61(1):67－75.
[17] WEINGARTEN R A, JOHNSON R C, CONLAN S, et al. Genomic analysis of hospital plumbing reveals diverse reservoir of bacterial plasmids conferring carbapenem resistance [J]. Mbio, 2018,9(1):e02011－17.
[18] YIEK W K, COENEN O, NILLESEN M, et al. Outbreaks of healthcare-associated infections linked to water-containing hospital equipment: a literature review [J]. Antimicrob Resist Infect Control, 10(1):77.
[19] ZHANG X, LIN J, FENG Y, et al. Identification of mycobacterium chimaera in heater-cooler units in China [J]. Scientific Reports, 2018,8(1):1－5.

第八章 手术部位感染的防控

第一节 手术部位感染概述

SSI是指患者在手术后一定时间段内发生在切口或手术深部器官或腔隙的感染，在我国所有住院感染中排名第三，是手术后并发症的最常见原因。SSI会导致很多不良后果，如增加病人的住院时间、再住院率和病死率等，其死亡风险是非SSI患者的数倍，医疗机构对此极为重视。

一、手术部位感染的危害

据报道，全世界超过三分之一的术后死亡与SSI有关。SSI给社会带来了严重的经济负担。2005年，美国对其全国住院患者进行调查，结果显示因SSI导致平均住院时间延长了9.4天，导致住院费用额外支付超过9亿美元，因SSI再次住院的花费近7亿美元。在中国，SSI产生的额外费用在2 400～31 700元(396～5 237美元)之间。在高收入国家中，欧美国家的SSI发生率比其他国家低得多，但仍然是其院内感染的第二大原因。中低收入国家的SSI发生率较高，SSI的总发病率为每100例手术11.8例(范围1.2～23.6例)。根据我国2001—2012年的数据显示，中国大陆地区SSI的平均发病率为4.5%(95% *CI* 3.1～5.8)。

二、手术部位感染的病原学差异

SSI的微生物学存在着地域性差异。在世界大多数地区，金黄色葡萄球菌和表皮葡萄球菌是导致洁净手术相关SSI的主要微生物，而来自印度次大陆的一些研究显示，革兰阴性杆菌中的克雷伯氏菌、大肠杆菌和铜绿假单胞菌是该地区诱发SSI的重要病原体。2010年进行的一项关于HAI的大型横断面调查显示，在中国大陆大肠埃希菌(25.9%)、金黄色葡萄球菌(14.3%)和铜绿假单胞菌(11.9%)是与SSI相关的3种最常见病原体。此外,这些病原体中几乎有一半具有耐药性。

三、手术部位感染的危险因素

由于手术室是一种比较特殊的场所,非工作人员不能随意进入,因此大众对手术相关的知识了解较少,对 SSI 的成因和界定更是有很多误解。其实预防 SSI 不是仅仅在手术过程中去除切口上的细菌那么简单,其导致发生的危险因素并非一种,而是包括年龄、住院时间、腹部手术、切口深度、切口清洁度、手术时长、麻醉方式、急诊手术/择期手术、给药时机等多个因素。总的来说,引起 SSI 的微生物可以来自患者本身,也可以来自手术人员、手术器械甚至空气(表 8-1)。

表 8-1 SSI 的风险因素

患者因素	手术因素
1. 极端年龄	1. 切口清洁度
2. 近期接受放射治疗	2. 紧急/复杂手术
3. 糖尿病血糖未控制	3. 术前准备
4. 肥胖、营养不良	4. 毛发去除
5. 吸烟	5. 皮肤消毒
6. 免疫抑制	6. 手术时间
7. 术前白蛋白<3.5 g/dL	7. 手卫生
8. 总胆红素>1.0 mg/dL	8. 手术技巧
9. 术前已住院至少 2 天	9. 手术器械
10. 细菌定植者	10. 手术室环境
11. 伴皮肤软组织感染	11. 预防用抗菌药物
	12. 输血
	13. 体温过低
	14. 缺氧
	15. 血糖控制不良
	16. 无菌操作

四、手术部位感染发生率

在一项对欧洲六国 SSI 负担的综述中提到了 SSI 发病率在外科各专业的情况,心脏外科手术 1.9%~2.5%,泌尿外科手术 19.4%,骨科和创伤外科手术 2.3%,髋关节置换术后为 3.2%,截肢术 14.3%,小肠手术 10%,大肠手术 10%,血管外科 7.7%。这些只能反映当年当地的结果,仅供参考。

国内一项荟萃分析显示,我国西部偏远地区 SSI 的发病率高于东部沿海地区和中部地区。SSI 多发生于浅表或污染创面。不同类型的外科手术中，腹部手术的发病率最高（8.3%，95% *CI* 6.5～10.0），骨科手术的发病率最低（1.0%，95% *CI* 0.5～1.6）。SSI 总体发病率近年来呈下降趋势。

第二节　手术部位感染的界定

一、手术切口分类

手术切口能破坏人体屏障功能，与 SSI 的发生密切相关。按照 2010 年卫生部办公厅印发的《外科手术部位感染预防与控制技术指南（试行）》中的分类方法，根据外科手术切口微生物污染情况，将外科手术切口分为清洁切口、清洁-污染切口、污染切口、感染切口，发生 SSI 的概率依次从低到高。切口分类也是决定是否需要进行抗菌药物预防的重要依据。

1. 清洁切口（Ⅰ类切口）　手术脏器为人体无菌部位，局部无炎症、无损伤，也不涉及呼吸道、消化道、泌尿生殖道等人体与外界相通的器官。

2. 清洁-污染切口（Ⅱ类切口）　手术部位存在大量人体寄殖菌群，手术时可能污染手术部位引致感染，故此类手术通常需预防用抗菌药物，如经口咽部手术、胆道手术、子宫全切除术、经直肠前列腺手术，以及开放性骨折或创伤手术等。

3. 污染切口（Ⅲ类切口）　造成手术部位严重污染的手术，包括：手术涉及急性炎症但未化脓区域；胃肠道内容物有明显溢出污染；新鲜开放性创伤但未经及时扩创；无菌技术有明显缺陷如紧急床旁开胸心脏按压者。此类手术需预防用抗菌药物。

4. 感染切口（Ⅳ类切口）　有失活组织的陈旧创伤手术切口；已有临床感染或脏器穿孔的手术。

二、SSI 的诊断标准

外科手术必然会造成皮肤与组织损伤，当手术切口处的微生物达到一定程度时，就会发生 SSI。手术后的非感染的缝线反应、脂肪液化等症状有些与感染相似，为帮助临床甄别判断，避免混淆，我国外科 SSI 的临床诊断和上报，均以 2010 年原卫生部办公厅印发的《外科手术部位感染预防与控制技术指南（试行）》为依据。SSI 分为表浅切口、深部切口、器官（或腔隙）感染。并说明下列情形不属于 SSI：①针眼处脓点（仅限于缝线通过处的轻微炎症和少许分泌物）；②外阴切开术或包皮环切术部位或肛门周围 SSI；③已感染的烧伤创面，及溶痂的Ⅱ、Ⅲ度烧伤创面。

（一）表浅切口感染

指手术后 30 天以内发生的仅累及切口皮肤或皮下组织的感染，并符合下列条件之一:①切口浅部组织有化脓性液体;②从切口浅部组织的液体或组织中培养出病原体;③具有感染的症状或者体征,包括局部发红、肿胀、发热、疼痛和触痛,外科医师开放的切口浅层组织。

(二) 深部切口感染

无植入物者手术后 30 天以内、有植入物者手术后 1 年(美国 NHSN 医疗保健相关感染监测要求为 90 天)以内发生的与手术有关并涉及累及深部软组织(如筋膜和肌层)的感染,并符合下列条件之一:①从切口深部引流或穿刺出脓液,但脓液不是来自器官/腔隙部分。②切口深部组织自行裂开或由外科医师开放的切口。同时,患者具有感染的症状或者体征,包括局部发热、肿胀及疼痛。③经直接检查、再次手术探查、病理学或者影像学检查,发现切口深部组织脓肿或者其他感染证据。

同时累及切口浅部组织和深部组织的感染归为切口深部组织感染;经切口引流所致器官/腔隙感染,无须再次手术归为深部组织感染。

(三) 器官(或腔隙)感染

无植入物者手术后 30 天以内、有植入物者手术后 1 年以内(美国 NHSN 医疗保健相关感染监测要求为 90 天)发生的与手术有关(除皮肤、皮下、深筋膜和肌肉以外的器官或腔隙)的感染,并符合下列条件之一:①器官或者腔隙穿刺引流或穿刺出脓液;②从器官或者腔隙的分泌物或组织中培养分离出致病菌;③经直接检查、再次手术、病理学或者影像学检查,发现器官或者腔隙脓肿或者其他器官或者腔隙感染的证据。

三、手术部位感染案例

某三级医院骨科关节镜术后短期内出现 3 例 SSI 病例,且切口部位分泌物均分离出铜绿假单胞菌,经流行病学调查后发现,该科室共有两个关节镜,其中使用 1 号关节镜手术器械的手术 4 台,发生 3 例 SSI;使用 2 号关节镜手术器械的手术 8 台,未发生 SSI;经过氧化氢低温等离子方式灭菌后的 1 号关节镜鞘卡管腔冲洗液培养出铜绿假单胞菌,与患者切口分泌物分离的铜绿假单胞菌两者药敏结果一致。经高温高压方式灭菌后的 1 号关节镜鞘卡管腔冲洗液、医生卫生手消毒和环境物体表面标本均未分离出铜绿假单胞菌。随后将关节镜鞘卡等非精密器械的灭菌方式全都改成高温高压灭菌,后续未再出现相关 SSI 病例,证实感染防控措施有效。

第三节 预防手术部位感染的推荐意见

虽然 SSI 与医学诊疗实践相伴随且无法完全避免,但期望通过科学技术和行为控制将它的发生率控制在最小水平,减少对病患造成的身心痛苦。基于之前的研究成果,目前已形成很多预防与控制 SSI 相关的措施和推荐意见,临床可以根据各自病患和手术的特点及相关领域的要求选择薄弱处加以完善。国外相关指南有美国CDC《手术部位感染预防指南》、SHEA/IDSA《急诊医院手术部位感染的预防策略》、ACS/SIS《手术部位感染预防指南》、英国NICE《手术部位感染预防和治疗》、WHO《预防手术部位感染全球指南》等；国内相关技术指南有《2010外科手术部位感染预防与控制技术指南（试行）》《中国手术部位感染预防指南》《医院手术部（室）医院管理规范（2010）》。各指南的推荐意见和措施因国情和地方条件等差异会有少许的不同，侧重点也不一样，但目标都是致力将引起SSI的风险水平控制到最低，且均关注到术前、术中和术后整个过程。本文将以WHO发布的《预防手术部位感染全球指南（2018版）》（*Global Guidelines for The Prevention of Surgical Site Infection*）为主要代表，综合其他指南和我国相应规范，介绍目前已形成的关于预防与控制SSI的意见和措施。

一、手术前防控

（一）戒烟

吸烟会导致血管收缩，暂时降低组织氧合和需氧代谢，使炎症愈合反应减弱，伤口的愈合速度减慢，从而增加发生SSI的危险。戒烟能迅速恢复人体组织氧合和新陈代谢功能。择期手术前后的戒烟时长尚不明确。Sorensen等调查了戒烟对一系列相同伤口后SSI发展的影响，活跃吸烟者的伤口感染发生率为12%，不吸烟者和戒烟4周的吸烟者的SSI发生率明显低于积极吸烟者（分别为2%和1%）。临床上在术前宣教中常规纳入戒烟内容。

（二）有效控制糖尿病患者的血糖水平

无论患者是否伴有糖尿病，均建议加强围手术期血糖监测和管理。手术、心理紧张等应激因素是导致非糖尿病患者出现围手术期高血糖的主要原因。高血糖会削弱先天免疫系统，促进蛋白质的糖基化，从而影响伤口愈合。几乎所有指南都推荐了预防高血糖来预防SSI。但期望控制指标稍有差异。正常人空腹血糖水平是70～110 mg/dL，在美国CDC《手术部位感染预防指南（2017版）》中建议所有手术患者术中血糖控制目标低于200 mg/dL，亚太区感染控制学会（Asia Pacific Society of Infection Control，APSIC）《手术部位感染预防指南（2018版）》建议术前血糖指标HbA1c水平应低于8%。2021年，我国成人围手术期血糖监测专家共识中提出围手术期检测血糖、HbA1C、糖化血清蛋白（glycosylated serum protein，GSP）综合了解患者血糖情况。对身体状况良好、无心脑血管并发症的非老年患者或单纯应激性高血糖控制目标为：空腹血糖或餐前血糖108～144 mg/dL，餐后2 h血糖或任意时点血糖144～180 mg/dL。精细手术如整形等采用更严格标准。目前无证据表明术后强化血糖控制（目标水平低于110 mg/dL）可减少SSI发生风险，反而这样做有可能导致更高比例的不良预后出现，如中风和死亡。

（三）完善术前评估，重视患者抵抗力

术前评估患者整体情况是一个重要的环节，能预先排除一部分手术风险。所以手术前应完成体格检查和血生化、传染病筛查，并根据病情和手术方式完善相关术前检查如心电图、肺功能等。术前要尽量纠正贫血、低蛋白血症和水、电解质紊乱。通过体格检查了解病人身体发育情况、有无现存感染等可能影响手术的因素，如切口处脂肪过多会影响伤口的愈合，易发生 SSI。除手术切口清洁度外，麻醉分级和手术持续时间也与 SSI 的发生相关，术前进行手术风险评估（NNIS 评分）是预估 SSI 风险的重要步骤，分级越高手术风险越高（表 8－2）。术前谈话应向患者充分告知手术风险并帮助其选择最佳手术方案。

表 8－2　NNIS 手术风险分级标准

NNIS 手术风险分级标准	分值	总分
手术切口清洁度		
Ⅰ类手术切口（清洁手术）	0	
Ⅱ类手术切口（相对清洁手术）	0	
Ⅲ类手术切口（清洁-污染手术）	1	
Ⅳ类手术切口（污染手术）	1	
麻醉分级（ASA 分级）		
P1 正常的患者，除局部病变外，无系统性疾病	0	
P2 患者有轻微的临床症状，有轻度或中度系统性疾病	0	
P3 有严重系统性疾病，日常活动受限，但未丧失工作能力	1	
P4 有严重系统性疾病，已丧失工作能力，威胁生命安全	1	
P5 病情危重，生命难以维持的濒死病人	1	
P6 脑死亡的患者	1	
手术持续时间		
T1 手术在 3 h 内完成	0	
T2 完成手术，超过 3 h	1	

（四）术前皮肤准备与去定植

在正常人体皮肤、黏膜及与外界相通的各种腔道（如口腔、鼻咽腔、肠道、泌尿道和生殖道）本来就存在着对人体无害的微生物群，包括细菌、真菌、螺旋体、支原体等。当组织受损伤或生态平衡被打破时，这些定植在人体的微生物不能被抑制就可能引发 SSI。在一些病情复杂、抵抗力差的患者身上还会有耐药菌定植的可能，如果没有预防措施，耐药菌转移到切口处所引起的 SSI 危害性更高。术前皮肤准备是预防 SSI 的重要环节。在病情许可的情况下，患者应该进行全身沐浴，使用抗菌/非抗菌肥皂或其他抗菌剂清洁皮肤。手术部位皮肤如有污渍、胶布痕迹等应尽可能去除，有留置导管或脱出组织的应妥善固定。除非毛发干扰手术操作，否则不需要去毛。如需要去毛，应使用不损伤皮肤的

方法，如推剪或脱毛的方法，避免使用刀片刮除。去除毛发的时间不宜过早，在手术当日进行，保护皮肤屏障功能。对于细菌定植现象，有将身体部位定植的微生物去除的手段称为去定植，如皮肤去定植、肠道去定植等。以皮肤黏膜去定植为例，目前已知金黄色葡萄球菌是引起术后伤口感染的主要病原菌之一，而这种细菌常居留于人体的皮肤、鼻腔内。中等质量的证据表明，在金黄色葡萄球菌鼻腔携带的手术患者中，使用2%莫匹罗星软膏联合或不联合洗必泰沐浴露，与安慰剂/不治疗相比，在降低金黄色葡萄球菌SSI率及总体金黄色葡萄球菌院内感染率方面有显著的益处。因此高危手术如心胸外科或骨科手术且鼻部携带金黄色葡萄球菌者推荐术前使用2%莫匹罗星软膏联合或不联合洗必泰皮肤擦浴，短时间内减少此菌的定植。接受其他手术的鼻部金黄色葡萄球菌携带者术前也可以考虑使用2%莫匹罗星软膏联合或不联合洗必泰沐浴液。但此措施对于中低收入国家来说，会带来额外的经济负担。而且也要考虑到细菌对莫匹罗星耐药性的出现和部分患者出现洗必泰过敏、皮肤刺激反应等。目前去定植手段通常应用在骨科、心胸外科、脑部手术等高风险手术。

（五）抗菌药物预防性使用

如需预防性使用抗菌药物，应根据手术路径可能存在的污染菌选择针对性的抗菌药物。经皮肤软组织手术通常选择针对金黄色葡萄球菌的抗菌药物，如一代头孢菌素（头孢唑啉、头孢拉定等）或二代头孢菌素（头孢孟多、头孢替安、头孢呋辛等）。肠道和盆腔手术会选用针对肠道革兰阴性菌和脆弱拟杆菌等厌氧菌的抗菌药物。除万古霉素和氟喹诺酮类药物应在术前2 h内使用外，所有抗菌药物均应在手术切皮前0.5～1 h内或麻醉开始时给药，且应给予合理种类和合理剂量的抗菌药物，保证手术部位暴露时局部组织中抗菌药物已达到足以杀灭手术过程中沾染细菌的药物浓度。手术时间较短（＜2 h）的清洁手术术前给药一次即可。

（六）术前肠道准备

研究结果显示需要肠道准备的手术应在术前口服非肠道吸收性的抗菌药物并联合机械性肠道准备才有效，单纯机械性肠道准备（mechanical bowel preparation，MBP）并不降低SSI的发生风险。机械性肠道准备包含机械灌肠和/或口服泻药，用来清理肠道内容物。口服抗菌药物指服用肠道不吸收的抗菌药物，如氨基糖苷类抗菌药物、甲硝唑等。

二、手术中防控

（一）手术室建筑布局

要求分别设医务人员通道、患者通道、污物通道和洁净物品通道。手术间内部设施、温控、湿控要求应当符合环境卫生学管理和医院感染控制的基本要求。平面布置符合功能流程和洁污分区。根据环境洁净程度和对人流、物流限制程度分为限制区（如手术间、无菌物品存放间）、半限制区（如术前准备间和麻醉恢复间）、非限制区（如办公室、更衣区）。人员走动方向应从洁到污，区域之间不能交叉。手术部建筑材料采用不积尘、不产尘、耐腐蚀、易清洁的材料并考虑防渗水的问题。墙面和地面应平整,门和窗密闭性好,不能设地漏。手术室洁净场所设计、验收参照《医院洁净手术部建筑技术规范》(GB 50333)要求,竣工后必须经过有资质第三方完成全性能的监测,合格后方可投入使用。

(二) 手术室空气管理

手术过程中,不论是悬浮的还是附着在人体或物体表面的颗粒,都会直接或间接地到达手术区域。手术室的空气需要除菌净化,但不可能达到空气中含菌量为零。据研究手术区域的细菌含量需达到某一临界值才会引起 SSI。空气净化设备耗资较大,根据手术切口类型对空气洁净度的要求给予相应级别的手术室是符合实际的做法。对无菌要求越高、手术时间越长的手术就需要洁净度越高的手术室,以洁净用房Ⅰ级(特别洁净,洁净度 5 级)为例,适用于关节置换、器官移植、心脑等无菌手术,按《洁净手术部建筑技术规范》(GB 50333)要求,换气次数不低于 50 次/h,环境空气中≥0.5 μm 的粒子数>350 个粒子/m^3(0.35 个粒子/L)至≤3 500 个粒子/m^3(3.5 个粒子/L);≥5 μm 的粒子数为 0 粒/L。浮游法测空气中细菌最大平均浓度为手术区 5 CFU/m^3/30 min,周边区 10 CFU/m^3/30 min。在疫情常态化管理下,不得不提到负压手术室。负压手术室是一种室内空气静压低于相邻相通环境空气静压的手术室,最小静压差应≥5 Kpa,具有独立空气净化系统且排风口必须安装高效过滤器。负压手术室通常用于结核病或其他呼吸道传染病及突发不明原因的传播疾病且需要手术治疗的患者。负压手术室必须设独立出入口,压力显示器要安装在方便查看的位置。负压手术室和感染性疾病所用的手术室在出入口应设缓冲室。还有一种正负压可切换的手术室,效果需要进一步验证。近年来随着气流处理技术发展,出现了层流手术室。层流是指通过稳定速度和近似平行的单向流动的气流将微粒、尘埃通过回风口带出手术室,室内不产生涡流,对空气的净化效果更好。但其造价高、后期维护要求也高。虽然层流空气净化与非层流相比对微粒的清除更彻底,但鉴于导致 SSI 的因素非常复杂,空气中的细菌仅属于其中一个因素,基于骨科关节置换术、腹部和开放血管手术的数据显示,使用层流手术室和非层流手术室在降低术后 SSI 风险上没有显著差异。由此,WHO《预防手术部位感染全球指南(2018 版)》指出不应使用层流通风系统来降低全关节置换术的 SSI 风险。此外,降低手术室内空气中的细菌数和微粒数的措施还包括保持手术室合适的温湿度。不使用掉絮的手术衣、手术铺单和包布。定期清洁过滤网,更换空气过滤器滤芯并每季度对空气消毒效果进行监测,有异常结果及时分析整改。越是复杂的空气处理系统,越是要重视定时维护和更换各种过滤装置,否则严重影响应用效果,甚至成为污染源。

(三) 手术室的清洁消毒

遵循先清洁手术后污染手术的原则安排一日的手术日程,根据手术类型和感染风险合理安排手术区域与台次(表 8-3)。术中保持手术间门关闭,减少开关频次。每天首台手术前 30 min 开启空气净化装置。连台手术后必须有一定的空气自净时间。全天手术结束并清洁消毒后,空气净化系统需继续运行 30 min。接台手术后在手术台及周边至少 1～1.5 m 范围的高频接触物表进行清洁与消毒,包括各种设施、仪器设备的表面进行湿式擦拭方法的清洁、消毒，每日对手术室的墙体表面进行擦拭消毒，擦拭高度为 2～2.5 m。所用清洁、消毒产品应符合《医疗机构消毒技术规范》(WS/T 367)要求。

表 8-3　洁净手术室用房的分级标准(GB 50333-2013)

洁净用房等级	沉降法(浮游法)细菌最大平均浓度		空气洁净度级别		参考手术
	手术区	周边区	手术区	周边区	
Ⅰ	0.2 CFU/30 min · ϕ90 皿(5 CFU/m^3)	0.4 CFU/30 min · ϕ90 皿(10 CFU/m^3)	5	6	假体植入，某些大型器官移植、手术部位感染可直接危及生命及生活质量等手术
Ⅱ	0.75 CFU/30 min · ϕ90 皿(25 CFU/m^3)	1.5 CFU/30 min · ϕ90 皿(50 CFU/m^3)	6	7	涉及深部组织及生命主要器官的大型手术
Ⅲ	2 CFU/30 min · ϕ90 皿(75 CFU/m^3)	4 CFU/30 min · ϕ90 皿(150 CFU/m^3)	7	8	其他外科手术
Ⅳ	6 CFU/30 min · ϕ90 皿		8.5		感染和重度污染手术

注：①浮游法的细菌最大平均浓度采用括号内数值。细菌浓度是直接所测的结果，不是沉降法和浮游法互相换算的结果。②眼科专用手术室周边区洁净度级别比手术区的可低 2 级。

(四) 手术室人员要求

应限制进入手术室的人员数量。手术中可能发生大量血液、体液暴露，所有人员进入手术部必须更换手术部专用服、鞋帽、外科医用口罩，既是保护病人也是保护自己。手术人员不能佩戴耳环、戒指、手镯等饰物。服装上衣应系入裤装内，手术帽应遮盖全部头发及发际，口罩应完全遮住口鼻。帽子如非一次性应每日清洁。穿鞋套不能预防 SSI，Summers 等研究发现手术人员穿鞋套后仍有约 31%的鞋内有肉眼可见的血迹，而且脱鞋套的环节会给医务人员带来血液污染的风险，因此手术室专用鞋应能遮盖足面，方便穿脱且为易清洁和消毒的材质。如果为传染病患者手术，则根据传播途径穿上相应的防护用品。

(五) 手卫生

手卫生是预防 SSI 的非常重要且基础的环节。术前手卫生内容包括：手术人员穿无菌手术衣前、戴无菌手套前，用流动水和洗手液揉搓冲洗双手、前臂至上臂下 1/3，再用手消毒剂清除或者杀灭手部、前臂至上臂下 1/3 暂居菌和减少常居菌。外科流动水洗手处必须设置在手术室外且要求水龙头必须为非手触式，手消毒剂出液器也为非手触式。手术室内洗手槽应具备防溅结构。洗手处设有计时装置、张贴洗手流程和说明，以便工作人员能参照说明正确执行手卫生。洗手液的抗菌谱尽可能广泛，包括细菌和真菌。外科手消毒后只能接触无菌物品和无菌区域。《医务人员手卫生规范》(WS/T 313)对手卫生的时机、操作步骤、相关效果监测作出了明确的规定，手卫生合格的判断标准是：执行卫生手消毒后细菌菌落数总数应≤10 CFU/cm²,执行外科手消毒后细菌菌落数总数应≤5 CFU/cm²。当怀疑医院感染暴发与医务人员手卫生有关时,要进一步做致病性微生物的检测。

(六)换/戴手套

在不同患者手术之间、手套破损时或手被污染时,应脱去手套后重新进行外科手消毒后再佩戴手套。术后脱去手套、离开手术部前再次进行手卫生。

(七)术中严格遵循无菌技术

手术进行中,手术室的门应保持关闭状态。穿好无菌手术衣的医务人员限制在无菌区域活动。无菌区的范围包括无菌巾铺好后的器械台及手术台上方,术者手术衣前面(腰以上、肩以下、腋前线以前),以及手至上臂下 1/3 的区域。同侧手术人员如需交换位置,一人应先退后一步,背对背转身到达另一位置,以防接触对方背部非无菌区。对侧手术人员如需交换位置,需经器械台侧交换。手术过程中尽量避免咳嗽、打喷嚏,不得已时须将头转离无菌区。请他人擦汗时,头应转向一侧。口罩若潮湿,应更换。观摩人员与术者距离应在 30 cm 以上,参加手术人员不得扶持无菌桌的边缘。在无菌区内只允许使用无菌物品,若对物品的无菌性有怀疑,应当视其为污染。坠落在手术床边缘以下或者手术器械台平面以下的器械、物品不能再使用。

(八)皮肤消毒液的使用

手术区皮肤消毒液以手术切口为中心向外扩展≥15 cm,由内向外、由上到下涂抹,污染、感染切口应由外向内涂抹。消毒液不能混用。除非有禁忌证,否则推荐使用酒精类皮肤消毒剂,特别是使用含氯己定的酒精类消毒剂对手术切口部位皮肤进行消毒。Tuuli 等评估了氯己定-酒精和碘酒精术前皮肤准备对伤口相关并发症发生率的影响,即使这两种皮肤试剂均以酒精为基础,与碘消毒相比,氯己定也能适度改善 SSI 相关结果。要注意含酒精类溶液不可用于新生儿,且应避免与黏膜或眼睛直接接触。氯己定酒精过敏者可使用碘伏。

(九)无菌巾/手术贴膜的使用

无菌巾/手术贴膜是指在切口部位覆盖一层有消毒液成分的铺巾/贴膜,用来尽量减少创口内源性细菌污染。此类材料曾报道被运用在骨科、普外科、心外科手术中。在有关骨科和心脏外科手术的研究中显示无菌巾/手术贴膜对预防 SSI 有良好的作用。而在腹部手术,认为此类含消毒液成分的材料并没有发挥出预防 SSI 的作用。可见无菌巾/手术贴膜对预防 SSI 的效果不具有普适性。因此,各指南对此条的建议是,不应以降低 SSI 为目的常规使用无菌巾/手术贴膜。

(十)切口保护套的使用

切口保护套通常为防水材质制成,可沿创面牵引手术切口,从而无需额外的机械拉钩进行牵引。目前在清洁-污染切口、污染切口和感染切口的腹部手术时,可考虑使用切口保护套,但非常规使用。

(十一)切口冲洗

切口冲洗的目的是为了清洁伤口,用冲洗去除黏在伤口上的碎屑和微生物而不损伤伤口床。切口冲洗不适用于所有手术类型，按实际需要使用。切口冲洗所用的溶液可选择无菌的生理盐水、表面活性剂和消毒液。综合各指南推荐意见，用 37℃的无菌生理盐水冲洗切口既不推荐也不反对。清洁切口和清洁-污染切口可使用经稀释的聚维酮碘溶液冲洗切口。但避免用抗菌药物溶液冲洗切口。人工装置植入前使用消毒液浸泡和手术切口缝合前立即使用消毒剂反复消毒患者皮肤是否能降低 SSI，至今缺乏高质量证据。

（十二）手术操作与技巧

手术中坏死组织没有清除干净、止血不彻底、切口处存在死腔、手术操作粗暴、引流管放置不当或切口缝合不平整等都会影响创面愈合。进行胃肠道、呼吸道或宫颈等沾染手术时，切开空腔脏器前，应先用纱布垫保护周围组织，并随时吸除外流的内容物。术中被污染的器械和其他物品应放在污染器械盘内，避免与其他器械接触，污染的缝针及持针器应在等渗盐水中涮洗。手术中如果存在可能被微生物沾染的步骤，当沾染步骤全部完成后，手术人员应用灭菌用水冲洗或更换无菌手套。据统计，浅表切口 SSI 是最常见的 SSI 类型，除截肢手术外，深部和器官间隙 SSI 在小肠和大肠手术的百分比远高于其他手术。

（十三）伤口引流

在清洁切口，无论是闭式负压引流还是自然引流，都无预防 SSI 的价值，如果不应用预防性抗菌药物，放置引流管反而增加清洁切口感染的风险。导管留置越久，异物刺激手术部位，发生 SSI 的风险越高。对于清洁-污染或污染切口，建议预防性使用闭式负压切口引流，即持续或间歇地在伤口处施加负压，促进伤口内积液的流出，帮助伤口愈合。不要通过主切口部位引出引流管，这样做会为整个切口提供一个细菌进入点，会增加切口感染和裂开的风险，引流管的出口点尽量选择远离手术切口，确保引流充分。

（十四）切口缝线

含抗菌剂缝线作为一类具有特殊理化性质的缝线，可抑制 SSI 相关的细菌在缝线上定植，从而降低 SSI 发生风险。此类缝线目前被开发生产的是含三氯生（triclosan）抗菌剂的缝线。三氯生是一种广谱抗菌剂，能有效抑制金黄色葡萄球菌、表皮葡萄球菌、铜绿假单胞菌和大肠杆菌等的生长，正常剂量下对人体无害。汇总各项相关研究结果，推荐使用含抗菌剂（三氯生）缝线以减少 SSI，且不受手术类型影响，此条为条件推荐。我国学者的一项荟萃分析显示相较于常规缝线，含抗菌剂缝线能够有效降低 SSI 发生风险，预防腹部手术及Ⅲ类切口 SSI 的效果尤为显著。

（十五）术中防止低体温

手术前麻醉引起的血管舒张会使中央-外周温度再分配、术中的失血都会引发患者低体温。低体温可能直接或间接影响中性粒细胞功能，增加血液流失或输血，这些因素都会增加 SSI 的发生率。在一项回顾性研究中显示术中温度 35℃是最能预测 SSI 发展的最低温度，每低于 35℃一度，部位感染风险增加 221%（*OR* 2.21；95% *CI* 1.24～3.92，$P=0.007$）。因此要在术前、术中维持患者温暖的体温。在临床工作中，手术前后接送患者的推床上有盖被帮助病人保暖，大于 1 h 的手术进行中有主动加热装置维持病人正常体温(≥36℃),这些装置包括空气加温器、流通热水装置、加热毯、加温输液器等。如需局部降温的特殊手术则执行具体专业要求。

(十六) 合理追加抗菌药物

如手术时间超过 3 h 或超过所用药物半衰期的 2 倍以上,或成人出血量超过 1 500 mL 时,术中应追加一次合理剂量的抗菌药物。手术时长包括开始时间(如切皮时间)到结束时间(即所有器械和敷料清点完成并确认正确、所有术后影像学检查均已完成、所有敷料和引流均已固定、医生结束患者所有操作相关活动的时间)。

(十七) 手术器械、植入物的管理

使用清洗不到位,未经充分灭菌的手术器械会导致病原体传播,发生 SSI。手术室使用的器械必须经过消毒供应室专业灭菌处理后使用,在接收、清洗、灭菌、包装及使用过程中都必须信息可追溯。有研究表明超过 50%的髋关节或膝关节假体周围感染由葡萄球菌引起,其产生的生物膜与假体周围感染显著相关,与浮游生物培养相比生物膜培养出的菌株对抗菌剂的耐药性高出 8 000 倍以上。因此要强调手术器械的预处理及清洗灭菌质量,防止手术用具上生物膜形成。器械使用后及时进行预处理,包括清水冲洗或擦洗去除血渍和组织粘连物。术后器械的送洗讲究及时性,不能及时送洗的必须有保湿处理,防止污渍干结。现有一些带抗菌成分的植入材料进入市场,如含抗菌药物或纳米颗粒的骨水泥、带抗菌涂层的导管等,理论上是通过减少微生物定植来预防感染,但缺乏大样本高质量的研究验证。

三、手术后防控

(一) 围手术期吸氧

缺氧是术中风险因素之一,围手术期补充氧气可降低 SSI 相对危险度 25%。接受全麻气管插管的成年手术患者,在术中给予 FiO^2 80%。术后继续给氧 2～6 h。通过增加 FiO^2,增加全身氧输送,可能防止伤口缺氧,减少 SSI 发生率,这些作用在结直肠手术中尤其明显。补充氧气并联合其他策略如维持正常体温和适当循环血量等是改善组织氧合度最有效的措施。

(二) 液体治疗

手术后可能出现低血容量,会导致组织缺氧,增加发生 SSI 的风险。以血液动力学目标为导向进行液体治疗(晶体或胶体溶液),保持理想的心输出量和氧输送能预防组织缺氧。基于目前的循证依据,专家建议术中和术后使用目标导向液体疗法(goal directed fluid therapy, GDFT)以降低 SSI 的发生率,但不建议以降低 SSI 为目标而施行限制性 GDFT 或术前 GDFT。

(三) 切口敷料与切口换药

就预防 SSI 而言,在一期缝合的切口上,没有证据证明任何一种新型敷料优于标准切口敷料。在清洁-污染和污染手术中,可个性化考虑使用某种新型敷料,如银离子抗菌

敷料、藻酸盐类敷料、泡沫敷料等，但不推荐常规使用以预防 SSI。医务人员接触患者手术部位或者更换手术切口敷料前后应当进行手卫生，更换敷料过程中严格遵守无菌技术操作，避免接触带来的污染。在切口结痂前要保持敷料干燥，观察切口处渗血渗液情况，一旦敷料潮湿应及时更换。

（四）引流管有效引流并及时拔除

根据手术情况，酌情留置引流管。如有引流管留置在体内，则一定要保持引流通畅，定时观察引流液色、质、量。根据病情尽早为患者拔除引流管，减少引起感染的危险因素。

（五）术后抗菌药物的预防应用

抗菌药物的有效覆盖时间包括整个手术过程。手术时间较短（<2 h）的清洁手术术前给药一次即可。手术时间>2 h 的清洁手术和清洁-污染手术预防用药时间不超过 24 h，心脏手术和污染手术可视情况延长至 48 h。手术结束后，不应以预防 SSI 为目的继续预防性应用抗菌药物。也不能因为存在切口引流，就延长围手术期预防抗菌药物使用来预防 SSI。手术部位也不能使用万古霉素（此药属于特殊使用级抗菌药物）粉末用来预防 SSI，包括脊柱手术。有证据表明过度延长用药时间，并不能进一步提高预防效果，且预防用药时间超过 48 h，会增加细菌耐药性和感染难辨梭状芽孢杆菌的风险。在《2012 年全国抗菌药物临床应用专项整治活动方案》中要求Ⅰ类切口手术患者抗菌药物预防使用的比例不超过 30%，其中腹股沟疝修补术（包括补片修补术）、甲状腺疾病手术、乳腺疾病手术等和经血管途径介入诊断手术的患者原则上不预防使用抗菌药物。

（六）重视术后随访

术后回访时医生必须查看手术切口愈合情况，在发现切口红、肿、热、痛等可疑感染的情况要尽早处理，避免恶化，必要时对伤口分泌物进行微生物培养，给予针对性的抗感染治疗。目前在医院住院周转率加快的背景下，出院后居家护理的质量需要高度重视。应根据病人病情、切口情况给予个性化指导，告知术后自我护理的要点、指导伤口自我观察和护理的技巧，告知出现异常情况的紧急处置方法。一旦出现外科 SSI，浅表切口 SSI 通常在门诊处理；而深部切口和器官/间隙感染则需要再入院接受进一步处理。

第四节　手术部位感染数据监测和反馈

不同国家、地区的 SSI 的诊断标准和监测方法并不完全一致，数据结果不具完全可比性，只能参考。我国 SSI 监测中下列手术不纳入监测：内窥镜或腹腔镜手术、手术室内未完全关闭切口的手术（如扩创术）、组织活检等诊断性手术。无植入物患者术后 30 天内、有植入物者 1 年内出现的 SSI 纳入 SSI 统计，超出时间者则不纳入。

临床确诊 SSI 后通过信息系统上报，后台收集数据。SSI 的监测指标包括：SSI 累计发生率、各类手术切口感染专率、外科医生 SSI 专率等，统计部门每年定期公布 SSI 发病率、SSI 类型构成、SSI 病原体构成等，用来指导临床开展防控工作。监测数据同时作为质控考核，推动持续改进。我国医院管理评价指南（2018 年版）对清洁手术切口感染率要求≤1.5%，清洁-污染切口≤7%，污染切口≤20%，污秽-感染切口≤40%。

第五节 总结与展望

综上所述，导致 SSI 的因素很多，有自身因素，也有外界因素。手术过程中部门牵扯面广、涉及环节和人员较多，全面实施干预措施对临床实践是复杂且具有挑战性的。医院应根据自身实际条件和患者手术情况在众多干预措施中选择主要、重要、可操作的项目执行。一项系统评价结果显示，将干预措施捆绑集束化应用与常规相比发生 SSI 的几率降低了 45%。我国在立足建立国家层面的 SSI 监测网的基础上，希望多开展多中心、大样本、高质量的 SSI 预防研究，为制定具有国家特色的指南或专家共识提供依据。

手术室被赋予了更多的功能，数字一体化手术室将数字信息化系统与手术室融合，对所有关于患者的信息进行系统集成，为整个手术提供更加准确、安全和高效的工作环境，也为手术观摩、手术示教、远程教学及远程会诊提供通道。信息化为预防感染控制的数据收集提供了便利。通仓交融手术室是近几年来在尝试的一种手术室模式，是一种在开放的大空间同时进行多台同种手术的模式，虽有利于整合各方手术资源，加深合作和交流，但对人员、物品、环境的感染控制管理提出了挑战，需要参与手术的所有人员均有高度的无菌概念和标准预防概念。

手术室相关器械、设备发展迅速。术中同时进行影像诊断、术中放疗、机器人手术等已屡见不鲜，涉及的特殊器械和材料有其特殊的灭菌方法，还牵涉到外来器械的监管问题。预防与控制 SSI 需要与时俱进，不断了解和学习。

防胜于控，在完善制度和规范的前提下，致力于提高医务人员对 SSI 的认知度从而提高防控行为的依从性是根本且有效的，加强培训和监督永远是不变的主题。

（崔一忻）

参考文献

[1] 陈莉明，陈伟，陈燕燕等. 成人围手术期血糖监测专家共识[J]. 中国糖尿病杂志，2021，29(02)：81-85.

[2] 崔丹，蒋雪松. 抗菌薇乔缝线对外科手术部位感染作用的荟萃分析[J]. 中国消毒学杂志，2020，37(05)：365-368.

[3] 何文英，史发林，张玉，等. 我国手术部位感染管理现状调查[J]. 中华医院感染学杂志，2018，28(05)：768-771+786.

[4] 中华医学会外科学分会外科感染与重症医学学组，中国医师协会外科医师分会肠瘘外科医师专业委员会. 中国手术部位感染预防指南[J]. 中华胃肠外科杂志，2019，22(4)：301-314.

[5] AVSAR P, PATTON D, SAYEH A, et al. The Impact of Care Bundles on the Incidence of Surgical Site Infections: A Systematic Review[J]. Adv Skin Wound Care, 2022,35(7):386 - 393.

[6] BADIA J M, CASEY A L, PETROSILLO N, et al. Impact of surgical site infection on healthcare costs and patient outcomes: a systematic review in six European countries[J]. J Hosp Infect, 2017,96(1):1 - 15.

[7] BELDA F J, AGUILERA L, GARCÍA DE LA ASUNCIÓN J, et al. Supplemental perioperative oxygen and the risk of surgical wound infection: a randomized controlled trial [J]. JAMA, 2005, 294(16):2035 - 2042.

[8] BERRÍOS-TORRES S I, UMSCHEID C A, BRATZLER D W, et al. Centers for disease control and prevention guideline for the prevention of surgical site infection, 2017[J]. JAMA Surg, 2017, 152(8):784 - 791.

[9] BISCHOFF P, KUBILAY N Z, ALLEGRANZI B, et al. Effect of laminar airflow ventilation on surgical site infections: a systematic review and meta-analysis[J]. Lancet Infect Dis, 2017,17(5): 553 - 561.

[10] BRANCH-ELLIMAN W, O'BRIEN W, STRYMISH J, et al. Association of duration and type of surgical prophylaxis with antimicrobial-associated adverse events[J]. JAMA Surg, 2019,154(7): 590 - 598.

[11] COELLO R, CHARLETT A, WILSON J, et al. Adverse impact of surgical site infections in English hospitals[J]. J Hosp Infect, 2005,60(2):93 - 103.

[12] FAN Y, WEI Z, WANG W, et al. The Incidence and Distribution of Surgical Site Infection in Mainland China: A Meta-Analysis of 84 Prospective Observational Studies[J]. Sci Rep, 2014, 4,6783.

[13] GAYNES R P. Surgical-site infections (SSI) and the NNIS Basic SSI Risk Index, part II: room for improvement[J]. Infect Control Hosp Epidemiol, 2001,22(5):266 - 267.

[14] LING M L, APISARNTHANARAK A, Abbas A, et al. APSIC guidelines for the prevention of surgical site infections[J]. Antimicrob Resist Infect Control, 2019,8:174.

[15] PALERMO N E, GARG R. Perioperative Management of Diabetes Mellitus: Novel Approaches [J]. Curr Diab Rep, 2019,19(4):14.

[16] PETROVA O E, SAUER K. Sticky situations: key components that control bacterial surface attachment[J]. J Bacteriol, 2012,194(10):2413 - 2425.

[17] QADAN M, AKÇA O, MAHID S S, et al. Perioperative supplemental oxygen therapy and surgical site infection: a meta-analysis of randomized controlled trials[J]. Arch Surg, 2009,144 (4):359 - 367.

[18] SEAMON M J, WOBB J, GAUGHAN J P, et al. The effects of intraoperative hypothermia on surgical site infection: an analysis of 524 trauma laparotomies[J]. Ann Surg, 2012, 255(4): 789 - 795.

[19] SESSLER D I. Perioperative thermoregulation and heat balance [J]. Lancet, 2016, 387: 2655 - 2664.

[20] SORENSEN L T, KARLSMARK T, GOTTRUP F. Abstinence from smoking reduces incisional

wound infection: a randomized controlled trial[J]. Ann Surg, 2003,238(1):1-5.

[21] SUMMERS P R, BISWAS M K, PORTERA S G, et al. Blood-saturated operating-room shoe covers[J]. West J Med, 1992,157(2):184-185.

[22] SVENSSON M K, TILLANDER J, ZABOROWSKA M, et al. Biofilm properties in relation to treatment outcome in patients with first-time periprosthetic hip or knee joint infection[J]. J Orthop Translat, 2021,30:31-40.

[23] SØRENSEN L T. Wound healing and infection in surgery: the pathophysiological impact of smoking, smoking cessation, and nicotine replacement therapy: a systematic review[J]. Ann Surg, 2012,255(6):1069-1079.

[24] TUULI M G, LIU J, STOUT M J, et al. A Randomized Trial Comparing Skin Antiseptic Agents at Cesarean Delivery[J]. N Engl J Med, 2016,374(7):647-655.

[25] WEN X, REN N, WU A. Distibution of pathogens and antimicrobial resistance: an analysis of China healthcare-associated infection cross-sectional survey in 2010 (in Chinese)[J]. Chin J Infect Control, 2012,11:1-6.

第九章 导尿管相关尿路感染的防控

医疗保健相关尿路感染是指患者在入院 48 h 后发生的泌尿系统感染，是 HAI 中常见的类型。临床上以轻症或无症状患者较为多见，有症状者主要表现为尿频、尿痛、尿急、尿液混浊及发热、腰痛等，严重时可导致菌血症。随着尿路侵入性诊疗操作增多，加之广谱抗菌药物、免疫抑制剂和激素的过度使用，病原菌耐药性不断增高，医疗保健相关尿路感染常表现为难治、迁延、易复发等特点。

大部分医疗保健相关尿路感染发病有尿路侵入性操作史，其中 70%～80%感染由导尿管留置引起，即 CAUTI，在 ICU 中其比例更是高达 95%。如今，医疗护理工作中广泛使用导尿管，特别是在 ICU 病房、长期护理机构，居家护理患者中的使用也不断增加。高达 25%的患者会在住院某个时期使用导尿管。

CAUTI 不仅会延长患者住院时间、增加医疗费用，还可导致严重的并发症，甚至危及患者生命。尿源性医疗保健相关血流感染的病死率高达 32.8%。每例 CAUTI 医疗花费约 600 美元，如果继发了血流感染，治疗成本会增加到至少 2 800 美元。在全美范围内，CAUTI 每年造成 1.31 亿美元的额外医疗费用。

据估计，40%～70%的 CAUTI 是可以预防的。自 2008 年 10 月以来，美国医疗保险和补助服务中心(Centers for Medicare and Medicaid Services, CMS)不再支付医疗保健获得性 CAUTI 的治疗费用。此外，CMS 要求医院在 CMS 网站上提交 CAUTI 的发病率，作为医疗保健获得性疾病报告的一部分。正因如此，对大多数医院来说，预防 CAUTI 成为优先事项。

本章主要对 CAUTI 的发病机制、流行病学、诊断监测和预防控制措施进行介绍。

第一节 导尿管相关尿路感染的发病机制

逆行性感染是指定居于尿道口和会阴部周围的致病菌由于种种原因经尿道进入膀胱、肾盂导致感染，即致病菌首先移行至尿道入口及其周围组织和前尿道，接着上行至膀胱，然后从膀胱上行至肾盂，最后可侵入肾髓质部位。逆行性感染是医疗相关泌尿系统感染的主要途径。

微生物易黏附于导尿管的管腔内外形成生物膜，周围包裹着由黏多糖组成的细胞外基质。生物膜使得微生物附着和黏附在导管表面。微生物通过两种途径进入导尿管并形成生物膜：腔外途径及腔内途径。腔外途径的病原菌多来源于患者自身，如来自胃肠道或会阴部定植菌群。在插入导尿管时，微生物可直接侵入管腔，或是通过管壁外表面包裹的黏液鞘移行侵入。有研究表明，留置导尿管相关菌尿症的女性患者中，约70%是由微生物经腔外途径侵入引起。在最近的一项对173名CAUTI患者的前瞻性研究中发现，有115例(占66%)的感染是由腔外途径获得的。

当导尿引流系统的密闭性失效或是集尿袋受污染时，微生物会沿导尿管管腔逆行侵入，引起管腔内感染。这些病原菌通常是外源性的，经常是由医务人员手卫生执行不力所致的交叉感染。集尿系统腔内污染通常占CAUTI的34%。一旦微生物黏附并开始繁殖，由其分泌的含糖蛋白的细胞外基质形成膜状，将会包裹微生物。

生物膜内的细菌增长速度比浮游菌缓慢得多，并可分泌化学信号来介导种群密度依赖性基因的表达。微生物形成的生物膜在1～3天内即可通过管壁内表面移行入膀胱，而群集运动的病原体如奇异变形杆菌则更快。大部分生物膜由单一细菌组成，但也可能包含多达五种病原菌。有些病原菌，如斯氏普罗威登斯菌属、假单胞菌属、肠球菌属及变形杆菌属都可在尿液中持续10周之久，而其他微生物则自发地循环进出。一些研究表明，从导管获得的培养物中发现的浮游菌并不能反映生物膜内生长的细菌数量。变形杆菌属、铜绿假单胞菌、肺炎克雷伯菌和普罗威登斯菌属都可将尿液中的尿素水解为游离氨。结果导致尿液pH增高，形成多种矿物质，如羟基磷酸钙或鸟粪石。导尿管生物膜内的矿物沉积会导致导尿管上形成生物膜特有的结垢。这些附着于导尿管内表面的结垢可完全阻塞尿液的流出，或者成为肾脏结石的巢穴。

泌尿系统的生物膜对抗微生物药物有一定拮抗作用。首先，细胞外基质可阻止抗微生物药物渗透到生物膜中，如环丙沙星和妥布霉素在生物膜中的扩散能力都很差。其次，生物膜内细菌生长速度缓慢，对作用于快速生长细菌的抗微生物药物的作用更具抵抗力。最后，生物膜内细菌产生的化学信号能调控改变抗微生物药物分子靶点的基因。生物膜上述特点对CAUTI的预防和治疗具有重要意义。研究显示，留置导尿管引起菌尿的每日危险性为3%～10%，30天后为100%，这已经综合考虑了短期和长期置管情况。考虑到生物膜的特性，如果不拔除导管几乎不可能被根除。

第二节　导尿管相关尿路感染的流行病学

一、病原学特征

CAUTI最常见的病原菌排名前十的是大肠埃希菌、克雷伯菌属、铜绿假单胞菌、粪肠球菌、变形杆菌属、肠杆菌属、其他肠球菌、凝固酶阴性葡萄球菌、屎肠球菌、柠檬酸杆菌属。美国 CDC - NHSN 2005—2016 年报告的数据中，ICU 和非 ICU 的 CAUTI 患者的大肠埃希菌分离株中，分别有 31.1%的和 37.9%表现出对氟喹诺酮类药物不敏感，而长期急症护理医院（Long-Term Acute Care Hospital，LTACH）患者的氟喹诺酮类耐药率更高（58.2%）。此外，来自 CAUTI 患者的 16.6%～48.2%的克雷伯菌属和 16%～32.3%的大肠埃希菌分离株产超广谱 β-内酰胺酶。更令人担忧的是，在同一时间段内，CAUTI 患者的所有克雷伯菌属分离株中，5.1%～23.1%对碳青霉烯类抗菌药物耐药。LTACH 报告的 CAUTI 分离株中肠杆菌目细菌的耐药率总体上要高于 ICU 的数据。儿科病房和 ICU 病房 CAUTI 患者的细菌分离株中大肠埃希菌对抗菌药物的耐药率更高，对广谱头孢菌素的耐药率分别为 13.6%和 16.4%。

目前，我国的病原学监测数据与国际上的研究报道是相似的。最常见的病原菌为革兰阴性杆菌，其中以大肠埃希菌为主，约占 70%～95%。在儿童亦是如此，90%的女童和 80%的男童在第 1 次发生尿路感染时可发现大肠埃希菌。由于导尿管等尿路侵入性操作的逐渐增多，产超广谱 β 内酰胺酶的肺炎克雷伯菌在医院感染的比例不断增加。革兰阳性球菌的比例在逐渐上升，以屎肠球菌和粪肠球菌为主。与屎肠球菌较高的耐药率不同，粪肠球菌对常用抗菌药物如青霉素的耐药率很低，因此，尤其要警惕耐万古霉素肠球菌的出现。由厌氧菌引起尿路感染较少见。对于正在接受抗菌药物治疗的留置导尿患者，真菌感染的比例近年来明显增加，特别是有糖尿病或使用糖皮质激素者。白色念珠菌最为常见，其次为光滑念珠菌、热带念珠菌和克柔念珠菌等。

二、流行病学特征

在我国，医疗相关尿路感染占医院感染 20.8%～31.7%，仅次于呼吸道感染。在美国和欧洲等发达国家，医疗相关尿路感染居院内感染首位，占 35%～40%。随着全球范围内开展相应干预措施后，在过去的几十年中，ICU 中 CAUTI 的发病率均显著降低。

2013 年，美国 CAUTI 的发病率从神经外科 ICU 的 5.3 例/千插管日到外科 ICU 的 1.3 例/千插管日不等。普通病房的发病率与 ICU 相似，波动在 0.2～3.2 例/千插管日。在普通病房中，血液科和康复科病房 CAUTI 的发病率最高。儿科 ICU 的发病率为 0～3.4 例/千插管日，新生儿 ICU 病房很少见 CAUTI。长期护理机构报告的 CAUTI 发病率为 0.49 例/千插管日。

2010—2015 年间，INICC 报告的 CAUTI 的发病率高于美国 NHSN 所报告的，所有 50 个国家汇总的 CAUTI 发病率平均值为 5.07 例/千插管日。ICU 报告的 CAUTI 发病率从心胸外科 ICU 的 1.66 例/千插管日，到神经外科 ICU 的 17.17 例/千插管日。

上海市院内感染质量控制中心从 2005 年开始对上海市二级及以上医疗机构开展目标性监测。2005—2023 年 ICU 导尿管相关尿路感染发生率如图 9-1 所示，数据显示，近 20 年来，CAUTI 的发生率一开始呈现显著下降趋势，从 6.5 例/千插管日降低至 1.34

例/千插管日，随后则较为稳定，呈现小范围的波动。该发病率的降低得益于感染预防控制措施的实施，同时也是监测方法不断规范的结果。

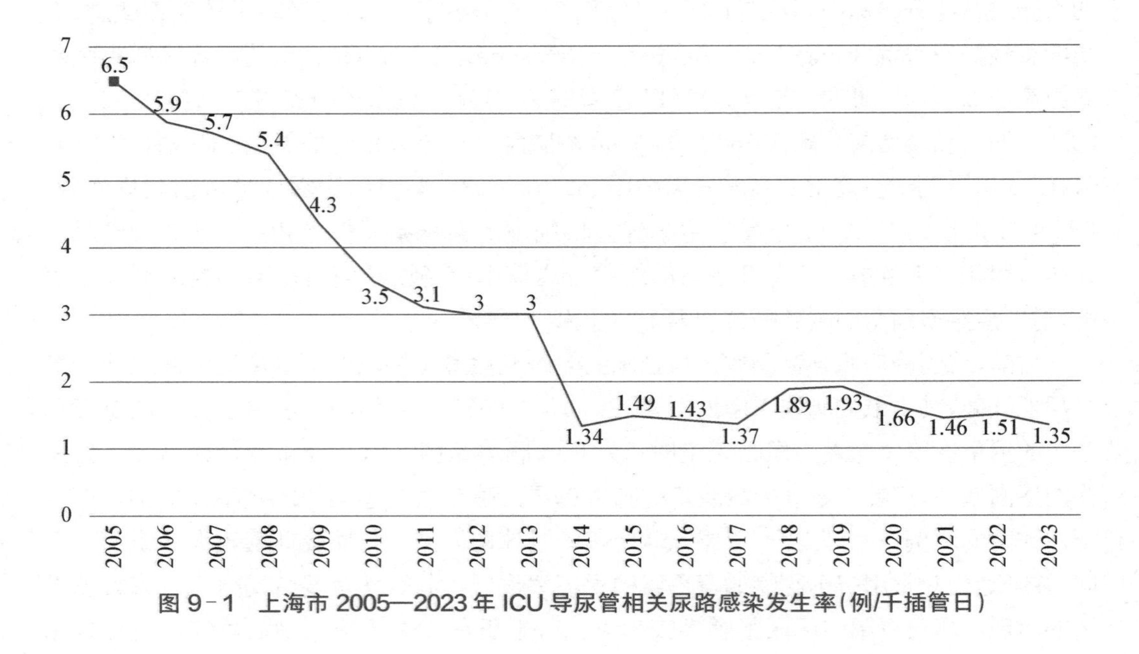

图 9-1 上海市 2005—2023 年 ICU 导尿管相关尿路感染发生率(例/千插管日)

三、危险因素

留置导尿管患者的菌尿症定义为优势菌株生长＞10^2 CFU/mL。菌尿最主要的危险因素是导尿管留置时间(*OR* 2.3～22.4，取决于持续时间)，进而导致 CAUTI 的发生率增加。在留置导尿的患者中，菌尿可快速、高频地发生，每天菌尿形成的发生率为 3%～10%。当留置导尿达 2～10 天时，有 26%的患者可能罹患菌尿症。几乎所有留置导尿时间达一个月的患者都会出现菌尿症，这也是短期置管和长期置管的分界线。

女性发生菌尿症风险高于男性(*RR* 1.7～3.7)，女性因特殊的尿道解剖结构而成为泌尿系统感染的高发人群。据统计，超过 50%的女性一生中至少患过一次尿路感染，而 25%患有复发性尿路感染。系统应用抗菌药物可预防菌尿症，因此没有全身性应用抗菌药物的患者菌尿症的发生风险增加(*RR* 2.0～3.9)。导尿管护理不规范也会增加菌尿症的发生风险。研究发现的其他危险因素包括：快速致死性的基础疾病(*RR* 2.5)、年龄＞50 岁(*RR* 2)、非手术性疾病(*RR* 2.2)、骨科患者(*RR* 51)和泌尿外科操作(*RR* 4)、入院第 6 天后留置导尿(*RR* 8.6)、在手术室外进行的留置导尿(*RR* 5.3)、糖尿病(*OR* 2.3)、多次导尿(*OR* 1.75～2.85)。尿道口周围大量细菌定植也会增加菌尿症的发生风险。儿童人群中 CAUTI 的其他危险因素包括早产、泌尿生殖道结构异常、神经系统疾病和免疫受损状态。

综上所述，CAUTI 的危险因素主要包括：延长导尿管留置时间、多次留置导尿、未进行系统性抗菌药物治疗、女性、糖尿病、老年、合并快速致死性的基础疾病、非手术性疾病、留置导尿管时未严格执行无菌操作原则、集尿袋细菌定植、氮质血症（血肌酐＞2.0 mg/dL）、导尿管未连接集尿袋、尿道口周围细菌定植等。

尿路感染相关性血流感染发生率通常是较低的（多项研究显示导尿管相关菌尿症患者仅＜4%发展为菌血症），主要病原菌是肠球菌属（28.7%）和念珠菌属（19.6%）。多项研究显示CAUTI相关性血流感染的风险包括粘质沙雷菌引起的尿路感染（与其他病原菌相比*RR* 3.5）、男性、免疫抑制、吸烟史、发生菌尿症前的住院天数、中性粒细胞减少症和肾脏疾病。

第三节　导尿管相关尿路感染的诊断与监测

一、临床表现

CAUTI患者的临床表现轻至无症状菌尿，重至尿源性脓毒血症，甚至死亡。仅有10%～32%的导尿管相关菌尿症患者表现出感染症状，大多数患者仅表现为无症状菌尿。在一项对235名医院获得性导尿管相关菌尿症患者的调查发现，约90%的患者无症状。发热、排尿困难、尿急、腰痛及白细胞增多等表现在感染和无感染者中无显著性差异。儿科患者的真性尿路感染很难定义，他们可能仅有发热、嗜睡等非特异的临床表现。

尿路感染的局部症状包括下腹部不适、排尿困难、尿急、尿频和血尿。导尿管相关菌尿症的患者仅＜1%有发热、腰痛或其他肾盂肾炎的临床表现。目前公认的感染，包括前列腺炎、附睾炎、精囊炎、肾脏感染，都可能由留置导尿期间引起的菌尿所致，但这类感染的发病率尚不清楚。这些并发症主要发生于长期留置导尿管的患者，置管＜10天的患者中很少见。脓毒血症的体征和症状包括发热、低血压、神志改变和器官系统功能障碍，常常提示继发血流感染可能，尤其是革兰阴性杆菌引起的血流感染。

短期置管的CAUTI预后通常较好。很少有导尿管相关菌尿症患者接受过感染部位溯源的研究，因此目前尚不清楚发生于膀胱、前列腺、肾脏部位感染的比例。对菌尿症死亡患者的尸检显示有急性肾盂肾炎、肾结石或肾周脓肿。导尿管相关菌尿症的主要全身并发症是继发性血流感染，但发病率较低（0.4%～3.9%）。无症状菌尿症患者继发血流感染的可能性很小，更可能与主要基础疾病和合并症有关。尽管如此，仍有11%～40%的医院获得性血流感染是尿源性的。

医院获得性尿路感染的死亡率为14%～19%，住院期间尿路感染患者的死亡风险是未感染者的近3倍。一项ICU病房儿科患者的研究也有类似发现，与对照组相比，CAUTI患者的死亡率为17%。尿源性医院获得性血流感染的归因病死率达12.7%～32.8%，其中，重症患者的死亡率最高。使用导尿管是长期护理机构内老年患者死亡风险增加的独立危险因素。

二、诊断标准

CAUTI是指患者留置导尿管后，或者拔除导尿管48 h内发生的泌尿系统感染。CAUTI的临床诊断极具挑战，因为在留置导尿的背景下，脓尿和菌尿都不是诊断症状尿路感染的可靠标准。在留置导尿管的患者中，并未发现脓尿与尿路感染有强相关性。在一项研究中，留置导尿管的男性患者中脓尿通常与菌尿同时出现，但在无菌尿症的留置导尿管患者中，也有30%出现脓尿。一项对761名留置导尿管患者的前瞻性研究发现，革兰阴性杆菌所致的感染最常出现脓尿，凝固酶阴性葡萄球菌、肠球菌或酵母菌所致的尿路感染很少表现出脓尿。尿白细胞计数>5个/高倍镜预测尿路感染的特异度达90%，但灵敏度不足37%。在儿科患者中，镜检发现白细胞的特异度在45%～98%。

留置导尿管患者的菌尿症诊断标准通常定义为优势菌株生长>10^2 CFU/mL。在已公开发表的文献中，“菌尿”一词经常与尿路感染混用，因为早期很多文献都用菌尿症来定义CAUTI。但实际在临床上，这两者有很大的区别，无症状导尿管相关菌尿症往往预后良好，通常无需治疗。尽管如此，住院患者中仍有很大一部分抗菌药物用于治疗尿路感染，最常见的是无症状菌尿。

长期留置导尿管患者尿路感染的诊断更为困难，因为除非给予抗菌药物治疗，大部分这类患者都有菌尿症。对长期留置导尿管的患者而言，尿检或尿液培养都不是诊断症状性尿路感染的可靠依据。取自这些导尿管样本的培养结果往往为阳性，但并不能反应膀胱内样本培养的情况。在一项对接受间歇性导尿的神经源性膀胱儿童患者的监测研究中，70%的患者尿液培养呈阳性，其中2/3表现为脓尿，但所有患者均无症状。脊髓病变患者的尿路感染也很难诊断，因为这些患者无法感知局部症状。发热、畏寒或其他全身性症状可能是判定尿路感染仅有的临床指征，尤其是脊髓损伤的患者。

基于以上考虑，我国将医疗保健相关尿路感染定义为患者入院时没有，入院48 h后出现尿频、尿急、尿痛等尿路刺激症状，或者有下腹触痛、肾区叩痛，伴有或不伴有发热，并具有下列情况之一：①尿检白细胞男性≥5个/高倍视野，女性≥10个/高倍视野，插导尿管患者应当结合尿培养；②临床已诊断为泌尿道感染，或抗菌治疗有效而认定的尿路感染。

在临床诊断的基础上，符合以下条件之一者，可进一步作出病原学诊断：①清洁中段尿或者导尿留取尿液（非留置导尿）培养革兰阳性球菌菌落数≥10^4 CFU/mL、革兰阴性杆菌菌落数≥10^5 CFU/mL；②耻骨联合上膀胱穿刺留取尿液培养的细菌菌落数≥10^3 CFU/mL；③新鲜尿液标本经离心应用相差显微镜检查（1×400），在30个视野中有半数视野见到细菌；④经手术、病理学或者影像学检查，有泌尿系统感染证据的。

需要特别注意的是在留置导尿管期间，患者无尿频、尿急、尿痛，其症状主要表现为发热、肾区（肋脊角）疼痛或叩痛、膀胱区（耻骨上）压痛，对于脊柱损伤或肾移植的患者还可能有肌肉痉挛加重、明显全身不适感、自主神经反射亢进等。另外，留置尿管的患者，尿常规中白细胞增多也不代表是感染，而可能反映的是排斥或创伤等其他炎症。CAUTI的临床诊断需要临床症状加病原学诊断，这与医院感染诊断通常不依赖病原学诊断有所不同。

如患者虽然没有症状，但尿液培养革兰阳性球菌菌落数≥10^4 CFU/mL、革兰阴性杆菌菌落数≥10^5 CFU/mL，同时在1周内有内镜检查或导尿管置入，应当诊断为无症状性菌尿症(asymptomatic bacteriuria，ASB)。

三、治疗

大多数导尿管相关菌尿症患者是无症状的，通常无需治疗，除非有出现并发症(如血流感染或肾脏感染)的高风险。最近一项研究表明，1 h的宣教即可减少尿检阳性住院患者抗菌药物的不当使用。此外，对医护人员的考核及反馈也可减少CAUTI的过度诊断及随之而来的抗菌药物不当使用。

妊娠状态、接受经尿道行前列腺切除术或其他可能引起黏膜损伤的泌尿道操作的无症状菌尿患者，抗感染治疗可能获益，而中性粒细胞减少患者或近期肾移植患者是否应予以治疗仍有争议。对大多数无复杂临床表现的患者而言，拔除导尿管后菌尿症通常可自行消退。若拔除导尿管48 h后菌尿症仍未自行消退，则需进行相应的治疗和监测。由于引起导尿管相关菌尿的病原菌药敏谱差异很大，因此应根据感染病原体的体外药敏试验来选择合适的靶向抗菌药物。保留导尿管的同时进行抗感染治疗往往会导致耐药菌株的出现，且保留导尿管的基础上非常难以根除菌尿症。一项针对症状性尿路感染患者的前瞻性随机对照试验发现，在接受抗菌药物治疗前更换导尿管的患者与未更换导尿管的患者相比，菌尿症发病率明显降低，且临床预后明显改善。基于上述发现提出了一个建议，即出现CAUTI时留置导尿管已超1周的患者，应在开始抗感染治疗前更换导尿管(或非必要留置的情况下予以拔除)。

四、监测

统计发病率和向临床工作人员反馈干预效果是制定任何预防计划的基本要素。CAUTI的监测指标主要分为过程指标和结局指标，过程指标主要用于评价预防措施的实施情况。

(一) 常用的过程指标

1. 不当置管率　该指标主要用于随机抽查，基于病史记录进行评价。

不当置管率＝无指征留置导管患者人数/留置导管患者总人数×100%

2. 每日评估依从率　该指标针对所有留置导管的患者进行评价。

每日评估依从率＝每日进行评估的留置导管患者人数/留置导管患者总人

数×100%

3. 导尿管使用率　该指标针对所有病区进行评价。

导尿管使用率=某病区所有患者留置导尿管总天数/某病区总住院日×100

(二) 常用的结局指标

1. CAUTI 发病率　该指标的单位为例/千插管日。当在导管使用显著减少或风险状况发生改变的时,可以使用住院日作为分母,单位为例/万住院日。

CAUTI 发病率=CAUTI 例数/所有患者留置导尿管总天数×1 000

2. 标化感染率(standardized infection ratio, SIR)　期望 CAUTI 例数可通过监测平台公布的平均感染率进行估计。

标化感染率=实际 CAUTI 例数/期望 CAUTI 例数

3. 累积归因差异(cumulative attributable difference, CAD)　CAD 较高的病区应是需要重点改进的,可用于评估绝对风险差异。

累积归因差异=实际 CAUTI 例数-(期望 CAUTI 例数×目标 SIR)

第四节　导尿管相关尿路感染的预防与控制

一、指南回顾

1981 年,美国 CDC 制定了《导尿管相关尿路感染预防指南》(*Guideline for Prevention of Catheter-Associated Urinary Tract Infections*),是最早的权威性指导性文件。随着预防 CAUTI 研究的逐步深入和防控技术的不断进步、长期留置尿管的患者不断增多,加之医务人员对 CAUTI 的防控意识不断提高,2009 年,美国医院感染控制顾问委员会(Healthcare Infection Control Practices Advisory Committee, HICPAC)对前版指南进行更新,就具体防控措施的实施、实施情况评价及 CAUTI 监测等方面提出了具体的建议,而且对当时的空白领域,指明了研究方向。2008 年,美国感染控制和流行病专业学会(The Association for Professionals in Infection Control and Epidemiology, APIC)发布了《消除导尿管相关尿路感染指南》(*Guide to the Elimination of Catheter-Associated Urinary Tract Infections*)。2009 年,IDSA 制定了《成人导管相关尿路感染的诊断、预防和治疗国际临床实践指南》(*International Clinical Practice Guidelines for Diagnosis, Prevention, and Treatment of Catheter-Associated Urinary Tract Infection in Adults*)。2014 年,英国卫生部对《英国预防医院感染循证指南》进行更新,更新内容包括预防导尿管相关感染的指南。2022 年,由 SHEA 发起,IDSA、美国医院学会(the American Hospital Association, AHA)、APIC 及联合委员会共同对《急症医院导尿管相关尿路感染预防策略》进行更新,这份指南最初发布于 2008 年,并曾在 2014 年更新过一次，是目前最新的 CAUTI 防控循证指南。

二、预防与控制措施

CAUTI 的预防与控制措施主要分为基本实践(essential practices)和补充措施(additional approaches)。基本实践是指所有的医疗机构都可以采取的基本做法，补充措施则是针对采取基本实践后仍然无法控制 CAUTI 的特定病区、特殊人群所需要采取的额外措施。基本实践的措施对降低 CAUTI 风险的影响明显超过潜在的不良影响。补充措施包括：①可能减少 CAUTI 风险但存在不良结果的风险升高的担忧；②证据的质量很低；③相关支持性的研究是针对特定时期(如暴发期间)或特定人群的。如果 CAUTI 监测或其他风险评估表明存在持续改进的空间，医疗机构应考虑采用部分或全部的补充措施。医疗机构应根据监测数据、风险评估和当地的政策要求，来决定选择特定病区或人群抑或是在全院范围内实施这些补充措施。CAUTI 预防与控制措施摘要如表 9-1 所示。

表 9-1　CAUTI 预防与控制措施摘要

预防措施	证据质量*
基本实践	
基础设施和资源	
1. 执行 CAUTI 风险评估，并实施组织范围内的计划，使用一种或多种已被证明有效的方法来识别和移除不必要的导管	中
(1) 制定和执行本医疗机构的策略，定期审查(通常是每天)导尿管留置的必要性	
(2) 考虑使用电子或其他类型的提醒，来显示目前患者是否留置导尿管和是否符合导尿管留置的评价标准	
(3) 医生和护士共同参与评估	
2. 为预防 CAUTI 提供适当的基础设施	低
(1) 确保所有病区在执行预防措施时所需要的物品/设备供应充足，包括膀胱扫描仪、非导尿管的尿失禁管理用品(尿壶、病号服、床垫、皮肤用品等)、不同型号的男性和女性外部导尿管、留置导尿管等	
(2) 确保非导尿管的尿失禁管理用品与留置导尿管的管理用品在床旁都能方便获取	
(3) 将集尿袋和连接管路放置在轮椅和病床的正确高度，并保证在静息状态和转运过程中均不会扭转缠绕	
3. 提供并实施循证方案，以解决导尿管使用周期的多个步骤：导尿管适宜性(步骤 0)、置管技术(步骤 1)、维护护理(步骤 2)和及时拔除导管(步骤 3)	低
(1) 基于循证证据调整并实施留置导尿管的适应证标准，该标准可作为标准化的临床决策支持工具嵌入电子病历系统中。基于专家共识的留置导尿管使用的适应证已经发布，不过相关研究证据的数量和质量均比较有限	
4. 确保仅经过培训的卫生保健人员才能置入导尿管，并定期评估其能力	低
(1) 当正在进行培训的人员进行置管和拔管操作时，需要有经验丰富的卫生保健人员在旁监督和指导	

（续表）

预防措施	证据质量*
5. 确保导管置入无菌技术所需的用品齐备且位置方便	低
6. 在病历中记录以下内容：放置导尿管的医嘱、插入导尿管的指征、插入导尿管的日期和时间、插入导尿管者的姓名、放置导尿管的护理记录、导尿管的每日留置情况和维护护理操作及移除导尿管的日期和时间。记录移除导尿管的标准和继续留置的理由	低
(1) 用标准化的表格记录数据和持续质量改进，并保存好导尿管留置（包括适应证）和拔出的相关文件以便随时查阅	
(2) 条件允许的话，使用带有搜索功能的电子文档	
(3) 考虑采用护士驱动的导尿管拔除方案，确保在已经没有留置指征时及时拔除	
7. 确保有经过充分培训的卫生保健人员和方便获得的技术资源来监测导管使用和结局	低
8. 根据机构风险评估或监管要求，对 CAUTI 进行监测	低
9. 针对有/无导尿管留置的患者，制定与本医疗机构相适应的尿培养标准化指征，并纳入电子病历系统以便在有 CAUTI 风险时评估是否需要尿培养	低
教育和培训	
1. 对卫生保健人员在导尿管置入、护理和维护相关的 CAUTI 预防措施方面进行教育培训，包括留置导尿管的替代方案及导尿管置入、护理和拔除的步骤	低
2. 评估医疗保健专业人员在导管使用、导管护理和维护方面的专业能力	低
3. 培训卫生保健人员关于尿培养管理的重要性，明确尿培养的指征	低
(1) 考虑在医生下尿培养医嘱时要明确该尿培养的送检指征	
4. 培训如何正确采集尿液标本。标本应采集后应尽快送达微生物实验室检测，最好在一小时内。如果预计运送到实验室的时间会有延迟，样本应冷藏（不超过 24 小时）或选用含防腐剂的尿液收集管	低
5. 培训临床医生在留置导尿管前，应优先考虑其他膀胱护理方法，如间歇性导尿或使用外部导尿装置	低
6. 及时共享数据，并向利益相关者报告	低
留置导尿管的置入	
1. 仅在患者护理必要时才置入导尿管，并在指征仍然存在时才维持留置状态	中
2. 适当时考虑其他膀胱管理方法，如间歇性导尿或使用外部导尿装置	低
3. 使用规范的导尿管置入技术	中
4. 考虑两人一组，帮助进行患者定位，并监控置入过程中可能出现的污染情况	低
5. 在导尿管置入前及对导尿管留置部位或导尿装置进行任何操作前后，立即进行手卫生（基于美国疾控中心或世界卫生组织的手卫生指南）	低
6. 使用无菌操作技术和无菌物品置入导尿管	低
7. 使用无菌手套、纱布和海绵，无菌消毒液清洁尿道口，并使用无菌的一次性单包装润滑剂置入导尿管	低
8. 使用符合正确引流的最小可行的直径导管，以最大限度地减少尿道创伤，但对于预计导尿困难的患者，在必要时可考虑使用其他类型和尺寸的导管，以减少患者多次尝试导尿（有时会造成创伤）的可能性	低

（续表）

预防措施	证据质量*
留置导尿管管理	
1. 插入后妥善固定留置导尿管，防止移动和尿道牵引	低
2. 保持无菌、持续封闭的引流系统	低
3. 当无菌管路发生断裂、断开或泄漏时，应使用无菌技术更换导尿管和集尿装置	低
4. 检测新鲜尿液时，在用消毒剂清洁采样口后，用无菌注射器/套管适配器从无针采样口抽吸尿液，收集少量样本	低
5. 及时将尿液样本运送到实验室，并为此提供便利条件。如果无法及时运输，尿液样本需冷藏保存或使用带有防腐剂的样本收集杯。用于特殊分析的大量的尿液从集尿袋中无菌抽取（如 24 小时尿液）	低
6. 保持尿液引流通畅	低
（1）提醒床边护理人员、患者和转运人员始终将集尿袋保持在膀胱水平以下	
（2）不可将集尿袋放在地板上	
（3）保持管路无扭转缠绕，否则会影响尿流通畅、增加膀胱内淤积从而增加感染风险	
（4）定期为每个患者使用专用的容器清空集尿袋。避免排尿管口接触到收集容器	
7. 保持日常卫生。尽管有文献支持在置入导尿管前使用氯己定，但用消毒液清洗尿道口仍是一个尚未解决的问题。考虑到酒精会导致黏膜组织的干燥，应避免使用酒精类产品	低
补充措施	
1. 制定规范的术后尿潴留诊断和管理方案，包括在护士的指导下使用间歇性导尿和在适当时使用膀胱容量测量仪作为留置导尿的替代方案	中
（1）如果使用了膀胱扫描仪，请明确适应症，并培训医务人员进行正确使用，并根据制造商的说明在患者之间进行消毒	
2. 建立导尿管使用和相关不良事件数据分析报告体系	低
（1）使用累积归因差异来识别高风险病区或医疗机构	
（2）使用过程指标和结局指标（如标化使用率和标化感染率）	
（3）除 CAUTI 外，定义和监测导管损害，包括导管阻塞、意外脱除、导管损伤和拔除后 24 小时内再次置管	
3. 建立一套体系，用于定义、分析和报告非导尿管相关尿路感染的数据，特别是与使用留置导尿管替代方案相关的尿路感染	低
（1）非导尿管相关性尿路感染被定义为发生在未留置导尿管的住院患者中的尿路感染。这些患者包括但不限于未进行任何导尿的患者、使用外部导尿装置的患者、尿支架或尿造口术的患者、接受间歇导尿的患者，这些患者的尿路感染都没有被包括在 CAUTI 中	
（2）随着 CAUTI 发病率的持续下降，一些医院非导尿管相关尿路感染的比例正在增加。非导尿管相关性尿路感染的全国发病率并不清楚，因为目前还没有开展系统的监测和报告	
（3）非导尿管相关性尿路感染是住院患者使用抗菌药物的常见指征，这个指标可以提供重要信息，帮助医疗机构考虑新的导尿管替代方案的风险和益处。目前公布的相关不良事件（如女性外部导尿装置使用者）的数据有限，该指标可以有助于评估特定患者群体的风险是否超过了益处	

（续表）

预防措施	证据质量*
不推荐的措施	
1. 常规使用抗微生物药物/消毒剂浸渍的导管	高
2. 破坏密闭的系统	低
3. 对导尿管留置患者筛查无症状菌尿症	高
(1) 无症状菌尿的治疗并不是预防 CAUTI 传播的有效策略，因为它增加的抗菌药物相关并发症的风险超过了预防有症状性 CAUTI 的潜在益处。那些使患者易发生膀胱定植的条件（解剖学、免疫学）不能通过抗菌药物来解决，因此菌尿会复发	
4. 将导管冲洗作为预防感染的策略	中
(1) 不要以预防感染为目的常规使用抗微生物药物连续冲洗膀胱	
(2) 如果要使用连续冲洗来防止阻塞，需保持引流系统的密闭状态	
5. 常规全身预防性使用抗微生物药物	低
6. 以预防感染为目的常规更换导管	低
(1) 如果患者有长期留置导尿管（即＞7 天），可以考虑在尿液检测采集标本时更换导管，以获得新鲜样本	
7. 在生殖器黏膜使用含酒精成分的产品	低
尚未解决的问题	
1. 在导管置入前，使用消毒液或是无菌生理盐水冲洗会阴部和尿道口	/
2. 使用尿道抗菌剂（如乌洛托品）预防 UTI	/
3. 通过隔离留置导尿管的患者来预防那些能够定植于导尿管引流系统的病原菌传播	/
4. 常规更换导尿管的周期为＞30 天以预防感染	/
5. 优化和调整 CAUTI 预防和尿液培养管理措施实施的最佳实践，以满足从成人到儿童的变化	/

注：* 证据质量的评判标准：基于①HICPAC《疾病控制和预防中心的更新和医疗保健感染控制实践咨询委员会建议感染控制和预防分类方案指南建议》（2019 年 10 月）；②推荐、评估、发展和评价的等级（GRADE）；③加拿大预防性卫生保健特别工作组。

高：高度相信真实的效果接近估计的大小和方向。当研究范围广泛、没有重大局限性、研究之间差异不大、汇总估计的置信区间较窄时，证据被评为“高”级质量。

中：真正的效应可能接近估计的大小和方向，但有可能有本质上的不同。当只有少数研究、有些研究有局限性但没有重大缺陷、不同研究之间存在一些差异或汇总估计的置信区间很宽时，证据被评为“中”级质量。

低：真实的效应可能与估计的效应的大小和方向有很大的不同。当支持性研究存在重大缺陷、研究之间存在重要差异、总结估计的置信区间非常宽或者没有严格的研究时，证据被评为“低”级质量。

（一）掌握导尿管适应证，尽量避免不必要的置管

由于 ICU 患者中多达 80％的医院获得性尿路感染和 95％的尿路感染都与导尿管有关，因此，降低尿路感染的主要措施之一便是尽量避免导尿管的使用。

减少导尿管的使用可能需要在导尿管使用周期的几个阶段进行干预。第一步是限制导尿管的留置，确有适应证（表 9－2）才行置管。以下患者留置导尿管很有必要：解剖或生理结构梗阻需要引流的患者、接受泌尿生殖道手术者、需精确计量尿液的患者，以及骶骨或会阴部损伤者。尽管有这些建议，研究表明依旧有 21％～50％留置导尿的患者不

具备合适的适应证。医院应根据普遍接受的适应证来制定书面的留置导尿政策及标准。控制措施应针对实施首次置管的科室(如急诊和手术室),可能取得最大的干预效果。

表9-2　短期留置导尿管的适应证

项目	具体内容
需要监测尿量	需频繁或紧急监测的患者,如危重患者 无法活拒绝收集尿液的患者
尿失禁(无尿路梗阻)	患者有骶部或会阴部开放性伤口 患者要求的 患者不能使用阴茎套管引流
膀胱出口梗阻	临时缓解解剖性或功能性梗阻 无手术矫正指证而需行长期引流
需全麻或脊髓麻醉的长时间手术	

一旦放置导尿管,就应考虑适时尽早拔除。仅靠临床医生的医嘱来管理导尿管是不够的,因为很多医生常常并不知道或忘记患者留有导尿管。一项涉及四家医疗机构的研究发现,28%的医护人员不知道他们的患者留置了导尿管。职称级别越高不知情的比例越高,并与导尿管使用不当有关;总体而言,22%的实习医生、28%的住院医生和38%的主治医师不知道他们的患者留置了导尿管。此外,留置导尿管的患者中,其医嘱或病历中有相关记录的不足50%。事实上,留置任何导尿管均应有医嘱,医疗机构应使用一个记录导尿管留置情况的系统。已证明护士主导的干预措施能有效缩短导尿管的留置时间。台湾的一家医院,由护士提醒医生拔除不必要的导尿管,使CAUTI的发生率从11.5例/千插管日降至8.3例/千插管日。一系列多举措并施,包括多形式的培训、管理系统的改善、奖励机制、专职护士管理并反馈,都能使导尿管日患病率显著降低。此类干预措施易于实施,可通过书面通知或是与医生就导尿管或其他替代方法进行口头交流。

信息化的医嘱录入系统是一个更有效、更具成本效益的管理方法,可有效减少导尿管的使用和留置时间。研究发现,利用信息化提醒系统可使导尿管留置时间缩短3天。导尿管提醒系统和停止医嘱系统可能使导尿管留置的平均时间缩短37%,CAUTI发病率减少52%。计算机化临床决策支持系统可使导尿管使用率从0.22降低至0.19($P<0.001$),CAUTI发病率从0.84例/千住院日降低到0.51例/千住院日。

(二)术中导尿管的围手术期管理

术后导尿管管理的具体方案对于减少导尿管的使用极为重要。约85%的手术患者在围手术期使用导尿管,留置导尿管2天以上的患者更易发生尿路感染及住院时间延长。老年手术患者留置导尿管时间延长的风险更高,65岁以上的外科手术患者中,23%出院至专业护理机构时是留置导尿状态,30天内再入院或死亡的风险很高。

在一项针对接受骨科手术患者的大型前瞻性试验中,多措并举的围手术期导尿管管理方案使尿路感染的发生率降低2/3。该方案包括将导尿管的使用限制在时长>5 h的手术、全髋关节置换术或膝关节置换术，并在全膝关节置换术后第1天、全髋关节置换术后第2天拔除导尿管。2005年，CMS和美国CDC推出了手术护理改进项目（Surgical Care Improvement Project，SCIP），其中包括术后24 h内拔除导尿管。对接受SCIP所列手术的患者的评估显示，有2.1%的患者术后出现尿潴留。这一群体具有重要意义，因为他们有再留置导尿的风险。接受膝、髋关节或结肠手术的老年男性患者术后易发生尿潴留。尽管SCIP导尿管拔除措施的依从性超过90%，但术后尿潴留发生率仍较高（13%），CAUTI发生率无改变。高危患者术后尿潴留的预防仍是一个重点关注及研究领域。

除了预防CAUTI之外，还有其他原因促使我们严格掌控导尿管的留置，如导尿管的置入也可能让患者感到不适并限制其使用。在退伍军人事务医疗中心的老年患者经常反映，与留置导尿管相比，阴茎套引流法更为舒适，且阴茎套引流法带来的疼痛及日常生活受限的程度均较低。另一项针对长期护理机构的患者和居民家庭的调查显示，85%的人首选成人尿布，而77%的人更倾向留置导尿管来促使排尿。

（三）留置导尿管的替代疗法

与留置导尿管相比，间歇性导尿可降低菌尿症和尿路感染的风险。尤其是患有神经源性膀胱和需长期留置导尿管的患者，可从间歇性导尿中获益。此外，与留置导尿管相比，髋关节或膝关节手术后患者采用间歇导尿可降低无症状和症状性菌尿症的风险。便携式膀胱超声扫描仪和间歇性导尿联合使用，可减少留置导尿管的需求。

没有尿潴留或尿路梗阻的男性患者可考虑使用阴茎套引流法来代替留置导尿管。与留置导尿管的患者相比，使用阴茎套的患者菌尿、症状性尿路感染的发生率及死亡率均降低；其中，没有痴呆的男性患者获益较明显。在一些男性中，阴茎套引流法比留置导尿管更加舒适。

近期，引入了女性外置导尿管。当留置导尿的目的是计量尿液或管理尿失禁时，外置导尿管可以代替留置导尿管。在最近的一项研究中，ICU内使用女性外置导尿管将留置导尿管的使用率从0.464降至0.401（$P=0.0141$）。但这项干预后CAUTI的发生率没有显著变化。

（四）无菌插入和导尿管护理技术

正确的无菌操作，包括导尿管的置入和对导尿管集尿袋的维护，是预防CAUTI的重要举措。导尿管的置入应由经过培训的专业医务人员进行。置管时清洁尿道口已普遍推广，但尚未得到充分的研究证实。一项随机研究比较了置入导尿管前使用水和0.1%氯己定对尿道口进行清洁的效果，两组患者菌尿症发生率并无统计学差异。另外，对置管患者进行常规的尿道口清洗也没有益处。集尿袋应始终保持在膀胱水平以下，以防止尿液（和集尿袋中的微生物）反流至膀胱。正确执行手卫生、置管和操作时戴手套防止引入外源性病原体。

（五）采用密闭式引流系统

预防CAUTI的另一个重要举措是使用密闭式导管引流系统，包括密闭式导尿管接头。一项评估比较了两个封闭引流系统:复杂导尿管系统(包括预连接导管、抗反流阀、滴注器、聚维酮碘缓释药盒)和双腔导尿系统,发现两种系统的细菌排泄率没有统计学差异。导尿管护理不当和密闭系统的破坏都是发生菌尿症的危险因素。如需采集尿液样本,可从端口无菌取样,或在需要大量非无菌样本时从集尿袋取样。

(六) 导尿管的其他护理措施

在使用密闭集尿系统时,其他干预措施,如膀胱冲洗、向集尿袋中注入抗菌药物等都没有显示出获益。这些做法可能导致定植于导管的微生物逆行反流入膀胱,并需要打开密闭的系统,因此并不常规推荐。此外,在尿道口涂抹润滑剂或乳膏(抗菌和非抗菌),或使用涂有肝素或聚合物的导尿管,对预防尿路感染均无获益。除机械功能障碍外,不建议进行常规导尿管更换。

(七) 使用抗菌导尿管

作为预防 CAUTI 的辅助措施,抗菌或消毒剂浸泡导尿管被广泛研究,但结果喜忧参半。多项研究结果显示,短期(<14 天)留置导尿时,使用银合金涂层导尿管或呋喃西林浸泡导尿管,并未减少症状性 CAUTI 发生率。因此,目前的指南并不推荐常规使用抗菌导尿管来预防 CAUTI。

(八) 避免不必要的膀胱冲洗,合理应用抗微生物药物

全身性抗微生物药物治疗可降低 CAUTI 的发生风险。但也有研究指出,预防性使用抗微生物药物可能会增加导尿管置管患者 MDRO 的定植率。因此,考虑到治疗成本、潜在的不良反应和对 MDRO 的选择性,不推荐对留置导尿管患者常规预防性使用抗微生物药物。

膀胱冲洗对尿路感染没有预防作用,反而会导致膀胱表面黏膜机械性损伤,并使导尿管管腔中尿液逆流入膀胱,增加外源性感染的机会,因此不推荐对留置导尿患者常规进行预防性膀胱冲洗,除非有确切的临床指征。

减少不必要的尿液培养,在无有效理由的情况下为留置导尿管的患者实施尿液培养,可不经意地导致抗微生物药物的使用增加。避免自动的尿液分析或尿液培养医嘱,除非有合理的理由(如尿路感染症状)。避免抗菌药物不恰当用于导尿患者的最佳方式是“除非有尿路感染体征和症状表明有需要,否则不得进行尿液培养”。如果无感染症状导尿患者的尿液培养结果为阳性,不得用抗微生物药物对其进行治疗。目前,美国传染病协会发布的指南强烈反对将抗微生物药物用于无症状菌尿症,除非患者正在接受泌尿外科手术或者处于妊娠期。

第五节 总结与展望

CAUTI 是常见感染,治疗成本较高,明显增加患病率。CAUTI 的病原体常为医院获得性的,对抗菌药物耐药的倾向很高。尽管研究表明干预措施对预防 CAUTI 有获益,但这些循证预防措施的实施仍参差不齐。导尿管的留置时间是发生 CAUTI 的主要危险因素，严格掌控导尿管留置适应证和尽早拔除导尿管可明显降低 CAUTI 的发病率。可适当考虑留置导尿管的替代疗法，如间歇性导尿和外部导尿管。若确需留置导尿管，置管过程和维护及封闭式导尿管引流系统的正确无菌操作对于预防 CAUTI 至关重要。

（陈　翔）

参考文献

[1] (美)JARVIS W R. 本内特和布拉赫曼医院感染[M]. 胡必杰，高晓东，陈文森，等，译. 上海：上海科学技术出版社，2024.

[2] PATEL P K, ADVANI S D, KOFMAN A D, et al. Strategies to prevent catheter-associated urinary tract infections in acute-care hospitals: 2022 Update[J]. Infect Control Hosp Epidemiol, 2023,44(8):1209 - 1231.

第十章　血管导管相关感染的防控

留置血管内导管是为患者实施诊疗时常用的医疗操作技术，根据全球流行病学数据，VCAI 的发生率相当高，不同地区、不同类型的导管和患者群体的不同，发生率可能有所不同，但一般来说，VCAI 是医疗保健机构中常见的院内感染之一，给患者带来了严重的健康风险。CRBSI 是全球高发病率和死亡率的重要原因之一，ICU 患者通常比其他住院患者接触更多的医疗设备并且病情更严重，美国 ICU 每年约有 80000 例中心静脉导管 CRBSI 发生，每千导管日感染发生率可达 1.8‰～5.2‰，感染所导致的病死率高达 12%～25%。国内每千导管日感染发生率为 11‰，其中呼吸科 ICU 为 2.1‰，外科 ICU 为 5.1‰，创伤科 ICU 为 5.5‰，而烧伤科 ICU 高达 30.2‰。流行病学重要性病原体监测和控制（Surveillance and Control of Pathogons of Epidemiologic Importance, SCOPE）数据库前瞻性分析评估了 1995—2002 年间美国 49 家医院的 24179 例医院血流感染的特征，发现血管内导管是最常见的血流感染诱发因素，其中中心静脉导管占 72%，外周静脉导管占 35%，动脉导管占 16%。

与 CRBSI 相关的指南有：美国的《美国 CDC 导管相关血流感染预防与控制指南》（2011）、《SHEA/IDSA 中央导管相关血流感染预防与控制指南》（2014）、《APIC 预防导管相关血流感染实施指南》（2015）、《美国输液治疗实践标准》（2016）、《美国肿瘤协会导管相关血流感染防控指南》（2013）等；亚太地区的《APSIC 中央导管相关血流感染预防与控制指南》（2016）；我国的《导管相关血流感染预防与控制技术指南（试行）》（2010）、《静脉输液护理技术操作规范》（2014）、《重症监护病房医院感染预防与控制规范》（WS/T 509－2016）、《血管导管相关感染预防与控制指南》（2021 年版）。

2021 年 2 月 20 日，国家卫健委进一步聚焦医疗质量安全的薄弱环节和关键点，明确行业改进方向，提出 10 项涵盖重大疾病、医疗管理及诊疗行为 3 个领域的医疗质量安全改进目标，其中目标九为降低血管内 CRBSI 发生率。同年，上海市院内感染质量控制中心、重症医学质量控制中心、护理质量控制中心联合制定了血管内 CRBSI 防控措施的宣传海报，以达到持续降低感染发生率的改进目的。本章以国家卫健委颁布《血管导管相关感染预防与控制指南》（2021 年版）为指导进行解读。

第一节 血管导管相关感染的定义

一、血管导管相关感染

VCAI 是指留置血管导管期间及拔除血管导管后 48 h 内发生的原发性，且与其他部位感染无关的感染，包括血管导管相关局部感染和血流感染。患者局部感染时出现红、肿、热、痛、渗出等炎症表现，血流感染除局部表现外还会出现发热（>38℃）、寒颤或低血压等全身感染表现。血流感染实验室微生物学检查结果：外周静脉血培养细菌或真菌阳性，或者从导管尖端和外周血培养出相同种类、相同药敏结果的致病菌。

二、导管相关血流感染

CRBSI 指使用中央静脉导管的患者发生的原发性，且有实验室依据证明导管为感染来源的血流感染。

三、中心静脉导管相关血流感染

中心静脉导管相关血流感染（central line associated bloodstream infection，CLABSI）指患者在留置中央导管期间或拔出中央导管 48 h 内发生的原发性，且与其他部位存在的感染无关的血流感染。

四、血管导管

血管导管根据进入血管的不同分为动脉导管和静脉导管，静脉导管根据导管尖端最终进入血管位置分为中心静脉导管和外周静脉导管。

1. 中心静脉导管　经锁骨下静脉、颈内静脉、股静脉置管，尖端位于上腔静脉或下腔静脉的导管。

2. PICC　经上肢贵要静脉、肘正中静脉、头静脉、肱静脉，颈外静脉（新生儿还可通过下肢大隐静脉、头部颞静脉、耳后静脉等）穿刺置管，尖端位于上腔静脉或下腔静脉的导管。

3. 外周静脉留置针　是一种输液工具，核心的组成部件包括不锈钢制穿刺引导针芯及可以留置在血管内的柔软导管。使用时，将导管和金属针芯一起穿刺入血管内，当导管全部进入血管后，回撤出金属针芯，仅将柔软的导管留置在患者血管内，用于进行输液治疗。

4. 动脉导管 动脉穿刺途径常用桡动脉，也可选用足背动脉、股动脉，一般不选用肱动脉，常用于有创动脉导管压力监测系统。

5. 植入式静脉输液港 完全植入人体内的闭合输液装置，包括尖端位于腔静脉的导管部分及埋植于皮下的注射座。它可以为需要长期及反复输液治疗的病人提供安全、可靠的静脉通道，减少病人重复做静脉穿刺的痛苦和风险，因为它的功能与我们经常提及的港口相类似，是静脉治疗的“港口”，故称之为输液港。

第二节 血培养采样指征及方法

血液培养作为临床微生物学实验室最重要的检查之一，是诊断血流感染、菌血症的金标准。

一、科学送检、精准诊治

(1) 疑似血流感染患者，早期进行血培养检测，不仅可确定诊断，而且有助于明确感染病原体，从而有针对性地选用抗菌药物，对患者血流感染的诊治和预后有重要的临床意义。

(2) 一旦怀疑患者为血流感染，应在抗微生物药物使用之前立即采集血培养标本；对已使用抗微生物药物的患者，建议在下一次应用抗微生物药物之前采集标本。

(3) 怀疑患者发生 CRBSI 时，如为外周静脉导管应尽早拔除；如为中心静脉导管、PICC 等，应先明确是否导管引起再决定导管的去留。

二、临床采样指征

当患者出现全身感染症状，不能除外血流感染，都应进行血培养检测，主要指征包括：①患者出现发热（T≥38℃）或低温（T≤36℃）；②寒战；③外周血白细胞计数增多＞10.0×10^9/L，特别有“核左移”时；中性粒细胞增多；或白细胞计数＜3.0×10^9/L；④有皮肤黏膜出血、昏迷、多器官衰竭、休克等全身感染症状体征。

发热伴有以下情况之一时，应立即进行血培养：①肺炎；②留置中心静脉导管、PICC 等血管导管＞48 h；③有免疫功能缺陷伴全身感染症状。

三、采集要求

血培养标本由护士或医师采集，建议有条件的医院组建专职采血小组。应制定标准化操作规程和步骤清单，并对采集人员进行培训。微生物学实验室工作人员应定期或不定期对血培养送检合格率进行评价，并及时反馈。

四、标本采集

(一) 菌血症

1. 采血时机　尽可能在患者寒颤开始时，发热高峰前 30～60 min 内采血。尽可能在使用抗菌药物治疗前采集血培养标本；如患者已经使用抗菌药物治疗，应在下一次用药之前采血培养。

2. 采血部位　建议选择外周静脉进行穿刺采血，除非需要诊断 CRBSI，否则不建议从留置的静脉或动脉导管采集血标本，因为导管常伴有定植菌存在。通常为肘静脉，切忌在静脉输液侧肢体采集血培养。如果患者输液无法停止，应在对侧肢体采集血培养标本。脐带血血培养血量为 1 mL，直接注入需氧血培养瓶或儿童瓶，不常规进行厌氧培养。极特殊情况可以选择动脉穿刺采血，动脉血在污染率和检测敏感性方面与静脉血相似。通过预先留置的导管取样会增加污染风险，但从新置入的静脉导管（1 h 内）采集，其污染率与外周静脉并无差异。

3. 皮肤、血培养瓶消毒　为减少皮肤、培养瓶口等对血培养造成的污染，减少假阳性的发生概率，采集者在采集前进行手卫生消毒，并且佩戴适当大小的一次性手套或无菌手套；去除血培养瓶上的塑料帽，用 75%酒精消毒血培养瓶顶部塑胶塞，自然干燥 30 s；再对拟采血部位进行皮肤消毒，可根据患者的年龄、过敏史等选用消毒剂。消毒擦拭方法、时间和等待干燥的时间严格遵循产品的使用说明，建议成人皮肤消毒面积直径为 6～7 cm。皮肤消毒后血管穿刺前不能再次触诊静脉（如有必要，应戴无菌手套）。

4. 采血工具　使用注射器采集血液后勿换针头，直接注入血培养瓶，如果采血量充足，先注入厌氧瓶，再注入需氧瓶；按照瓶上的刻度线采集到推荐的血量，如果抽血量少于推荐的血量，应优先保证需氧瓶的血量达到 8 mL，剩余的血液接种到厌氧瓶，避免采血管内空气注入厌氧血培养瓶。建议采用商业化的真空血培养瓶，室温保存。同一部位采集两瓶血培养时不建议更换针头，穿刺采集第 2 套血培养标本时应更换注射器针头或蝶形针。

5. 采血次数、血培养瓶选择　对于成人患者，应同时分别在两个部位采集一套血标本（每套血培养包括一个需氧瓶和一个厌氧瓶）。对于儿童患者，应同时分别在两个部位采集血标本，分别注入儿童瓶，厌氧瓶一般不需要，除非怀疑患儿存在厌氧菌血流感染。在任何情况下，对成人患者只采 1 瓶血培养是不能接受的，因为单一血培养的结果的临床意义很难解释。血培养一套血培养的阳性率为 65%、二套血培养的阳性率为 80%、三套血培养的阳性率为 96%。

6. 采血量　采血量是影响血培养阳性率的重要因素，一般每瓶 8～10 mL 血液，禁止过少或过多，当每瓶血液少于 5 mL 时，可能会出现假阴性或微生物生长延迟，当每瓶超过 10 mL 时，可能会因为白细胞产生了大量的本底 CO_2，而造成培养假阳性。婴幼儿根据孩子的体重确定采血总量，每培养瓶（儿童瓶）采血 2～4 mL；对于中性粒细胞减少症患者，采血总量不应超过患者全血量的 1%（人体血液量约 70 mL/kg）。

7. 血培养瓶的保存和运送　建议将血培养瓶放入专门的标本运送容器内，防止其掉落和互相碰撞。如果通过气动管道系统运送，事先应评估血培养瓶放置是否足够牢固。建议血培养标本在采集后 2 h 内（最迟不超过 4 h）送至实验室，室温（20～25℃）运送，运送条件须符合生物安全要求。如果运送延迟，应置于室温（20～25℃）保存，切勿冷藏或冷冻。

（二）感染性心内膜炎

建议在经验用药前 30 min 内在不同部位采集 2～3 套外周静脉血培养标本。如果 24 h 内 3 套血培养标本均为阴性，建议再采集 3 套血培养标本送检。

怀疑左心心内膜炎时，采集动脉血提高血培养阳性率。

（三）导管相关血流感染

分为保留导管和不保留导管两种情况

1. 保留导管　分别从外周静脉和导管内各采取 1 套血培养标本，在培养瓶上标注采集部位，送往微生物实验室，同时进行上机培养。2 套血培养检出同种细菌，且来自导管的血培养标本报阳时间比来自外周的血培养标本报阳时间早 2 h 以上，可诊断导管相关血流感染。

2. 不保留导管　在外周静脉采集 2 套血培养标本。同时，通过无菌操作剪取已拔出的导管尖端 5 cm，在血平板上交叉滚动 4 次进行送检。或采用超声震荡法留取菌液接种。从导管尖端和外周血培养培养出同种同源细菌，且导管尖端血平皿的菌落计数＞15 CFU 有意义。

第三节　血管导管相关感染的判定标准

一、导管为感染来源

确诊具备下述任 1 项，可证明导管为感染来源（表 10－1、10－2）：

(1) 有 1 次半定量导管培养阳性（每导管节段≥15 CFU）或定量导管培养阳性（每导管节段≥1 000 CFU），同时外周静脉血也培养阳性并与导管节段为同一微生物。

(2) 从导管和外周静脉同时抽血做定量血培养，两者菌落计数比（导管血∶外周血）≥5∶1。

(3) 从中心静脉导管和外周静脉同时抽血做定性血培养，中心静脉导管血培养阳性出现时间比外周血培养阳性至少早 2 h。

（4）外周血和导管出口部位脓液培养均阳性，并为同一株微生物。

表 10-1　未拔除导管者判定标准

导管	外周静脉	条件	结果判断	备注
+	+		CRBSI 可能	
+	+	导管较外周报阳快 2 h 导管细菌浓度较外周＞5 倍	CRBSI	
+	－		定植或污染	培养为金葡菌或念珠菌，且缺乏其他感染的证据则提示可能为 CRBSI
－	+		污染	
－	－		不是 CRBSI	

表 10-2　已拔除导管者判定标准

导管尖端	外周静脉 1	外周静脉 2	结果判断
+	+	+	CRBSI
+	+	－	
－	+	－	培养为金葡菌或念珠菌，且缺乏其他感染的证据则提示可能为 CRBSI
－	+	+	
+	－	－	导管定植菌
－	－	－	不太可能是 CRBSI

二、导管极有可能为感染的来源

临床诊断具备下述任 1 项，提示导管极有可能为感染的来源：

（1）具有严重感染的临床表现，并且导管头或导管节段的定量或半定量培养阳性，但血培养阴性，除了导管无其他感染来源可寻，并在拔除导管 48 h 内未用新的抗感染药物治疗，症状好转。

（2）菌血症或真菌血症患者，有发热、寒颤和/或低血压等临床表现且至少两个血培养阳性（其中一个来源于外周血），其结果为同一株皮肤定植菌（如假白喉杆菌、芽孢杆菌、丙酸杆菌、凝固酶阴性葡萄球菌、微球菌和念珠菌等），但导管节段培养阴性，且没有其他可引起血流感染的来源可寻。

三、不能除外导管为感染的来源

拟诊具备下述任 1 项，不能除外导管为感染的来源：

（1）具有导管相关的严重感染表现，在拔除导管和适当抗感染药物治疗后症状消退。

(2) 菌血症或真菌血症患者，有发热、寒颤和/或低血压等临床表现且至少有 1 个血培养阳性(导管血或外同血均可)，其结果为皮肤定植菌，但导管节段培养阴性，且没有其他可引起血流感染的来源可寻。

四、随访

血培养阳性后需要随访，看是否转阴，特别是在以下情况，须再次采集血培养。包括：①感染性心内膜炎；②骨髓炎；③金黄色葡萄球菌菌血症；④念珠菌菌血症等。

五、案例

某患者于 10 月 3 日行锁骨下静脉穿刺置管术。10 月 7 日患者出现发热，体温波动在 38～39℃之间。采集导管血、外周血行细菌培养＋药敏检查。根据以下哪种情况可判定患者发生了导管相关血流感染?

A. 外周血 10 h 报阳、导管血 36 h 报阳，均报告为大肠埃希菌。

B. 外周血 10 h 报阳、导管血 36 h 报阳，外周血检测到金黄色葡萄球菌，导管血检测到表皮葡萄球菌。

C. 导管血 10 h 报阳、外周血 24 h 报阳，检测结果均为表皮葡萄球菌。

D. 导管血 24 h 报阳，检测结果为白色念珠菌，外周血未检出病原体。

第四节　血管导管相关感染的监测

一、建立主动监测和报告体系

医疗机构应当建立 VCAI 的主动监测和报告体系，开展 VCAI 的监测，定期进行分析反馈，持续质量改进，预防感染，有效降低感染率。

二、执行《医院感染监测标准》

《医院感染监测标准》(WS/T 312－2023)：血管导管相关血流感染发病率即使用血管导管住院患者单位导管日血管内导管相关血流感染的发病频率。(注：单位导管日通常用 1 000 导管日表示)

三、质量持续改进

(一) 反馈

1. 及时、定期、最好书面联合现场反馈　反馈回临床一线(表 10-3、10-4)。

表 10-3　复旦大学附属中山医院感染管理科督查表(一)

问 题 反 馈	
督查项目：个人防护、消毒隔离、医废管理等	
督查科室：××科	
存在问题：	
1. 环境消毒欠规范，诊室均未见消毒湿巾。	
2. 无菌器械盒无开启时间；洁污器械盒在同一区域。	
医院感染管理科意见：	
1. 规范环境清洁消毒，放置消毒湿巾以便及时擦拭。	
2. 无菌器械盒注明开启时间；洁污分区。	
督查部门：感染管理科	督查时间：×××
科室负责人签收：	签收时间：×××

表 10-4　复旦大学附属中山医院感染管理科督查表(二)

科室整改反馈	
督查项目：个人防护、消毒隔离、医废管理	
督查科室：××科	
针对督查反馈，科室整改方案：	
1. 加强环境清洁消毒管理；	
2. 加强无菌器械管理。	
整改效果：	
1. 已放置消毒湿巾以便及时擦拭，保持环境清洁；	
2. 无菌器械盒已注明开启时间；洁污分区。	
复查/自查部门/人：×××	复查/自查时间：
科室负责人：×××	日期：

2. 尽可能直观，便于反映　如数据推移图，以时间为横轴，观察变量为纵轴，用以反映时间与数量之间的关系，观察变量变化发展的趋势及偏差的统计图。推移图一般是以折线图形式表现，横轴时间可以是小时、日、月、年等，各时间点应连续不间断，纵轴观察变量可以是绝对量、平均值、发生率等。优点是采用简单规范的符号，画法简单；便于描述，容易理解；结构清晰，逻辑性强；更换人手，按图索骥，容易上手(图 10-1)。

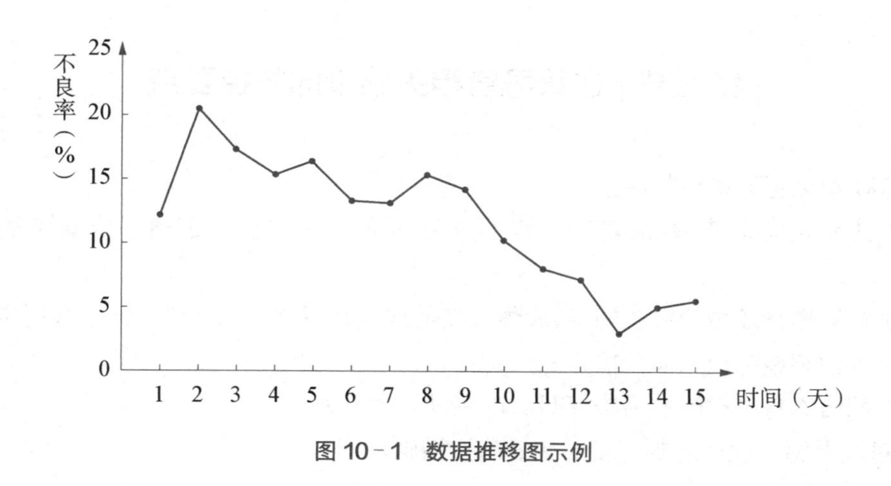

图 10-1　数据推移图示例

（二）报送

医院感染监测是长期、系统、连续地收集、分析医院感染在一定人群中的发生、分布及其影响因素，并将监测结果报送和反馈给有关部门和科室，为医院感染的预防、控制和管理提供科学依据。

1. 院内上报

（1）设立预警机制，每日将预警信息处理、确认。没有软件的单位需要人工去监测，感控人力允许情况下可以每日去调查，包括看病历和床旁调查。如住院患者较多，感控专职人员不能独立完成的，可以培养科室感控医生和感控护士，请其帮忙监测；设计好监测表格，每日监督再填写，感控专职人员从中发现敏感的患者再进行临床调查，排除医院感染。

（2）强化临床医务人员医院感染病例判断标准，明确上报时限（24 h）及上报责任。发现医院感染疑似或确诊病例，应去床旁，与临床医生沟通，查找感染原因，危险因素，明确是否医院感染，协助制定治疗方案，需要隔离的要确定隔离措施并监督执行到位。

（3）汇总：每月汇总数据与历史数据进行比较，发现异常情况一定要进一步调查原因，及时分析并采取控制措施，防止暴发。

2. 向卫生行政部门报告

（1）2016 年，国家医院感染质控中心启动了“医院感染监测信息化试点工作”，上海作为原国家卫计委指定试点省市之一。2017 年起要求启动医院感染监测信息上报工作，其中 ICU 导管相关感染包括 VCAI，要求全市二甲以上医院每月 10 日前上报前一个月数据，质控中心进行汇总、统计分析，每年发布全市三管感染率，各医院可结合全市数据与本机构感染率进行对比分析。

（2）原国家卫计委要求上报的医院感染管理质量控制 13 项指标中第 11 项指标“血管内导管相关血流感染发病率”，各省市可参照均值对比分析，促进质量持续改进。

3. 公众报告　如美国 CDC 公布医疗机构相关感染信息以便公众查询。

第五节 血管导管相关感染的防控要点

VCAI 常见感染途径包括：

(1) 皮肤表面定植菌：沿着导管表面迁移进入插入位点并定植于导管尖端，形成感染。

(2) 接触导管及导管接头的手、液体或其他连接装置被细菌污染从而引起感染。

(3) 其他感染部位的血行播散。

(4) 药液本身出厂时的污染，配制、输注过程中污染。

针对以上感染途径应制定相对应的防控措施。

一、管理要求

现代管理学认为，科学化管理有三个层次，第一层次是规范化，第二层次是精细化，第三层次是精准化。精细化管理，是一个整体性概念，强调的是管理过程实现数据化、流程化、标准化、专业化，对管理者的责任要求也更加具体明确，是在管理规范基础上提出的更高要求。

(1) 医疗机构应当健全预防 VCAI 的规章制度，制定并落实预防与控制 VCAI 的工作规范和操作规程，明确相关责任部门和人员职责。

(2) 应当由取得医师、护士执业资格，并经过相应技术培训的医师、护士执行血管导管留置、维护与使用。

(3) 相关医务人员应当接受各类血管导管使用指征、置管方法、使用与维护、血管导管相关感染预防与控制措施的培训和教育，熟练掌握相关操作规程，并对患者及家属进行相关知识的宣教。

(4) 医务人员应当评估患者发生 VCAI 的风险因素，实施预防和控制 VCAI 的工作措施。

(5) 中心导管置管环境应当符合《医院消毒卫生标准》中医疗机构Ⅱ类环境要求。

二、防控要点

(一) 置管前

(1) 严格掌握置管指征，减少不必要的置管。对患者置管部位和全身状况进行评估。我国二级以上医院住院患者静脉输液治疗比例居高不下，国家将降低住院患者静脉输液使用率作为 2022 年国家医疗质量安全改进目标，推动给药路径由静脉向口服等其他剂型过渡的做法也将促进实现“中心-外周-无导管”的过渡，有效降低 VCAI 发生率。避免建立感染风险高的血管导管，要从输液持续时间、药物性质、患者病情、感染并发症等因素评估。

(2) 导管选择：选择能够满足病情和诊疗需要的管腔最少、管径最小的导管。

(3) 选择合适的留置部位，中心静脉置管成人建议首选锁骨下静脉，其次选颈内静脉，不建议选择股静脉；连续肾脏替代治疗时建议首选颈内静脉。

(4) 避免在易发生穿刺点污染、有皮肤损伤或感染的部位穿刺。

(5) 置管使用的医疗器械、器具、各种敷料等医疗用品应当符合医疗器械管理相关规定的要求，必须无菌。

(6) 患疖肿、湿疹等皮肤病或呼吸道疾病(如感冒、流感等)的医务人员，在未治愈前不应进行置管操作。

(7) 血管可视化：如为血管条件较差的患者进行中心静脉置管或PICC有困难时，有条件的医院可使用超声引导穿刺；超声探头的消毒应符合规范要求。

(二) 置管中

1. 严格执行无菌技术操作规程　置入中心静脉导管、PICC、中线导管、置入全植入式血管通路(输液港)时，必须遵守最大无菌屏障要求，戴工作帽、医用外科口罩，按《医务人员手卫生规范》有关要求执行手卫生并戴无菌手套、穿无菌手术衣或无菌隔离衣、铺覆盖患者全身的大无菌单。但国内一项多中心调查研究显示，仅有22.22%的ICU做到全身覆盖无菌巾，55.56%置管过程有专人督导，63.25%穿手术衣，执行率较低，如何提高医护人员对标准规程的依从性与执行力有待继续改进。置管过程中手套污染或破损时应立即更换。置管操作辅助人员应戴工作帽、医用外科口罩、执行手卫生。完全植入式导管(输液港)的植入与取出应在手术室进行。

2. 手卫生　洗手被公认为是预防医疗相关感染最简单、最有效、最经济的方法之一。然而，全球范围内，许多医务人员和公众对手部卫生的重视程度仍然不足，导致大量的医疗相关感染事件的发生。2024年的5月5日是第16个“世界手卫生日”，今年的口号是“为什么宣讲手卫生知识仍然十分重要？因为手卫生是保护人们免受感染的非常有效方法”。

(1) 手卫生：指医务人员在从事执业活动过程中的洗手、卫生手消毒和外科手消毒的总称。

(2) 洗手：医务人员用流动水和洗手液(肥皂)揉搓冲洗双手，去除手部皮肤污垢、碎屑和部分微生物的过程。

1) 在流动水下，淋湿双手。

2) 取适量洗手液(肥皂)，均匀涂抹至整个手掌、手背、手指和指缝。

3) 认真揉搓双手至少15 s，注意清洗双手所有皮肤，包括指背、指尖和指缝，具体揉搓步骤为(步骤不分先后)：①掌心相对，手指并拢，相互揉搓；②手心对手背沿指缝相互揉搓，交换进行；③掌心相对，双手交叉指缝相互揉搓；④弯曲手指使关节在另一手掌心旋转揉搓，交换进行；⑤右手握住左手大拇指旋转揉搓，交换进行；⑥将五个手指尖并拢放在另一手掌心旋转搓，交换进行。

4）在流动水下彻底冲净双手，擦干，取适量护手液护肤。

5）擦干宜使用纸巾。

（3）卫生手消毒：是医务人员用手消毒剂揉搓双手，以减少手部暂居菌的过程。

1）取适量手消毒剂于掌心，均匀涂抹双手。

2）按照医务人员六部洗手方法进行揉搓（时间不少于 15 s）。

3）揉搓至手部干燥。

（4）下列情况医务人员应洗手和/或使用手消毒剂进行手卫生消毒：

1）接触患者前。

2）清洁、无菌操作前，包括进行侵入性操作前。

3）暴露患者体液风险后，包括接触患者黏膜、破损皮肤或伤口、血液、体液、分泌物、排泄物、伤口敷料等之后。

4）接触患者后。

5）接触患者周围环境后，包括接触患者周围的医疗相关器械、用具等物体表面后。

（5）下列情况应洗手：

1）当手部有血液或其他体液等肉眼可见的污染时。

2）可能接触艰难梭菌、肠道病毒等对速干手消毒剂不敏感的病原微生物时。

（6）手部没有肉眼可见污染时，宜使用手消毒剂进行卫生手消毒。

（7）下列情况时医务人员应先洗手，然后进行卫生手消毒：

1）接触传染病患者的血液、体液和分泌物及被传染性病原微生物污染的物品后。

2）直接为传染病患者进行检查、治疗、护理或处理传染患者污物之后。

（8）注意事项：戴手套不能代替手卫生，摘手套后应进行手卫生。

3. 穿刺部位　采用符合国家相关规定的皮肤消毒剂消毒穿刺部位。建议采用含氯己定醇浓度＞0.5％的消毒液进行皮肤局部消毒。

4. 中心静脉导管置管　中心静脉导管置管后应当记录置管日期、时间、部位、置管长度，导管名称和类型、尖端位置等，并签名。

5. 敷料　应当尽量使用无菌透明、透气性好的敷料覆盖穿刺点，对高热、出汗、穿刺点出血、渗出的患者可使用无菌纱布覆盖。年龄大于 2 个月的高风险置管患者，宜使用葡萄糖酸氯己定敷料。

（三）置管后

（1）医务人员应当每天对保留导管的必要性进行评估，不需要时应当尽早拔除导管。但并非单纯强调拔管，而是注重对血管导管的降级管理，尽快实现到侵入性更小导管过渡。当其他血管通路部位有限和/或存在出血性疾病时，考虑进行原位导管替换，可使用管腔内表面带有抗菌涂层的导管更换。此外，临床对动脉导管感染重视不足，在评估导管留置必要性时，建议同时考虑动脉与静脉置管。

（2）敷料更换频次：定期更换置管穿刺点覆盖的敷料。更换间隔时间为：无菌纱布至少 1 次/2 天，无菌透明敷料至少 1 次/周，敷料出现潮湿、松动、可见污染时应当及时更换。

(3) 医务人员接触置管穿刺点或更换敷料前，应当严格按照《医务人员手卫生规范》有关要求执行手卫生。

(4) 接头与冲封管：

1) 尽量减少三通等附加装置的使用。

2) 保持导管连接端口的清洁，每次连接及注射药物前，应使用含＞0.5％的氯己定溶液或 75％乙醇棉片消毒横切面及外围，至少 15 s(或参照产品说明书)待干后方可注射药物。

3) 如端口内有血迹等污染；输注分子量大、黏度高、易沉淀，纤维蛋白等物质后，需及时更换输液接头，因为如果接头冲洗不干净，易于细菌繁殖，增加感染的风险。

4) 宜使用表面光滑的透明结构输液接头便于观察。

5) 宜使用一次性预充导管冲洗器或单剂量药液(一人一用一抛弃)进行冲封管。

(5) 应当告知置管患者在沐浴或擦身时注意保护导管，避免导管淋湿或浸入水中。

(6) 输液 1 天或者停止输液后，应当及时更换输液管路。

输血时，应在完成每个单位输血或每隔 4 h 更换给药装置和过滤器；单独输注静脉内脂肪剂时，应每隔 12 h 更换输液装置。外周及中心静脉置管后，应当用不含防腐剂的生理盐水或肝素盐水进行常规冲封管，预防导管堵塞。

(7) 严格保证输注液体的无菌。

(8) 紧急状态下的置管，若不能保证有效的无菌原则，应当在 2 天内尽快拔除导管，病情需要时更换穿刺部位重新置管。

(9) 应当每天观察患者导管穿刺点及全身有无感染征象。当患者穿刺部位出现局部炎症表现，或全身感染表现的，怀疑发生 VCAI 时，建议综合评估决定是否需要拔管。

(10) 若无感染征象时，血管导管不宜常规更换，不应当为预防感染而定期更换中心静脉导管、肺动脉导管和脐带血管导管。成人外周静脉导管 3～4 天更换一次；儿童及婴幼儿使用前评估导管功能正常且无感染时可不更换。外周动脉导管的压力转换器及系统内其他组件(包括管理系统、持续冲洗装置和冲洗溶液)应当每 4 天更换一次。不宜在血管导管局部使用抗菌软膏或乳剂。

(11) 各类 VCAI 的特别预防措施见下节。长期置管患者多次发生 CRBSI 时，可预防性使用抗菌药物溶液封管。

第六节 血管导管相关感染的特别预防措施

一、中心静脉导管、PICC 及肺动脉导管

（1）不应当常规更换中心静脉导管、PICC 或肺动脉导管以预防 VCAI。

（2）非隧道式导管无明显感染证据时，可以通过导丝引导更换。

（3）非隧道式导管可疑感染时，不应当通过导丝更换导管。

（4）中心静脉导管或 PICC 患者出现 CRBSI 证据，应当根据临床综合评估结果决定是否拔管。

（5）外周动脉导管及压力监测装置：成人宜选择桡动脉、肱动脉、足背动脉；儿童宜选择桡动脉、足背部动脉及胫骨后动脉。

（6）压力传感器使用时间应当遵循产品说明书或每 4 天更换一次。

（7）宜使用入口处为隔膜的压力监测装置，在使用前应用消毒剂擦拭消毒隔膜。

（8）应当保持使用中压力监测装置无菌，包括校准装置和冲洗装置无菌。

（9）应当减少对压力监测装置的操作。

（10）不宜通过压力监测装置给予含葡萄糖溶液或肠外营养液。

（11）宜使用密闭式的连续冲洗系统。

二、脐血管导管

（1）脐动脉导管放置时间不宜超过 5 天，脐静脉导管放置时间不宜超过 14 天，不需要时应当及时拔除。

（2）插管前应当清洁、消毒脐部。

（3）不宜在脐血管导管局部使用抗菌软膏或乳剂。

（4）在发生 CRBSI、血管关闭不全、血栓时，应当拔除导管，不应当更换导管。只有在导管发生故障时才更换导管。

（5）使用低剂量肝素（0.25～1.0 IU/mL）持续输入脐动脉导管以维持其通畅。

三、完全植入式导管（输液港）

（1）输液港专用留置针（无损伤针头）应当至少每 7 天更换一次。

（2）输液港血管通路在治疗间隙期应当至少每 4 周维护一次。

四、血液透析导管

（1）宜首选颈内静脉置管。

（2）维持性血液透析患者宜采用动静脉内瘘。

第七节　血管导管相关感染的治疗

一般来说，CRBSI 的管理包括导管处理和全身抗微生物治疗。

一、导管的处理

临床拟诊 VCAI 时，应当综合考虑临床相关因素后再做出是否拔除或者更换导管的决定。

二、抗微生物治疗

根据临床表现和感染的严重程度，以及 VCAI 的病原菌是否明确，可分为经验性抗感染药物应用、目标性抗感染药物应用及 CRBSI 严重并发症的处理。

（1）临床诊断 VCAI 的患者，则应根据患者疾病严重程度和病原微生物的流行病学，选用可能覆盖病原微生物的抗感染药物。

（2）金黄色葡萄球菌引起的 VCAI，抗感染药物治疗至少 2 周；导管移除后并进行恰当抗感染药物治疗者，金黄色葡萄球菌血症＞72 h 的患者，疗程至少为 4 周。

（3）非 β 内酰胺类抗感染药物过敏患者，治疗 MSSA 致 CRBSI 首选 β 内酰胺类抗感染药物，而非万古霉素。

（4）一旦诊断为念珠菌导管相关感染，应立即进行抗真菌治疗，疗程至临床症状消失和血培养最后一次阳性后两周。

第八节　血管导管相关感染的防控难点及未来方向

一、多方协同联动打通学科壁垒

防控策略涉及导管生命全周期，需从人、财、物、法各层面实施综合干预，优化感染防控管理模式。随着 DRG/DIP 浪潮加速推进，医院感染防控将不再是以感染控制科室牵头的医疗质量控制工作，而将变成由临床科室主动参与，集医、护、技（检验）、感控专员、信息专员、总务等多方联动协调合作完成的项目。临床科室需主动寻求相关人员协作，通过认知与行为的全方位提升，进而有效控制 VCAI，不断提高医疗质量及服务效率，提升科室乃至医院竞争力。此外，不同学科对导管置入与维护手段侧重不同，共识之间推荐意见存在偏差，难以实现同质化管理，不利于感控工作全面铺开。应加强学科之间交流合作，打破技术孤岛，全方位考虑慎重提出推荐意见，或可提高专家共识与指南的质量、临床适用性与指导性，实现多方共赢。

二、加强宣贯，提升主动感控意识与能力

标准的推广似乎比标准的建立更为重要，需持续推进以提高医护人员执行力与依从性为目的的相关工作。

（1）可依托各地质控中心主导 VCAI 感控宣贯工作，从理论和实践两方面开展全面培训、专家研讨、典型案例沙龙、规范化操作竞赛等系列活动，提高医护人员对 VCAI 主动防控意识和重视程度，提升防控能力。

（2）紧抓 DRG/DIP 付费改革创造的新机遇，变被动干预为主动预防。从医疗机构层面，利用 DRG/DIP 付费制度，积极主动推进 VCAI 防控从粗放管理到精细化管理转型；从医护人员层面，结合以临床路径为抓手的主动感染防控，让感控工作系统而有思路，最终降低科室运营成本，为提高科室收益创造更多可能性。

三、优化数据利用，提升感控效能

数据上报的及时性、完整性与准确性是数据分析结果具有参考价值的必要条件，是明确医院感染监管方向、提高院感管理质量的基础。数据管理平台建立及智能逻辑检错功能应用可一定程度约束或纠正数据上报行为，但难以实现对数据的全面核查，更不能提升主动准确填报意识。据国家医疗质量管理与控制信息网抽样调查结果显示，2017—2019 年我国各医疗机构院均不良事件/错误（包括医院感染事件）上报例数远低于实际发生例数。感染监管思维应集自愿性、无惩罚性和学习性为一体，建议优化相关数据上报机制。目前基于国家数据平台的 CABSI 相关指标为结果指标，并无过程指标数据上报与汇总分析，难以衡量临床医护人员对标准规程的落实程度。若能推进过程指标上报与利用，将有助于明确具体措施依从性与结果间的相关性，让分析报告更具临床指导意义。此外，可基于真实、准确大数据建立风险分级预警机制，明确分级标准，依据分级管理路径，实施“早早预防”，借助信息化手段实现风险因素“智能识别”与拔管指征“智能提醒”，进而指导最佳选择与拔除时机，提升防控效能。

四、聚焦监管盲区，拓展感控领域

无隧道和涤纶套的透析导管及动脉导管是目前监控盲区。近年来，相关研究逐步深入锁定细分导管类型，对行血液净化治疗短期置入的中心静脉导管相关血流感染越发重视。国家护理专业质控中心依托国家护理质量数据平台对中心静脉导管和 PICC 导管相关血流感染进行分类统计，平台对中心静脉导管相关血流感染的定义中并未明示动脉导管与中心静脉导管的从属关系，各医疗机构动脉导管相关血流感染数据是否上报，或是否被划入中心静脉导管范畴统一上报，目前并不明朗；且缺少动脉导管感染相关数据上报，弱化了动脉导管与动脉导管相关感染比重，不利于医院感染精细化管理。可考虑完善并优化动脉导管、动脉导管感染指标监控、数据采集、上报和分析路径，推动动脉导管感控效果提升。

五、医院-社区-家庭三位一体

PICC 及隧道式带涤纶套透析导管感染控制不仅依赖院内护理，更与社区及患者居家管理密切相关。可借助医联体强化上下级医疗机构间沟通与合作，探索医院-社区-家庭三位一体的延续性、规范化血管通路监管路径，将监管范围由院内扩展到院外，全程把控进一步降低 VCAI 风险。

第九节　总结与展望

VACI 是全球高发病率和死亡率的重要原因之一，常常与植入部位的正常皮肤菌群相关，感染因素涉及医护人员操作、护理、患者管理等诸多方面，但为可预防性感染，相信通过更加精准地诊断和预防，VACI 的威胁会越来越小。

（孙　伟）

第十一章 医源性血源感染的常见类型及防控策略

经血液传播的病原体对医务人员和患者均构成明显的危害。患者在接受诊疗、护理等过程中，由于医疗操作不规范或防护措施不到位，导致病原体传染至患者，这种感染类型在国内外医疗机构中均有发生，严重威胁着患者的生命安全。另一方面，早在20世纪40年代，就发现了当时被称为“血清肝炎”的病原体传染给医务人员，医务人员因诊疗操作被感染的事件也被大量记载，此类感染不仅对感染者导致伤害，也对医疗资源产生大量的消耗。本章将对医源性血源感染的常见类型进行概述，讨论医疗机构内感染风险较高的血源性病原体，描述其在医疗机构内交叉感染相关的危险因素、流行病学特点，提出降低感染风险的防控策略。

第一节 医源性血源感染概述

一、相关定义

（一）医源性感染

医源性感染指在接受或从事医学服务中，因病原体传播引起的感染。发生地不单是医院，还包括所有从事医学诊疗活动的医疗卫生机构，如CDC、采供血机构、门诊部、个体诊所、社区卫生服务机构等。

（二）血源性病原体

血源性病原体是指经血液或体液（唾液，脑、脊髓液，精液，阴道分泌物等）等传染的病原体，目前已知的血液传播病原体有30多种，可分为两大类：第一大类是艾滋病，主要由HIV感染引起，可通过母婴间或性接触感染。第二类是病毒性肝炎，主要包括HBV和HCV等多种类型。除了这些常见的血源性感染病原体外，还有梅毒、布鲁氏菌病、疟疾、埃博拉、巴贝西亚病、病毒性出血热及虫媒病毒感染等。这些疾病不仅危害患者的健康，还可能对医务人员造成职业暴露风险，增加医疗成本，浪费医疗资源。

（三）职业暴露

职业暴露是指医务人员在从事诊疗、护理活动过程中接触有毒、有害物质，或传染病病原体，从而损害健康或危及生命的一类职业暴露。分感染性职业暴露、放射性职业暴露、化学性（如消毒剂、某些化学药品）职业暴露及其他职业暴露。

二、血源性病原体的主要传播途径

血源性病原体的传播途径主要是接触血液或其他潜在传染性物质导致病原体传播。病原体的传播可以在患者与患者之间传播，也可以由患者传播给医务人员，常见的有以下几种易导致传播的因素：

1. 医务人员不规范的有创操作　医务人员进行不安全注射、输注不合格的血制品、不规范的口腔诊疗操作或血液净化操作等。

2. 破损皮肤或有伤口　患者或医务人员如皮肤有擦伤、割伤、划伤、皮疹、粉刺溃破等导致病原体在患者之间传播或由患者传播给医务人员。

3. 眼、口、鼻及其他黏膜　含有病原体的血液体液喷溅至接触者的眼、口、鼻及其他黏膜也可导致传播。

三、血源性病原体感染现状

（一）人类免疫缺陷性病毒感染现状

据 WHO 报道，截至 2022 年底全球约有 3 900 万人感染了 HIV，其中 150 万儿童（0～14 岁）。2022 年，有 130 万人新感染 HIV，其中 13 万为儿童，比 2010 年降低 38%（210 万）。2022 年，全球有 63 万人死于与 HIV 相关的原因，其中儿童 8.4 万。中国（不含港、澳、台地区）报告现存活患者 122.3 万例；2022 年新报告患者 10.7 万例，男女性别比为 3.6∶1，50 岁及以上病例占 48.1%，死亡 3.2 万。HIV 感染仍然是一个重大的全球公共卫生问题，迄今已夺走了 4 040 万人的生命。

在过去的 40 年里，美国医务人员中只有 58 例记录在案的 HIV 感染，其中大多数感染发生在流行的前 15 年，即在“抗逆转录病毒药物前时代”。在这些确定的案例中，医务人员有明确的 HIV 感染者血液接触史，并且在暴露当时的基线调查没有感染 HIV，随后的血清学追踪出现了与暴露时间相吻合的 HIV 感染的血清学、病毒学和/或临床证据。

（二）乙型肝炎病毒感染现状

据 WHO 估计，全球有 3.25 亿人患有乙型和/或丙型肝炎，目标在 2016 年至 2030 年期间将肝炎新感染人数减少 90%，死亡人数减少 65%。我国据统计，2019 年，估计 HBsAg 流行率为 5%～6%，相当于 7 000 万 HBsAg 携带者。

作为 20 世纪 30—50 年代“血清肝炎”的主要病原体，HBV 长期以来一直是医务人员面临的最大职业感染风险。在 HBV 疫苗研发和使用之前，HBV 被认为是需要接触血液的医护人员的唯一最大的职业风险。其他影响医务人员感染 HBV 风险的因素还包括:医务人员 HBV 的感染率、在城市地区从事医疗工作(因为城市的患病率高于农村)、诊治过透析患者,以及为 HBV 感染高风险人群提供医疗服务(如注射吸毒者、男男性行为者、囚犯、残障人员和/或来自高流行地区的移民)。

(三) 丙型肝炎病毒感染现状

2016 年,世界卫生大会批准了《关于病毒性肝炎的全球卫生部门战略》,该战略要求到 2030 年消除作为公共卫生威胁的病毒性肝炎。我国 2021 年 HCV 新发病例数 20 万人,发病率 14.38 人/10 万。

由于各种原因,HCV 目前仍然是医务人员的职业感染风险。慢性 HCV 感染患者,特别是注射吸毒者的人数急剧增加。尽管过去十年我们对 HBV 感染的流行病学和发病机制已经有了很多清晰的了解,但目前对 HCV 感染的发病机制和免疫病理机制的了解还不太清楚,也没有针对这种病毒的疫苗,没有证据表明任何干预措施在预防职业暴露于病毒后的感染方面是有效的。然而,直接作用抗病毒(direct-acting antiviral agent,DAA)药物的开发和引入已经极大地改变了这一现状。这些药物已经证明在治疗慢性 HCV 感染方面具有显著疗效,并且能够治疗几乎所有的急性 HCV 感染。HCV 是输血后肝炎的主要原因,所以 HCV 也就可能成为医务人员潜在的职业感染风险。到目前为止,职业获得的 HCV 感染均与血液接触有关,尽管在其他体液中能分离出 HCV(浓度通常非常低)。关于 HCV,至今为止导致医疗机构中 HCV 感染最常见的暴露类型是使用空心针头导致的针刺伤。

四、血源性病原体的病原学特征

(一) 人类免疫缺陷性病毒

1. 窗口期　HIV 进入人体到血液中产生足够量的、能用检测方法查出 HIV 抗体之间的这段时期,称为窗口期。在窗口期虽测不到 HIV 抗体,但体内已有 HIV,因此处于窗口期的感染者同样具有传染性。窗口期一般为 2 周～3 个月。人体感染 HIV 2～4 周(极少数 3～6 个月)后才能从血液中检测出 HIV 抗体,但在此之前已具有传染性。目前部分发达国家已使用 RNA 检测、P24 抗原检测＋HIV 抗体检测,但感染 8 天内仍无法检测。

2. 潜伏期　感染了 HIV 后不等于就患上了艾滋病,只有在免疫系统功能被破坏到一定程度才会成为艾滋病患者,在感染 HIV 后未患病的这段时间称为"艾滋病潜伏期",一般为 5～10 年,期间无症状或轻微症状,外观上和正常人一样。处于潜伏期的 HIV 感染者其血液、精液、阴道分泌物、乳汁、脏器中含有 HIV,具有传染性。

3. 传染性　HIV 一般存在于感染者的体液和器官组织内,感染者的血液、精液、阴道分泌液、乳汁、伤口渗出液中含有大量 HIV,具有很强的传染性。泪水、唾液、汗液、尿、粪便等在不混有血液和炎症渗出液的情况下病毒含量很低,不具有传染性。

4. 感染HIV的条件　HIV的传播需要具备以下6个条件才能实现：①接触HIV传染源；②接触具有活性的HIV，因为HIV在环境中的生存能力很弱，几分钟便会失去活性；③接触足够量的病毒，病毒在进入人体后，免疫系统会清除掉部分病毒，少量病毒也不易发生感染；④接触高危的体液，如血液、精液、阴道分泌物、乳汁和伤口渗出液等；⑤接触者有新鲜的伤口，高危体液与新鲜伤口接触；⑥进入血液系统，高危体液与伤口接触一定时间，病毒经过伤口进入血液系统，并进一步繁殖。

5. 免疫　目前无相关疫苗可供预防使用，但暴露后可使用抗逆转录病毒药物达到预防感染的作用。

（二）乙型肝炎病毒

1. 潜伏期　6周～6个月(平均3个月左右)。

2. 传染性　HBV感染者无论在潜伏期、急性期或慢性期，其血液都具有传染性。

3. 传染源　慢性患者和病毒携带者是最主要的传染源。

4. 免疫　自身可通过感染产生抗体从而获得长期免疫，另外可通过预防接种疫苗或者免疫；美国CDC的Panlilio等对一组外科医生进行HBV感染史进行评估，发现只有两个因素与感染风险有关：①没有接种HBV疫苗；②从事外科手术工作至少10年。

（三）丙型肝炎病毒

1. 潜伏期　2周～6个月。

2. 临床表现　大多数感染者无症状或症状较轻，仅通过验血发现，但常规体检无此项筛查，故诊断及治疗率均较低。

3. 传染源　未被诊断的慢性感染者成为隐匿性传染源。

4. 免疫　没有针对这种病毒的疫苗，也没有证据表明任何干预措施在预防职业暴露于病毒后的感染方面是有效的。

5. 治疗　DAA药物被证明在治疗慢性HCV感染方面具有显著疗效，并且能够治疗几乎所有的急性HCV感染。

注：医务人员是HCV感染的高危人群。

第二节　医源性血源感染的防控措施

一、医源性血源感染的防控措施概述

（一）血源性疾病防控三环节

防止血源性病原体传播可以按照传染病控制的三个环节(控制传染源、切断传播途径和保护易感人群)开展防控措施。

1. 控制传染源　血源性传播疾病的传染源就是患者本身。处于疾病不同时期的患

者的传染强度会有不同，一般情况下，发病早期的传染性最强。慢性感染患者可长期排出病原体，成为长期传染源。医疗机构对患者应早发现、早诊断和早治疗。医疗机构发现疑似或确诊患者后，可以从源头上开展控制措施，消除有害因素或替代有害因素，减少医务人员暴露的机会，如减少不必要的注射，实验室对标本开展检测前先进行灭活等措施。

2. 切断传播途径　在医疗机构内，当不可避免需要对确诊或疑似患者进行注射等有创操作治疗时使用隔离有害因素，改变作业方式等方法来进行控制，如使用安全注射针具、锐器盒、规范制度流程、加强培训等管理手段来控制血源性疾病的传播。

3. 保护易感人群　医务人员可使用 PPE 进行个人防护，在操作前根据操作的危险程度选择并正确佩戴 PPE，确保达到有效防护，如佩戴口罩、面屏/眼罩、手套及防喷溅隔离衣等。另外，可通过接种疫苗来进行主动免疫。

（二）标准预防相关概念

1. 普遍预防　控制血源性病原体传播的策略之一，其理念就是将所有来自人体血液或体液的物质都视作已感染了 HBV、HCV、HIV 或其他血源性病原体而加以防护。人体中病原体浓度由高到低依次为血液、伤口分泌物、精液、阴道分泌物、羊水等。

2. 标准预防　标准预防是根据普遍预防原则，医疗卫生机构所采取的一整套预防感染的措施，包括：①手卫生；②无菌技术；③呼吸卫生/咳嗽礼节；④根据预期可能的暴露选用手套、隔离衣、口罩、护目镜或防护面屏；⑤安全注射；⑥环境清洁消毒；⑦正确处理医疗废物和织物（安全收集、运输和处置）；⑧处理患者环境中污染的物品与医疗器械。

3. 额外预防　指在标准预防的基础上，根据病原体的传播途径（空气传播、飞沫传播和接触传播）采取的额外预防措施（空气隔离、飞沫隔离、接触隔离）。

以上预防措施的核心思想可以归纳为：一视同仁、双向防护、三种隔离。

一视同仁：即将所有患者的血液、体液、分泌物、排泄物均视为具有传染性。

双向防护：医护人员患者之间双向防护，既要防止疾病由患者传给医务人员，也要防止疾病由医务人员传给患者。

三种隔离：根据疾病的传播途径在标准预防的基础上做好接触隔离、飞沫隔离和空气隔离。

4. 接触后预防　指在接触可能感染血源性病原体的血液或其他体液之后，应立即采取的一整套预防控制措施，包括应急处理、对接触源和接触者进行评价、接触后采取预防措施、进行咨询与随访等。医护人员锐器伤后若未采取暴露后预防，则有 23%～62%的风险感染 HBV 和 0～7%的风险感染 HCV。及时、正确地进行接触后预防处理和规范的检测能有效降低医务人员职业暴露后感染 HIV 的风险。

（三）职业防护

职业防护指针对职业损伤因素可能对机体造成的各种伤害，采取多种合适的防护措施，从而避免伤害的发生，或将损伤程度降到最低的防护措施。减少职业暴露的关键措施有加强医务人员岗前培训，正确使用防护用品，严格遵守操作规范，增强职业暴露防范意识及暴露后及时采取正确的预防措施等。为降低医务人员职业暴露的发生，2004 年和

2009 年我国先后颁布了《医务人员艾滋病病毒职业暴露防护工作指导原则(试行)》和《血源性病原体职业接触防护导则》,用以指导临床规范管理。

(四) 疫苗接种

疫苗是预防传染病的有效方法,目前血源性传播疾病中仅有乙肝疫苗;丙肝、艾滋病、梅毒等均未研发出疫苗。

乙肝疫苗是控制和预防乙型肝炎的最佳工具;1986 年,我国国产乙肝疫苗上市;1992 年,我国将乙肝疫苗纳入免疫规划管理;2005 年,我国正式实施新生儿乙肝疫苗免疫规划(全免费);2010 年,我国开始实施妊娠期阻断母婴传播(IPMTCT)计划,对所有孕妇进行 HBsAg 筛查,对 HBsAg 阳性孕妇出生婴儿应用乙肝疫苗＋乙肝免疫球蛋白主-被动联合免疫预防。2013 年,我国大陆乙肝疫苗首针及时接种率和 3 针乙肝疫苗覆盖率分别为 95%和 99%以上。

《重症监护病房医院感染预防与控制规范》(WS/T 509－2016)中要求:医务人员乙肝表面抗体阴性者,上岗前应注射乙肝疫苗;《病区医院感染管理规范》(WS/T 510－2016)中要求:存在职业暴露风险的医务人员,如无免疫史,并有相关疫苗可供使用,宜接种相关疫苗。医务人员建议接种的疫苗主要包含:乙肝疫苗 3 剂(如有乙肝抗体者无需接种)、流感疫苗 1 剂、麻腮风疫苗 1 剂、百日咳疫苗 4 剂、水痘疫苗 2 剂、脑膜炎疫苗 1 剂;其他如伤寒菌苗、脊灰疫苗、肺炎球菌疫苗、百白破疫苗、HPV 疫苗、带状疱疹疫苗及甲肝疫苗等均可选择接种。

第三节　血源性病原体感染重点风险环节的防控措施

不同病原体的传播风险不同,但对于医务人员来说,当他们暴露于血液、体液时所有的病原体都是有风险的。每种病原体的感染都受到一系列因素的影响,包括病原体的传染性、医护人员的岗位和工作职责、所服务的患者群体中每种病原体的感染率、医护人员对工作细节的关注和工作标准流程的遵守情况。

在职业性血液传播病原体感染方面,把可能与血液(或含血的体液)污染的器械导致的经皮损伤、血液(或其他含血体液)污染黏膜、污染“非完整皮肤”(如皲裂、擦伤或因皮炎而完整性受损的皮肤)视为职业性接触。

患者在医疗机构就医时因操作不当导致感染血源性传染病,被视为严重的医院感染事件。医疗机构应严格把控风险环节,防止血源性传播疾病在医疗机构内传播。常见的风险环节有:①输注未经严格筛查和检测的血液与血制品;②不规范使用一次性注射器及用具等(共用、复用等);③共用药液;④操作人员未严格遵守无菌操作技术;⑤未按要求执行手卫生;⑥环境清洁消毒不规范;⑦设备清洁消毒不规范;⑧医务人员不规范使用防护用品及暴露后处置不及时等。以下将详细介绍各风险环节血源性病原体传播风险及防控措施。

一、输血及血制品相关的血源性疾病传播风险及防控措施

输血是一种重要的医疗手段，但也存在一定的风险，因此感染血源性传染病的案例常有报道。如输注血制品Ⅷ因子导致 HIV 感染，产生严重的后果；HCV 是输血后肝炎的主要原因，所以 HCV 也就可能成为医务人员潜在的职业感染风险。文献中报道了大量有关职业感染的病例。到目前为止，职业获得的 HCV 感染均与血液接触有关。为了防控这些风险，需要采取一系列措施，包括：

(1) 加强对供血机构的管理，提倡无偿献血和成分输血，确保血液来源的安全性和可靠性。

(2) 严格按国家规定标准筛选供血员，排除高危人员供血，防止冒名顶替献血，坚持各种血清学检查，以保证医院安全用血。

(3) 严格执行对血液和血制品的灭菌处理，确保输血过程中不会引入任何病原体。

(4) 严格掌握输血适应证，加强成分输血，避免不必要的输血操作，减少感染风险。

(5) 加强采血、储血、输血区的消毒隔离制度，严格执行无菌操作技术，防止交叉感染。

(6) 使用一次性注射器和密闭输血、输液器材，用后按医疗垃圾分类处理，防止二次污染。

(7) 对需要经常接受输血或血制品治疗者、易受血液污染的工作人员，应接种相应的疫苗，如乙型肝炎疫苗等，以提高免疫力。

(8) 建立输血科医院感染相关的奖惩责任制度，对于忽视、大意、未严格按照标准流程操作而引起的感染问题，必须追究到个人，根据相关制度进行处罚。

(9) 不断更新输血观念，确保输用血的安全有效性。在时代快速发展的大背景下，现代医疗对输血科工作提出了更新、更高的要求，医务工作者需要不断学习和更新输血知识，以适应临床安全、合理用血的需要。

二、注射操作的风险及防控措施

安全注射指对接受注射者无害、实施注射操作的医务人员不暴露于可避免的风险，及注射后的废弃物不对环境和他人造成危害。为减少医务人员在注射中发生职业暴露风险，应确保提供安全注射所需要的条件，并严格遵守安全操作规程。据 WHO 估计，发展中国家及经济转型国家每年至少进行 160 亿次注射操作，其中约 95%的注射用于医疗目的，3%用于免疫接种。在这些注射操作中，不安全注射操作每年导致全世界约 130 万人死亡，造成约 5.36 亿美元的直接医疗费用负担。WHO 数据显示，2010 年因不安全注射而感染 HBV、HCV 和 HIV 的人数分别约为 170 万人、31.5 万人和 3.38 万人。

（一）操作前的准备

1. 物品准备与检查　医务人员在进行诊疗操作前应认真准备物品并检查其消毒灭菌是否合格，有效期及包装完整性等，避免使用不合格的物品增加患者感染风险和导致职业暴露。

2. 操作环境管理　注意操作环境的安全性，如进行注射时需保持光线充足。保持操作区域宽敞，去除与操作不相关的物品，并对操作区域进行清洁消毒，避免环境中的病原菌因操作而传给患者，或者因操作环境拥挤影响操作导致职业暴露。

3. 患者评估　评估患者的意识、配合度、查看病史，了解感染情况等；根据综合评估结果，确定采取的标准预防措施。

（二）操作中的注意事项

1. 手卫生　医务人员操作前、中、后均需严格按照 WHO 手卫生指南进行手卫生。

2. 锐器（针刺）伤职业防护　尽量选择安全型注射针，正确处理锐器，不徒手接触针头和刀片等。

3. 无菌技术操作　医务人员应接受无菌技术操作培训和考核，在诊疗操作中严格执行无菌技术。

（三）操作后的废物处理

医疗机构需严格执行医疗废物相关法律法规及规章制度，规范分类及处置可有效减少或避免相关人员锐器伤的发生，减少医源性感染发生的风险。

（1）遵循源头分类、规范处置的原则，处理注射操作使用后的一次性注射器具，不可随意丢弃。

（2）使用后的锐器应在产生地规范地弃置至锐器盒内，不应对注射针头等锐器进行徒手分离和/或二次分拣。

（3）去除针头后的注射器和输液袋等无需毁形。

（4）不可徒手分离注射针筒和针头，应将针头置于锐器盒盖模型楔形槽内与注射器分离，注射器针筒等医疗废物应丢弃入黄色医疗废物袋。

（5）血源性病原体的污染物均按照感染性废弃物处理，锐器使用后及时放入锐器盒。

（6）医废包装袋和锐器盒 3/4 满时及时封闭，做好标识后按照标准流程运送和储存，收集、运送人员需做好防护。

（四）锐器（针刺）伤的风险防控

1. 减少/避免发生锐器伤的因素

（1）评估注射的必要性，避免所有不必要的注射。

（2）保证操作环境光线充足。

（3）根据诊疗操作的类型选择合适的注射装置，如长期输液治疗的患者，宜使用留置针或中央导管输注药液，不宜使用头皮钢针。

（4）避免手持锐器随意走动。

（5）避免徒手传递针头等锐器。

(6) 避免回套针帽，如必须回套时采取单手回套方法。

(7) 避免双手徒手拆卸或分离使用过或暴露的针头。

(8) 弃置锐器应立即放入锐器容器。

2. 安全注射器具的选用　安全注射器具指使用后其尖锐的部件能够被有效保护起来，避免意外伤害的一次性注射器具，是预防和减少锐器伤职业暴露的有效方法。主要包含无针输液接头、预充式导管冲洗器、安全型采血针、安全型输液留置针、安全型注射器。据报道，中国胰岛素注射相关针刺伤发生率高且造成严重危害，39.1%的中国护理人员曾发生胰岛素注射相关针刺伤；胰岛素笔用针头相关针刺伤发生率为 139.5 次/1000 人，受访者中，3.2%因为胰岛素相关针刺伤感染 HBV，0.9%因为胰岛素相关针刺伤感染 HCV；注射后回套针帽是胰岛素注射过程中最容易发生针刺伤的环节。若无法避免回套针帽，应规范采用单手回套法：将针帽平放于操作平面，开口朝向操作者，操作者单手持注射器将注射针头插入针帽，套上针帽后，垂直提起注射器，用另一只手固定针帽；之后，用消毒液清洁桌面，避免残留血渍等。

3. 锐器的处理

(1) 锐器盒应放置于方便操作、伸手可及之处(距离地面高度大约 132～142 cm，与操作者身体距离 28～48 cm)。

(2) 锐器盒不应放在地面上或治疗车下层。

(3) 锐器盒材质应符合防刺破、防渗漏的要求。

(4) 锐器盒内容物盛装不应超过标记容量的 3/4。

(5) 当锐器盒内容物达到 3/4 满时应立即更换，并使用有效的封口方式，使包装物或容器封口紧实、严密。

表 11-1　2016 年医护人员发生锐器伤的基本情况

工作类别	*N*	发生锐器伤人数(%)	锐器伤总人次	每千人锐器伤发生次数	每百张床位锐器伤发生次数	上报人次	溯源人次
护士	32042	541(1.69)	660	20.6	1.05	152(23.03)	475(71.97)
医生	19927	268(1.34)	327	16.41	0.52	79(24.16)	251(76.76)
后勤人员	3583	28(0.78)	31	8.65	0.05	15(48.39)	6(19.35)
医技人员	3964	36(0.91)	46	11.6	0.07	10(21.74)	33(71.74)
实习生	1458	60(4.12)	72	49.38	0.11	36(50)	50(69.44)
其他	316	2(0.63)	4	12.66	0.01	0	0
总计	61309	935(1.53)	1140	18.59	1.81	292(25.61)	815(71.49)

4. 发生职业暴露后的处理　血源性职业暴露后需立即进行现场处置，可采取“一挤、二冲、三消毒、四报告”现场处置方式，相关部门接到报告后及时查看源患者的感染情况，进行评估、给予预防性用药及随访等措施。

挤:立即在伤口旁由近心端向远心端轻轻挤压,避免挤压伤口局部,尽可能挤出损伤处的血液。

冲:及时用流动水冲洗伤口,可以边挤压边冲洗;暴露的黏膜,应当反复用生理盐水进行冲洗。

消毒:使用0.5%碘伏或75%酒精对伤口进行消毒。

报告:立即报告科室领导、医院感染管理部门或相关管理部门。

查:查看源患者的血源性病原体感染情况。

诊:相关部门及时评估并给予预防用药。

登记:医院相关管理部门做好登记,并定期随访。并对暴露原因进行分析,不断改进管理措施。

三、使用药物的风险及防控措施

一项研究发现:在4家医院32个科室多日随机班次收集开封后使用过的冲封管液,共604例样本,其中145例有污染菌生长,污染率高达24%,共发现37种污染菌,其中4种为临床常见致病菌,金黄色葡萄球菌、溶血葡萄球菌、少见铜绿假单胞菌及约氏不动杆菌。因此,临床在配置和使用药物时应严格执行相关规范要求。

(一) 规范配制药物

(1) 为多人注射时,应在为每位接受注射者实施注射操作时开启相应药瓶,避免接受不同注射者的药瓶发生混淆。

(2) 注射用药物宜现用现配。

(3) 当次未使用完的剩余药物不得再次使用。

(4) 不应贮存无外包装的针头和注射器,批量打开的注射器应保存在原包装内(如皮内注射用注射器)。已灭菌预充式注射器(如生理盐水和肝素)打开后应立即放置在无菌区域内。

(5) 每次都使用新的注射器和针头从药瓶或输液袋中抽吸药液。

(6) 抽取的药液和配制好的无菌液体,应在2 h内尽快使用(有特殊要求的药品除外)。

(7) 启封抽吸的各种溶媒使用时间不应超过24 h,储存条件应符合产品说明书的要求。

(8) 准备药物时不应将药物从一个注射器转移到另一个注射器(如将药物移到另一个移除了活塞的注射器内,或直接注入另一个注射器的乳头);剩余的药物(如药液或静脉输注溶液)不应再次使用。

(9) 预充式注射器内的药液不得再次稀释后用于注射。

(二) 正确冲管

(1) 尽可能使用单剂量冲管液,如果必须使用多剂量冲管液,只能用于一名患者并在使用后丢弃。

(2) 尽可能使用预充式注射器(如生理盐水和肝素)替代手工配制冲洗液。

(3) 一次性使用的注射器应一次性使用，每次冲管操作均使用新的注射器、针头或新的预冲洗导管冲洗器，不应重复使用。

(三) 多剂量用药管理

(1) 多剂量药物应专人专用。

(2) 一旦多剂量药瓶、药物进入患者护理区(如手术室或麻醉车)，只能用于单个患者，且用后立即丢弃。

(3) 每次穿刺多剂量药瓶时，均应使用新的无菌注射器和无菌针头。

(4) 不应在多剂量药瓶瓶塞(盖)处留置针头。

(5) 对于多剂量药瓶药物，应在药瓶上加贴标签。

(6) 每次使用已开封的多剂量药瓶、药物前，应做好相应检查。

(四) 规范使用注射器

(1) 注射器和针头应一人一用一抛弃。

(2) 同一部位多次注射，应确保每次都使用新的无菌注射器和无菌针头进行注射。

(3) 当需要从多剂量药液里多次抽取药液时，每次均需使用新的无菌注射器和无菌针头进行抽吸，以避免药液污染。

(4) 完成药液抽吸的注射器应即刻使用，若无法即刻使用，应放入未被污染的原注射器包装袋内或预先铺好的无菌盘内，以避免注射器和药液污染。

(5) 配制药液时，不要将注射器针头插在药液瓶塞上，以避免药液污染。

(6) 正确理解“一人一针一管一用一丢弃”：输液器、延长管、输液连接管、高压注射器等应一人一用一更换，严禁共用或重复使用。

四、无菌操作中的风险防控措施

(一) 无菌物品管理

(1) 标识清楚，无菌物品与非无菌物品分开放置，并有明显标识。

(2) 使用有序，在有效期内使用。

(3) 明确区域划分，合理划分无菌区与非无菌区，无菌物品存放远离污染区。

(二) 规范无菌技术操作行为

(1) 操作者与无菌操作平面及其边缘保持非接触距离，手臂保持在腰部或无菌操作平面以上，避免在无菌区域和非无菌区域之间横跨。

(2) 使用无菌持物钳(镊)取用非单独包装无菌物品。

(3) 从无菌容器内取出的无菌物品，即使未使用也不应再放回无菌容器内。

(4) 无菌物品可疑遭受污染或已被污染，不应使用。

(5) 戴上无菌手套后应避免触碰非无菌的环境和物品。

(三) 正确实施消毒

1. 药瓶与安瓿瓶的消毒方法　输液瓶口、西林瓶胶塞、安瓿颈、输液输注口等物体表面常使用 75%酒精或复合碘采用喷雾法或涂擦法消毒两遍，作用 1 min。涂擦法消毒输液瓶口、西林瓶胶塞时，用棉签蘸消毒液后自中心部位由内向外逐一消毒，最后消毒边缘；消毒安瓿颈时，用蘸有消毒液的棉签一侧对安瓿颈消毒，用棉签顶部消毒砂轮，在安瓿颈部划一环形锯痕，用棉签另一侧擦拭锯痕后折断安瓿；喷雾法即将消毒液倒入喷壶内，直接喷雾于物体表面，喷洒时注意从上至下、从左到右，避免跨越无菌面，喷雾法消毒不适用于工作台表面。

2. 规范消毒导管接头　经由中央导管输注药物、液体、血液制品时，导管接头污染是 CRBSI 最可能的微生物来源，注射前需使用合格的消毒剂进行消毒。

3. 消毒后充分待干　消毒剂达到消毒效果需要满足浓度与作用时间两个要求，消毒后如未待干一定时间，一方面会达不到消毒效果，另一方面消毒液会随着有创操作进入人体组织。

（四）穿刺部位皮肤消毒

（1）从穿刺点的中心部位开始，由内向外螺旋式涂擦。

（2）已接触污染部位的消毒棉签、棉球等物品，不得再用于涂擦相对清洁的部位。

（3）完成穿刺部位皮肤消毒后，不应再次用手触摸穿刺部位。如果操作中已消毒的部位被接触或污染，需要重新消毒。

（4）消毒后应待消毒剂完全干燥后再进行注射操作。

五、手卫生

正确执行手卫生是有效控制病原体传播及降低医院感染发生率最基本、最简单、最经济的手段，规范执行手卫生能降低 1/3 的医院感染。医源性血源感染也是医院感染的一部分，血源性传播疾病在传播过程中，病原体往往通过血液污染的手部接触伤口或黏膜而进入人体，导致感染。手卫生能有效减少手部携带的病原体，防止病原体通过手部传播至患者或医务人员，从而降低感染和疾病传播的风险。因此，手卫生对于预防血源性传播疾病至关重要。

手卫生为洗手、卫生手消毒和外科手消毒的总称。其中洗手是指医务人员用肥皂或者皂液和流动水洗手，去除手部皮肤污垢、碎屑和部分致病菌的过程。为达到普通洗手卫生的最佳清洁度，洗手时间最好不要少于 20 s。此时间与唱两遍生日歌大致相同，可以以此为标准来计时。

卫生手消毒是指医务人员使用速干手消毒剂揉搓双手，以减少手部暂居菌的过程。

外科手消毒是指医务人员在外科手术前用肥皂(液)或抗菌皂(液)和流动水洗手，再用手消毒剂清除或杀灭手部暂居菌、常居菌的过程。

在 1822 年，一名法国药剂师发现用含氯化物的溶液作为消毒剂清洁双手可阻断因手传播的感染性疾病。随后匈牙利产科医生伊格纳兹·塞麦尔维斯(Lgnaz Semmelweis)首次发现洗手能够在分娩中起到预防医院感染的作用。1847 年 5 月中旬起，他让产科医生在术前使用含氯消毒液对手进行消毒，这样一种小的革新竟然使医院产褥热发病率从10%下降至1%，产妇病死率明显下降。这是亘古未有的奇迹，为医务人员手卫生拉开了帷幕，因此他被后人美誉为“手卫生之父”。1867年以后，英国外科医生Lister发现用石碳酸溶液消毒医师的双手后，截肢手术病死率从45.7%降到了15%。他在法国著名微生物学家巴斯德(Louis Pasteur)发现微生物的基础上，首次阐明细菌与感染的关系，并提出手术后切口感染与医生的手、患者的皮肤消毒不彻底有关，这为手卫生在控制医院感染中发挥重要作用奠定扎实理论基础。

2005年10月10日，WHO正式颁布了《手卫生指南》，对全球的手卫生工作推进起到了促进作用，指南中明确规定了手卫生的五个时机即：①接触患者前；②清洁、无菌操作前，包括进行侵入性操作前；③接触患者的血液、体液、分泌物、排泄物、伤口敷料等之后；④接触患者后；⑤接触患者周围环境后，包括接触患者周围的医疗相关器械、用具等物体表面后。2009年，WHO将每年的5月5日定为世界手卫生日。

我国在2003年开始推行六步洗手法：

第一步：掌心相对，手指并拢，相互揉搓。

第二步：手心对手背沿指缝相互揉搓，交换进行。

第三步：掌心相对，双手交叉指缝相互揉搓。

第四步：弯曲手指使关节在另一手掌心旋转揉搓，交换进行。

第五步：右手握住左手大拇指旋转揉搓，交换进行。

第六步：将五个手指尖并拢放在另一手掌心旋转揉搓，交换进行。

六、环境与设备的清洁消毒

医疗机构的环境和设备可能成为病原体的载体，如果清洁消毒不严格，极易导致病原体的传播，进而导致疾病暴发，对医院内部的环境、设备表面定期进行清洁消毒，可以有效地降低患者和医务人员之间的交叉感染风险。医院环境设备消毒可遵循相关指南规范执行，落实疫原地消毒、随时消毒和终末消毒等措施，使用合格的消毒产品，正确的消毒方法，对于重点环境及设备定期开展消毒效果检测，发生疑似医院感染暴发时随时开展监测和调查。

七、个人防护用品使用中的风险防控措施

医务人员在操作前需准确评估操作风险，正确选择使用PPE，可有效防止发生锐器伤，减少和预防操作相关职业暴露风险。

(一) 口罩

(1) 普通医用口罩需符合相关注册产品标准(YZB)，适用于皮下注射、皮内注射、采血或静脉注射时佩戴。

（2）医用外科口罩需符合 YY 0469 的标准要求，适用于外科手术、关节腔内注射、中心静脉导管置管等操作时佩戴。

（3）医用防护口罩需符合 GB 19083 的标准要求，适用于为患有经空气传播疾病的患者实施注射操作时佩戴。

（4）口罩应正确佩戴及脱卸，一次性使用并及时更换。

（二）护目镜或防护面屏

使用指征：实施可能发生血液、体液、分泌物喷溅的操作（如内瘘穿刺、血液透析中心静脉导管维护及穿刺等）；两者二选一，无需叠戴。护目镜或防护面屏佩戴与脱卸时需正确佩戴，避免工作中脱落，脱卸时注意避免碰到护目镜或面屏的正前方，防止污染手部，可用手拿住头带取下（图 11－1）。

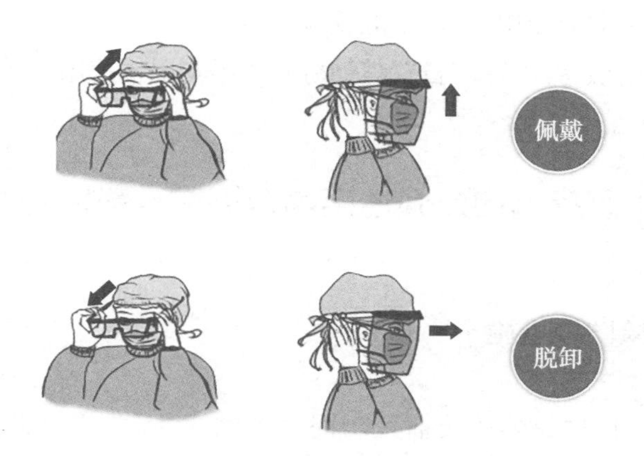

图 11－1　护目镜与防护面屏的佩戴与脱卸方法

（三）脚背全防护鞋

使用指征：锐器操作较多的部门如手术室、介入室、产房及人流室等，操作者实施注射操作时需穿脚背全防护鞋，防止脚部发生暴露事件。

（四）帽子

使用指征：需要采取最大无菌屏障技术时需佩戴帽子，如中心静脉导管维护时、手术操作时，或易发生血液体液喷溅操作时。如果使用布制帽子应保持清洁，定期更换与清洁；一次性使用医用帽应一次性使用，遇污染应及时更换。

（五）手套

（1）接触患者时手可能被污染或接触患者的黏膜、血液、体液时使用清洁手套。

（2）处理被污染的设备时需戴清洁手套。

（3）在可能接触患者潮湿部位或没有破损的皮肤时，应使用防水的清洁手套。接触可能为人体无菌组织的时候必须戴无菌手套，即使是感染性的组织。

（4）进行手术操作时、护理免疫力低下的病人时、进行进入体腔的侵入性操作时使用无菌手套。

(5) 接触不同患者或者患者的不同无菌部位必须更换手套。

(6) 使用的手套要足够长来覆盖可能暴露的部位。

(7) 在可能血液接触或者可能刺破皮肤的情况下要戴手套保护工作人员的手。有研究表明缝合针上的血经过单层手套可以减少锐器表面46%～86%的血液;两层手套后血量会减少95%,从而减少经皮损伤污染的病毒载量。

(8) 戴手套不能代替洗手;脱手套或更换手套后应洗手和/或手消毒,有研究表明泌尿外科手术90 min后手套屏障作用大大减弱,破损概率增加。

(9) 诊疗活动结束或手套破损时及不同的患者之间应更换手套并洗手或手消毒,但不建议对手套进行消毒,频繁消毒会增加手套破损概率。

(10) 护理同一个患者,从污染部位到清洁部位,需要更换手套。

(11) 一次性手套只能使用一次,不能重复使用。

(12) 对于乳胶过敏者,医院应备有其他材质的手套以供使用。

第四节 医疗机构血源性疾病传播重点科室的防控策略

一、血透相关风险防控措施

血液透析对血源性病原体的传播控制提出了挑战,因为透析患者治疗空间的邻近性,并且护理人员操作也需要在不同患者治疗区域之间快速更换,对于环境清洁和消毒及感染控制提出新的要求,研究表明,透析患者治疗区域内的表面经常被血液污染。如果被污染的表面没有得到充分的清洁和消毒,血源性病原体和其他病原体可能会存活数天并具有传染性。血透导致的传染病暴发在国内外均有较多的报道,常与清洁、消毒和管理不当有关。本节将概述血源性疾病患者的血透管理,在透析环境中应进行的常规清洁和消毒。

(一) 工作人员管理

(1) 工作人员在诊疗过程中应当实施标准预防,并严格执行手卫生和无菌操作技术。

(2) 加强医务人员职业安全防护和健康管理工作,提供必要的防护用品,定期进行健康检查,如抗-HBV抗体阳性,建议接种疫苗;工作中发生被血液污染的锐器刺伤、擦伤等伤害时,应当采取相应的处理措施,并及时报告机构内的相关部门,必要时进行免疫接种。

(二) 患者管理

(1) 初次透析或由他处转入的透析患者需要做乙肝、丙肝及艾滋病、梅毒等相关病原学检查,每半年复查1次。

(2) 当存在不能解释的肝脏转氨酶异常升高时应进行HBV-DNA和HCV-RNA定量检测。当检测到血源性传播病原体感染标志物阴性转阳时,应立即报告感染管理科，并启动相应的预警、干预措施。

(3) 透析过程中患者出现 HBV、HCV 感染标志物阴转阳时，应立即对其密切接触者进行 HBV、HCV 感染性标志物检测。

(4) 患有血源性传播疾病的患者应分区专机透析进行隔离透析，相互不能混用，并配备专用的透析操作用车，护理人员应相对固定。

(5) 对怀疑感染 HBV 或 HCV 但病毒感染标志物检测阴性者，应 1～3 个月后重复检测。

(三) 透析机器外部消毒

(1) 每次透析结束后，应当对透析单元内透析机等设备设施表面、物品表面进行擦拭消毒，对透析单元地面进行清洁，地面有血液、体液及分泌物污染时应先去除再消毒处理。

(2) 透析治疗区、治疗室等区域应当达到《医院消毒卫生标准》中规定Ⅲ类环境的要求。

(3) 患者的床单、被套、枕套等物品应当一人一用一更换。

(四) 透析机器内部(水路)消毒

(1) 每次透析结束后，应当对透析机进行有效的水路消毒；

(2) 透析时如发生破膜、传感器渗漏，在透析结束时应对机器立即消毒，消毒后的机器方可再次使用。

(五) 开展导管相关血流感染的目标性监测工作

根据《医院感染监测标准》(WS/T 312－2023)的要求，医疗机构应开展血透患者的血源性病原体感染监测，及时发现感染患者，避免交叉感染和传播。

1. 监测对象　主要是对门诊维持性血液透析患者的血源性病原体感染情况进行筛查及复查。

2. 监测内容　监测病原体主要包括 HBV、HCV、HIV、梅毒螺旋体，统计每年此四类传染病标志物检验完成率及阳转率、门诊血液透析患者基本情况(姓名、性别、年龄)、感染风险因素、血源性病原体筛查及复查情况等。

3. 监测方法

(1) 首次筛查：第一次开始血液透析治疗的患者或由其他医疗机构转入的患者应在治疗前进行 HBV、HCV、HIV 和梅毒螺旋体检测。

(2) 长期血液透析患者应定期复查血源性病原体标志物，HBV 和 HCV 应至少每 6 个月复查一次，HIV、梅毒螺旋体至少每年复查一次。

(3) 监测人员填写门诊血液透析患者血源性病原体监测表，统计每年门诊血液透析患者数、阳转患者数、患病患者数，并计算阳转率。

二、手术相关风险防控措施

手术过程中，患者血液、体液及手术器械等可能成为感染源。主要通过直接接触传播，如手术器械、医护人员手等；也可通过空气飞沫、尘埃等间接传播。患者年龄、免疫力、营养状况、术前住院时间等均可影响感染风险。不同手术类型感染风险不同，如开放性手术、急诊手术、复杂手术等感染风险相对较高。因此，手术室是血源性疾病传播高风险科室，需加强相关管理措施。

（一）手术患者管理

1. 术前筛查　择期手术患者，术前应开展 HBV、HCV、HIV 及梅毒螺旋体的病原学检测；急诊手术患者，术前除应及时抽血检验外，在整个手术过程中应严格执行标准预防。

2. 手术安排　对具有经血源性传播疾病的手术患者，手术医师应在手术申请时注明感染性疾，手术应安排在感染性手术专用手术间内实施，条件受限时则应安排在当日最后一台。

3. 手术注意事项　手术前 1 天将手术中所需的手术器械，一次性敷料、物品，药品等准备齐全，手术间门上应有警示标志，手术过程中尽量避免人员参观、外出和进入。

4. 个人防护　手术人员需戴好面屏或护目镜，如有手部皮肤破损可戴双层无菌手套，操作时注意正确使用和传递锐器，可使用无菌盘传递器械，避免职业暴露。

（二）术后处理

1. 医疗器械　重复使用的医疗器械应立即置于整理箱内，做好保湿，箱外张贴感染性病原体标识，密闭送至消毒供应中心进行集中处理。

2. 医疗废弃物　双层黄色医废袋打包后密闭转运。

3. 污染织物　手术间内所有的织物均视为感染性织物，使用橘红色织物袋包扎，包装外张贴感染性病原体名称，密闭转运至洗消中心。

4. 手术间清洁消毒　遵循先清洁后消毒原则，先去除明显的污染物，再用中水平消毒产品对环境、设备表面擦拭消毒，地面使用湿拖方式进行拖地消毒，也可使用一次性消毒湿巾、地巾进行消毒。

（三）手术器械的清洗消毒

供应室人员应做好防护后再处理感染手术器械，血源性病原体感染患者使用后的器械可先清洗再消毒灭菌，操作时注意避免职业暴露，清洗消毒后注意对供应室洗消区域进行消毒。

第五节　总结与展望

医源性血源感染防控工作是一项长期而艰巨的任务，需要全社会的共同努力和持续关注。医源性血源感染的防控不仅仅是医疗机构的责任，也是社会各界的共同责任。社会参与和监督在防控工作中扮演着重要角色。媒体应加强对医源性感染防控知识的宣传和教育，提高公众对感染防控的认识和重视程度。通过广泛的媒体报道和公益广告，增强公众对感染防控的意识和责任感。政府应制定和完善相关政策，为医源性感染防控工作提供支持和保障。通过加大投入、优化资源配置、完善法律法规等方式，为防控工作创造良好环境。

医务人员通过加强国际合作与交流、推动技术创新与研发、完善防控策略与管理体系等多方面的措施，将有效降低医源性感染的发生率，为患者提供更加安全、高效的医疗服务；为医务人员提供更加安全的职业环境和措施。随着科技的不断进步和社会的持续发展，我们相信医源性感染防控工作将取得更加显著的成效。同时，我们也应清醒认识到防控工作的长期性和复杂性，需要持续加强防控力度，不断完善防控策略，为构建更加安全、健康的医疗环境作出不懈努力。

（汪邦芳）

参考文献

[1] 高晓东. 从污染到感染，导管相关性医患安全新思考[EB/OL].（2021-01-27）[2024-04-26] https://mp.weixin.qq.com/s?src=11×tamp=1714129582&ver=5224&signature=TQUdWzu-a4NuANX0L*V1VdoWVVgw6W-ChJxfgBxjXgtxTHEYqaEGu0AQQRemguniz5K-5AKRUddcH-dR088nIOajJrRJmKnOCziIa3it7r26hdciGC3MxwyGYSjiM6vzwj&new=1.

[2] 张慧，宗志勇. 国外血液透析机构医院感染暴发的研究现状：1987—2021年[J]. 中国感染控制杂志，2021，20(9)：855-863.

[3] Costigliola V, FRID A, LETONDEUR C, et al. Needlestick injuries in European nurses in diabetes[J]. Diabetes Metab, 2012, 38(Suppl 1): S9-14.

[4] HENDERSON D K. Managing occupational risks for hepatitis C transmission in the health care setting[J]. Clin Microbiol Rev, 2003, 16: 546-568.

[5] PANLILIO A L, CARDO D M, GROHSKOPF L A, et al. Public health service. Updated U.S. public health service guidelines for the management of occupational exposures to HIV and recommendations for postexposure prophylaxis[J]. MMWR Recomm Rep, 2005, 54(RR-9): 1-17.

[6] PANLILIO A L, SHAPIRO C N, SCHABLE C A, et al. Serosurvey of human immunodeficiency virus, hepatitis B virus, and hepatitis C virus infection among hospital-based surgeons. Serosurvey Study Group[J]. J Am Coll Surg, 1995, 180: 16-24.

[7] ZHAO F, ZHANG M, XUAN J, et al. Burden of insulin injection-related needlestick injuries in mainland china-prevalence, incidence, and healthcare Costs[J]. Int J Nurs Stud, 2019, 97: 78-83.

第十二章 医院感染病原体耐药现状及防控

抗微生物药物是现代医学的基石，然而抗微生物药物的发展始终伴随着微生物耐药的挑战。微生物耐药是感染病领域的“灰犀牛”，造成患者住院时间延长，医疗费用增加，病死率上升，严重影响医疗系统和国家经济的发展。

2007年，WHO将细菌耐药列为威胁人类安全的公共卫生问题之一。在世界范围内，可用于治疗细菌引起的尿路感染、败血症、性病和腹泻等的抗菌药物的耐药率不断攀升，“超级细菌”使临床治疗面临无药可用的困境。

近些年，全球真菌耐药呈现上升趋势，导致真菌感染治疗更加困难，住院时间更长，治疗方案更加昂贵。耐药耳念珠菌是最常见的侵袭性真菌感染病原体之一，对氟康唑、两性霉素B和伏立康唑的耐药性日益加强，并且也逐渐出现对卡泊芬净的耐药性。

抗病毒药物耐药性问题也不容乐观，尤其是在免疫力低下的患者群体中。持续的病毒复制和长期的药物暴露，导致病毒对包括抗逆转录病毒药物在内的大多数抗病毒药物产生耐药性。在非洲、亚洲和拉丁美洲，接受一线治疗前的成人中，对非核苷类逆转录酶抑制剂具有耐药性的治疗前耐药HIV比例超过了10%；在非洲撒哈拉以南，感染HIV的婴儿中，超过50%携带有对非核苷类逆转录酶抑制剂具有耐药性的病毒。

耐药寄生虫的出现则是疟疾控制的最大威胁之一，导致疟疾发病率和死亡率上升。以青蒿素为主的联合疗法是WHO推荐的用于治疗疟疾的最佳方法。但是，在柬埔寨、老挝、缅甸、泰国和越南已出现对青蒿素的耐药性，这种耐药性的进一步传播可能危及全球在疟疾控制方面取得的重要成果。

医疗机构是微生物耐药发生和发展的主要场所。抗微生物药物的广泛和不合理使用产生的“选择性压力”促进了微生物耐药性的获得和维持，耐药微生物易在患者、医院环境、医疗设备和医务人员之间传播，而住院患者免疫力相对较低更容易发生感染。医疗机构微生物耐药感染防控工作对保障医疗质量和患者安全至关重要。

由于MDRO感染更普遍，相关研究进展较多，以下内容主要围绕MDRO展开。

第一节　医院感染病原体耐药的相关定义

耐药(resistance)指微生物对临床治疗(常规)使用的关键药物的敏感性减弱、丧失。基于药物治疗疗效的优越性或副作用低等因素，关键药物可以是治疗某特定微生物的某种一线抗菌药物(如苯唑西林用于金黄色葡萄球菌的治疗)，也可以是对多种抗菌药物不敏感起标志性的某种物质，如肺炎克雷伯菌对头孢类抗菌药物耐药提示其产生 ESBL。

关于 MDRO 的定义，学术界尚未完全统一，国际专家建议的暂行标准给出了以下几个定义。

多重耐药(multi-drug resistant, MDR)：对可用药物中 3 类或更多(每类中的 1 种或更多)不敏感。

泛耐药(extremely-drug resistant, XDR)：对可用药物除了 2 类或 1 类之外，其余(每类中的 1 种或更多)均不敏感。

全耐药(pan-drug resistant, PDR)：对可用药物均不敏感。

革兰阳性细菌多重耐药的定义相对容易，通常使用一种关键抗菌药物耐药情况进行定义，如 MRSA 和 VRE。革兰阴性菌多重耐药的定义则相对复杂，部分原因是耐药机制差异较大。某些定义可参考一定的耐药阈值水平(如 MDR - PA)定义为对 3 类及以上抗菌药物耐药)或与某些特殊的耐药模式相关联(如肺炎克雷伯菌对头孢曲松或头孢他啶耐药，可以从耐药表型上初步鉴定为产超广谱 β-内酰胺酶)。

第二节　医院感染病原体耐药的微生物学

一、耐药机制

耐药机制分为固有耐药和获得性耐药。

固有耐药又称天然耐药，指的是由于微生物自身基因所决定的特殊结构而对某种抗微生物药物具有天然耐药性，代代相传，相对稳定。例如，支原体没有细胞壁肽聚糖，因此对青霉素类、头孢菌素类和其他 β-内酰胺类抗菌药物天然耐药。

获得性耐药主要是指微生物通过基因突变或获得新的遗传物质，从而对抗微生物药物产生耐药性。新的遗传物质往往是通过质粒、整合子或转座子介导的。获得性耐药分为垂直传播和水平传播两种方式。第一种传播方式由于耐药基因位于染色体上，耐药性随着繁殖由亲代传给子代；而第二种传播方式由于质粒、转座子等可移动元件的存在，使得耐药基因可在不同种、不同属间互相传播，导致耐药性的广泛扩散。抗微生物药物的使用及它的

“选择性压力”有助于获得性耐药的维持。获得性耐药可因不再接触抗微生物药物而消失。

临床常见细菌对抗菌药物耐药的主要机制包括以下几个方面：

1. 膜孔蛋白改变或缺失　膜孔蛋白编码基因的改变或参与膜孔蛋白表达的调节基因的改变，使得相应的膜孔蛋白缺失或功能缺陷，从而引起抗菌药物耐药。例如肺炎克雷伯菌 ompk35 和 ompk36 的缺失导致菌株对碳青霉烯类抗菌药物耐药，铜绿假单胞菌由于编码 orpd 膜孔蛋白的基因下调而对碳青霉烯耐药。

2. 外排泵的过表达　外排泵可基于底物的生物化学特性（如电荷、疏水特性）识别不同底物，因此多药耐药外排泵能够排出多种结构不相关的抗菌药物从而导致多药耐药。外排泵在铜绿假单胞菌和不动杆菌等革兰阴性菌的 β-内酰胺类耐药中起着重要作用。研究表明肺炎克雷伯菌对替加环素耐药的机制主要是由于 RND 型 ACRABC - TolC 外排泵和 OqxAB 外排泵高表达所致。

3. 水解酶的生成　β-内酰胺酶能够水解β-内酰胺环使得抗菌药物不能与青霉素结合蛋白（penicillin binding protein，PBP）有效结合从而干扰细胞壁的合成。其中，碳青霉烯酶是最常见的β-内酰胺酶之一，它的产生是肠杆菌目细菌对碳青霉烯类抗菌药物耐药最主要的机制。

4. 靶位点的改变　PBP 是 β-内酰胺类抗菌药物的作用位点，在抗菌药物筛选压力下，菌株的 PBP 编码基因发生突变导致药物不能有效结合，或 PBP 异构体编码基因的获得使得菌株与抗菌药物亲和力降低表现为耐药。MRSA 主要的耐药机制就是特有的 mecA 基因大量编码特殊的对 β-内酰胺类抗菌药物低亲和力结合的青霉素结合蛋白 PBP2a，从而导致 β-内酰胺类抗菌药物耐药。DNA 促旋酶和拓扑异构酶Ⅳ是喹诺酮类抗菌药物的作用靶位，革兰阴细菌基因突变可导致 DNA 促旋酶或拓扑异构酶活性位点改变，从而引起喹诺酮耐药。

5. 修饰酶的产生　氨基糖苷钝化酶能与氨基糖苷类抗菌药物特定的氨基或羟基结合，从而导致这类抗菌药物发生钝化而失效，这也是氨基糖苷类抗菌药物耐药最主要的机制。Tet(X)最早被认为是四环素灭活酶，可在氧气和 NADPH 的同时存在的情况下化学修饰四环素类药物导致四环素耐药，而近来的研究发现 Tet(X)及其变异体与替加环素耐药密切相关。

6. 生物膜的形成　生物膜形成是细菌在抗菌药物环境下存活的有效途径，鲍曼不动杆菌和铜绿假单胞菌在医院环境中长期存在并造成广泛的院内感染，与其较强的生物膜形成能力密切相关。

细菌耐药的机制往往不是孤立存在的，在选择压力下，常出现多种耐药机制，表现出对多类抗菌药物耐药的现象。

二、定植与感染

定植是指微生物存在于某一部位并能繁殖，但未造成症状和体征（未导致感染）。定植患者远远多于感染患者，即所谓的"冰山效应"。患者口咽部、肠道、会阴、腹股沟区域、腋下、躯干、手臂和手都可能出现耐药菌定植。耳念珠菌常见于全身的皮肤部位，包括指尖和足趾。患者定植或感染存在很多风险因素，包括高龄、基础疾病及疾病严重程度、住院时间延长、胃肠道手术或移植手术、接触各种侵入性有创操作（特别是中心静脉导管）及抗菌药物暴露等。

来自无菌体液（如血液、脑脊液、胸腔积液、骨和关节滑膜液及腹腔液）的阳性标本通常提示感染，非无菌体液的阳性标本（如痰或伤口分泌物）可能是感染，也可能是定植。定植与感染的区分需结合标本检验情况、细菌毒力、患者基础疾病、临床表现和治疗反应等综合判断，并且定植和感染的判断是一个动态过程，需依据患者的临床变化和检验结果不断修正先前的判断。医疗机构中耐药菌感染源大多来自定植和感染患者，无论是定植还是感染患者，都需要采取相应的感染防控措施。

三、标本采集和实验室检测

病原学检测对耐药菌的感染诊断、治疗策略和感染控制具有不可替代的作用。

（一）标本采集

正确采集和送检合格标本是获得准确病原学检测结果的前提。病原学检验标本要在病程的早期、急性期，即尽量在抗菌药物使用前采集，并要求一般标本在 2 h 内送检，脑脊液及导管尖端最好在 15 min 内送检。

1. 血培养　送检标准为符合下列项目中的 1 项：①怀疑亚急性心内膜炎；②体温＞39.4℃；③发热留置深静脉；或符合下列项目中的 2 项以上：①体温为 38.3～39.3℃；②年龄＞65 岁；③寒战；④收缩压低于 90 mmHg；⑤白细胞计数＞1.8 万/mm^3；⑥肌酐＞2.0 mg/dL。

以下情况之一均应该在抗菌药物应用前送血培养，一般于发热或寒战初期时采集：①发热伴有医院获得性肺炎；②发热伴有医院获得性肺炎送检痰培养的同时；③发热且留置中心静脉导管、PICC 等血管导管＞48 h。

2. 粪便标本　送检指征：患者出现腹痛、腹泻（水样便、脓血便等），或伴有发热。粪便常规镜检异常送检粪便样本时，需进行大便常规、微生物普通培养，若是社区感染需做沙门菌、志贺菌、霍乱弧菌培养。腹泻病人还需考虑艰难梭菌检测。

3. 痰标本　送检指征：下呼吸道感染痰培养送检指征为咳嗽、脓性痰，伴有发热，影像学检查出现新的或扩大的浸润影；气道开放患者，出现浓痰或血性痰。

临床上约半数的咳痰标本不合格，正确的咳痰标本采样方法应为：①在医生或护士直视下采集标本；②采集前病人应先用清水漱口或用牙刷清洁口腔；③教育病人深咳，收集从下呼吸道咳出的痰液。

合格痰标本：白细胞＞25 个/低倍视野，鳞状上皮细胞＜10 个/低倍视野，或白细胞/鳞状上皮细胞＞2.5。

其他常见病原学标本还有上呼吸道标本(鼻前庭、咽、喉部位的分泌物拭子等)、其他下呼吸道标本(肺泡灌洗液、气道吸取物等)、脑脊液标本、体液标本、尿液标本、生殖道标本、皮肤和软组织标本等。不同部位标本均有各自的特性和要求。

(二)实验室检测

微生物检验通常对涂片的染色结果先行报告,再依次进行培养鉴定和药敏结果报告。不同病原体检测方法有所不同,临床常见耐药菌实验室检测方法如表12-1所示。

表12-1 临床常见耐药菌实验室检测方法

耐药菌	表型检测方法	分子生物学检测方法
MRSA	头孢西丁纸片法、头孢西丁或苯唑西林稀释法、苯唑西林盐琼脂筛选法、显色培养基法和PBP2a乳胶凝集试验等	PCR
VRE	纸片扩散法、E-test、稀释法、脑心浸液琼脂筛选法、显色培养基法	PCR
产ESBL肠杆菌目细菌	纸片扩散法或微量肉汤稀释法ESBL确证试验、E-test法、显色培养基法	PCR
CRE	纸片扩散法、稀释法、E-test法、显色培养基法、改良碳青霉烯灭活试验、碳青霉烯酶抑制剂增强试验	PCR、免疫层析
CRAB	纸片扩散法、稀释法、E-test法、显色培养基法	PCR
CRPA	纸片扩散法、稀释法、E-test法、显色培养基法、改良碳青霉烯灭活试验	PCR
CD	酶联免疫法或层析法检测GDH及毒素蛋白、E-test、琼脂稀释法	PCR
多重耐药耳念珠菌	微量肉汤稀释法等方法测定对抗真菌药物的敏感性	PCR

注:CRE,耐碳青霉烯类肠杆菌目细菌;CRAB,耐碳青霉烯鲍曼不动杆菌;CRPA,耐碳青霉烯铜绿假单胞菌;CD,艰难梭菌;PCR,聚合酶链反应。

第三节 医院感染病原体耐药的流行病学

一、监测

(一)监测系统

监测是系统收集、整体分析和全面评价细菌耐药现状和发展趋势的基础科学工作。目前,美国CDC、欧洲CDC和WHO都已经建立起不同范围的细菌耐药监测网。WHO自2015年启动了全球抗微生物药物耐药性和使用监测系统(The Global Antimicrobial Resistance Surveillance System, GLASS)。我国主要的多中心耐药监测项目包括全国细菌耐药监测网(China Antimicrobial Resistance Surveillance System, CARSS)、中国细菌耐药监测网(China Antimicrobial Surveillance Network, CHINET)和全国血流感染细菌耐药监测联盟(Blood Bacterial Resistant Investigation Collaborative System, BRICS)。

(二) 监测指标

我国2015年出台的《医院感染质量控制标准》要求监测MDRO感染发现率(分离率)和MDRO感染检出率(耐药率)。

MDRO感染发现率是指MDRO感染患者数(例次数)与同期住院患者总数的比例。计算公式:MDRO感染发现率=MDRO感染患者数(例次数)/同期住院患者总数×100%。

MDRO感染检出率是指MDRO检出菌株数与同期该病原体检出菌株总数的比例。计算公式:MDRO感染检出率=MDRO检出菌株数/同期该病原体检出菌株总数×100%。

二、临床常见多重耐药菌及流行现状

WHO 2024年发布了最新"细菌类重点病原体清单",包括15种耐药细菌,依照重要性分为关键、高度和中度优先级。与2017版相比,耐第三代头孢菌素类肠杆菌目细菌被单列为关键优先级重点病原体中的独立项目,碳青霉烯类耐药的革兰阴性细菌仍然被列入关键优先级。具体如表12-2所示。

表12-2　WHO新型抗生素研发重点病原体清单

类别	重点病原体
关键优先级	耐碳青霉烯类鲍曼不动杆菌 耐第三代头孢菌素类肠杆菌目细菌 耐碳青霉烯类肠杆菌目细菌 耐利福平结核分枝杆菌
高度优先级	耐氟喹诺酮类伤寒沙门菌 耐氟喹诺酮类志贺菌 耐万古霉素屎肠球菌 耐碳青霉烯类铜绿假单胞菌 耐氟喹诺酮类非伤寒沙门菌 耐第三代头孢菌素类和/或耐氟喹诺酮类淋病奈瑟菌 耐甲氧西林金黄色葡萄球菌
中度优先级	耐大环内酯类A组链球菌 耐大环内酯类肺炎链球菌 耐氨苄西林流感嗜血杆菌 耐青霉素B组链球菌

我国是抗菌药物生产与使用大国，MDR 和 XDR 细菌的临床分离率在全球处于较高水平。根据 2022 年全国细菌耐药监测数据显示，我国 MRSA 的检出率呈缓慢下降趋势，但异质性万古霉素中介金黄色葡萄球菌（heterogeneous vancomycin-intermediate staphylococcus aureus，hVISA）呈上升趋势；青霉素耐药肺炎链球菌（penicillin-resistant streptococcus pneumoniae，PRSP）、万古霉素耐药屎肠球菌（vancomycin-resistant enterococci faecium，VREM）及碳青霉烯类耐药大肠埃希菌（carbapenem-resistant escherichia coli，CREC）的检出率近年来一直维持在较低水平；肺炎链球菌对红霉素的耐药率超过 90%，大肠埃希菌对第三代头孢菌素和喹诺酮类药物的耐药率将近 50%。CRKP、CRAB、CRPA 始终处于较高水平，是导致患者面临“无药可用”的主要原因。

（一）革兰阳性菌耐药流行状况及趋势

1. 金黄色葡萄球菌耐药流行状况及趋势　金黄色葡萄球菌是一种临床常见的病原菌，常定植于人体的皮肤和鼻腔，引起皮肤、软组织等局部化脓性感染，重者可引起血流感染、脑膜炎、骨髓炎等严重全身性感染疾病，其分离率在医院革兰阳性菌中高居首位。

MRSA 于 1960 年首次报道，全球存在明显的地理差异，但整体呈下降趋势。我国自 20 世纪 70 年代发现 MRSA 以来，其检出率逐步上升，2005 年高达 69%，之后逐年缓慢下降，2014 年检出率为 36%，2022 年为 28.9%。但值得注意的是，儿童 MRSA 的检出率虽然整体低于成人，但却呈现上升趋势，从 2005 年的 18%增长到 2022 年的 28.6%。2022 年全国细菌耐药监测数据显示，我国临床 MRSA 的平均检出率为 28.9%，各地区间有一定差别，西藏自治区最高，为 44%；辽宁省最低，为 16.0%。

万古霉素是用于治疗 MRSA 引起的严重感染的首选药物。我国尚未发现万古霉素耐药金黄色葡萄球菌（vancomycin-resistant staphylococcus aureus，VRSA），但万古霉素中介金黄色葡萄球菌（vancomycin-intermediate staphylococcus aureus，VISA）及 hVISA 在全球和我国都有不同程度的流行，常导致万古霉素临床治疗的失败。

2. 肠球菌耐药流行状况及趋势　肠球菌，兼性厌氧，通常定植在胃肠道内，引起尿路、腹腔和伤口等感染，还可导致败血症、心内膜炎等重症感染，是临床重要的条件致病菌之一。临床上，粪肠球菌和屎肠球菌最为多见。1990 年以前，粪肠球菌一直是导致感染的最主要菌种，占临床分离肠球菌的 80%～90%。而 20 世纪 90 年代以后，临床分离的屎肠球菌逐渐增多，耐药也更为突出。

VRE 是值得关注的常见耐药菌。与欧美国家相比，我国 VRE 的分离率仍处于较低水平。2022 年全国细菌耐药监测数据显示，粪肠球菌和屎肠球菌对万古霉素的耐药率平均分别为 0.2%和 1.7%；粪肠球菌和屎肠球菌对氨苄西林耐药率差异大，分别为 2.4%和 90.8%，对新型抗菌药物如利奈唑胺、替加环素、达托霉素等敏感性较高。

（二）革兰阴性菌耐药流行状况及趋势

1. 肠杆菌目细菌耐药流行状况及趋势　肠杆菌目细菌是一类生物学性状相似的革兰阴性菌，常寄居于肠道内，临床上以对 β-内酰胺类、喹诺酮类耐药的大肠埃希菌和产碳青霉烯酶的肺炎克雷伯菌为主。

产 ESBL 的肠杆菌目细菌一直困扰着临床，主要以大肠埃希菌和肺炎克雷伯菌为主。2022 年全国细菌耐药监测数据显示，大肠埃希菌对第三代头孢菌素的耐药率全国平均为 48.6%，肺炎克雷伯菌对第三代头孢菌素的耐药率全国平均为 27.7%，较往年有下降趋势，地区间差别较大，上海最为严重。

碳青霉烯类药物是目前治疗产 ESBL 肠杆菌目细菌感染最有效的药物，细菌对其耐药性已成为全球高度关注的问题。我国肠杆菌属细菌对亚胺培南和美罗培南的耐药率分别从 2005 年的 8%和 3.3%上升到了 2022 年的 9.7%和 9.7%，其中，肺炎克雷伯菌尤为严重，从 2005 年的 3.0%和 2.9%上升到了 2022 年的 22.6%和 24.2%，部分地区甚至超过了 50%，大肠埃希菌对碳青霉烯类药物的耐药率仍处于较低水平。

2. 鲍曼不动杆菌耐药流行状况及趋势　鲍曼不动杆菌是非发酵菌，广泛存在于自然界、体表及医院环境等，能在干燥的环境中长期存在，是医院感染的重要条件致病菌之一，可引起院内获得性肺炎，尤其是呼吸机相关肺炎、血流感染、尿路感染、颅内感染等严重感染。

CRAB 呈快速上升趋势，往往呈多重耐药或泛耐药，对氟喹诺酮类、氨基糖苷类和头孢菌素类等药物具有较高的耐药率。舒巴坦及舒巴坦的 β-内酰胺类药物复合制剂是临床用于治疗 CRAB 的常用抗菌药物，但近年来对这些药物的耐药也日益突出。鲍曼不动杆菌对多黏菌素和替加环素具有较高的敏感性，2022 年耐药率分别为 0.9%和 1.2%。

3. 铜绿假单胞菌耐药流行状况及趋势　铜绿假单胞菌，兼性厌氧菌，广泛分布于自然界及正常人皮肤、肠道，是临床常见的条件致病菌之一。近年来，铜绿假单胞菌的耐药情况相对比较稳定，对临床常用药物的耐药率大多维持在 20%～30%左右。碳青霉烯类对铜绿假单胞菌具有较强的活性，是治疗多重耐药铜绿假单胞菌感染的首选药物，但随着此类药物的广泛和不规范使用，CRPA 逐渐增加。2022 年我国 CRPA 平均为 16.6%，地区间有一定差别，上海最高，为 26%；宁夏回族自治区最低，为 7.6%。我国 CRPA 整体处于缓慢下降趋势，对亚胺培南的耐药率从 2005 年的 31.0%下降到 2022 年的 22.1%。

三、传播途径

耐药菌感染分为内源性感染和外源性感染。内源性感染指当患者免疫功能降低或使用抗菌药物导致体内正常菌群失衡而造成的感染。外源性感染以接触传播为主，包括直接接触传播和间接接触传播，前者指易感者与感染源直接接触，后者指病原体通过污染医务人员的手或病房内物品等进行传播。外源性感染尤其以医务人员的手为主要传播媒介，其次是各种侵入性操作。耐药菌经空气传播较少见，通过节肢动物引起的生物媒介传播尚无明确报道。

第四节 医院感染病原体耐药的感染防控

微生物耐药医院感染预防和控制涉及范围广泛，其基本原理包括两个方面和三个环节。两个方面是指合理使用和管理抗菌药物，减少和延缓微生物耐药的产生；其次，通过加强医院感染管理，预防耐药微生物医院感染和控制传播，主要包括监测和干预。三个环节是基于耐药病原体感染链的不同环节采取相应措施，主要针对外源性感染而言，即隔离、治疗感染者和定植者，消除或限制感染来源；切断传播途径，阻断感染在人与人之间传播，主要依靠手卫生和环境物体表面清洁与消毒；保护易感者，预防患者感染耐药微生物。减少内源性感染主要靠去定植。医院感染防控需要多部门合作，包括政府有关部门的作为，抗菌药物合理使用和管理是十分重要的一环。

一、手卫生

医务人员的手是耐药菌接触传播最重要的途径。手卫生的重要性已得到公认，怎么强调手卫生都不过分。手卫生的改善与降低医疗保健相关感染率，以及减少耐药菌传播密切相关。按 WHO 提出的实施手卫生的 5 个时刻，医务人员在接触患者前、实施清洁/无菌操作前、接触患者后、接触患者血液/体液后及接触患者周围环境后均应进行手卫生。手卫生方式包括洗手和手消毒。当手部有肉眼可见的污染物时，应立即使用洗手液和流动水洗手，无可见污染物时推荐使用含醇速干手消毒剂进行手消毒。洗手或手消毒时应采用六步揉搓法，擦手时双手搓揉时间不少于 15 s，腕部有污染时搓揉腕部，用洗手液和流动水洗手时间 40～60 s。同时，戴手套不能替代手卫生，在戴手套前和脱手套后应进行手卫生。

二、主动筛查

主动筛查培养是指在入院时和入院后对无感染症状的患者定期取样进行培养，以发现耐药菌定植者。无症状的耐药菌定植患者可成为潜在的传染源，对其开展主动筛查有助于早发现、早应对。例如，对患者进行 MRSA 术前主动筛查并去定植，可以减少术后 MRSA 和其他病原体引起的败血症。然而，现有的耐药菌防控研究都包括其他综合干预措施的作用，很难确定单独主动筛查对预防和控制耐药菌的影响，因此对于特定耐药菌（如产 ESBL 肠杆菌目细菌）进行主动筛查是否有必要还存有较大争议。

（一）筛查的耐药菌

基于现有研究，主动筛查通常针对以下耐药菌和特定标本类型，CRE（粪便或直肠拭子）、MRSA（鼻前庭拭子）、VRE（粪便或直肠拭子），由医疗机构依据自身防控重点和耐药菌情况等考虑开展。

(二) 筛查的指征

有条件的医疗机构宜依据自身医疗服务的特点和耐药菌监测数据等资料，确定特定或高风险人群，并对其开展特定耐药菌的主动筛查。

(1) 在非耐药菌感染暴发时，开展主动筛查的特定或高风险人群通常包括预估入住ICU>2 d患者，需入住新生儿ICU的新生儿，需进行器官、骨髓/干细胞移植的患者，器官移植的供体，需进行心脏手术患者(仅需筛查MRSA)等。

(2) 在暴发或怀疑暴发时，宜对涉及病区的所有入院和在院患者进行筛查。若受条件限制确实无法做到，则宜优先筛查高风险患者，通常包括：过去6个月内已知曾检出该耐药菌的患者，从耐药菌感染高风险科室(如ICU)转入者，有与已知耐药菌感染/定植者同一病室、免疫受限、移植术后、有开放气道、有大面积创面、新生儿、从别的医疗机构转入等耐药菌感染发生高危因素之一的患者。

(3) 不推荐对医务人员进行CRE、VRE等耐药菌的主动筛查。

(4) 不推荐常规对医务人员进行MRSA主动筛查。有报道医务人员携带MRSA可能与医院感染暴发有关，当面对MRSA感染暴发而经过环境采样、详细调查和采取干预措施后仍未能控制暴发时，在知情同意情况下方可考虑对医务人员进行MRSA主动筛查。

(三) 筛查的频率

主动筛查包括入院/入病区48 h内采样以反映带入情况，以及在院/在病区采样以反映院内获得情况，其频率取决于筛查目的(如是否为暴发调查)、资源配置(如采样和检测的人力)，常见为一周一次，在暴发调查时可能更频繁。

(四) 筛查的方法

主动筛查通常包括对标本进行核酸扩增检测和培养鉴定两种方法。基于现有条件，最常采用的是培养鉴定方法(通常使用含特定抗菌药物的选择性培养基)，但培养方法耗时较长(1～2天)，且敏感性较核酸方法低。鼓励有条件的医疗机构开展核酸扩增检测方法，并对其进行敏感性和特异性的观察。核酸方法检测已知的菌种和已知的耐药基因，但不能检测未被纳入的已知耐药基因或新的尚未知的耐药基因，同时也往往难以将特定耐药基因与特定菌种关联。

三、去定植

去定植分为普遍性去定植和目标去定植，后者往往通过筛查临床重要的耐药菌，而采取相应的干预措施。

术前鼻拭子筛查金黄色葡萄球菌，并对定植者鼻腔局部涂抹2%莫匹罗星软膏或与葡萄糖酸氯己定擦浴联用，可有效降低术后(特别是心脏手术和整形手术)感染的风险。葡萄糖酸氯己定是最具有循证依据的皮肤去定植剂，通过提高患者皮肤清洁程度以减轻耐药微生物的负担，从而减少潜在的患者之间的传染及中央导管相关的血流感染并发症,此方法已成为感染控制的重要工具。在ICU中,葡萄糖酸氯己定洗浴已被证明能减少MRSA和VRE的交叉传染率。但广泛使用莫匹罗星和氯己定可能会加速耐药。因此,作为加强的耐药菌控制措施,美国CDC建议只对特定人群实施有限的去定植。

肠道CRE和VRE去定植一般是比较困难的。在血液病患者中,黏菌素选择性肠道去定植可能有利于在短期内降低MDR/XDR革兰阴性杆菌肠道定植率和血流感染风险,但不具有长期持续的效果。美国CDC不推荐对肠道VRE或MDR革兰阴性杆菌定植患者去定植。ESCMID和欧洲感染控制委员会(European Committee of Infection Control, EUCIC)专家小组亦不建议对3代头孢耐药肠杆菌目细菌和CRE携带者进行常规去定植。对于CRAB、PDR革兰阴性杆菌和XDR-PA等定植患者,目前证据还不足以提供任何干预的建议。粪菌移植(fecal microbiota transplantation, FMT)是一种非常有效的治疗难治性艰难梭菌感染的方法,有希望用于肠道MDR细菌去定植,但效果尚未得到肯定。

四、环境监测

当有流行病学证据提示耐药菌的传播可能与医疗环境污染相关时可进行环境监测。

国际上发达国家已取消环境常规微生物监测,美国CDC和加拿大在环境相关指南中指出医疗机构不需要对空气、水和环境表面进行常规采样监测,认为常规环境卫生学监测投入成本大、收益不足,而环境卫生学监测阳性结果与医院感染发生的相关性也待明确。目前,国内常规环境监测仍停留在医院的普通环境表面,很少开展临近患者诊疗区域内高频接触表面的监测,且现有的检测环境清洁卫生的方法,包括目测法、化学法(荧光标记法、荧光粉迹法、ATP法)、微生物法,各有利弊,仍缺乏科学、简便、成本低廉的方法。我国《医疗机构环境表面清洁与消毒管理规范》和《多重耐药菌医院感染预防与控制技术指南(试行)》规范均未对耐药菌的环境监测是否需要常规开展、监测频率及方法作出具体要求。

五、环境清洁与消毒

医院环境容易被耐药菌污染,污染来源包括患者排泄物、分泌物、飞沫的直接污染,接触患者的手、排泄物、分泌物及周围物品后的医务人员的手等的间接污染。床栏、床边桌(柜)、呼叫按钮、各种监护仪表面及导线、输液泵、床帘、门把手、计算机键盘与鼠标等手接触频繁的物体表面一旦被耐药菌污染,如不进行有效的清洁与消毒,即可成为新的感染源或储菌源。例如,MRSA污染的键盘鼠标、CRAB或CRE污染的床栏或输液泵等。因此,环境清洁与消毒在阻断耐药菌传播方面具有极重要的价值。

(一) 环境和设备清洁消毒原则

医疗机构应按《医疗机构消毒技术规范》要求加强耐药菌感染/定植患者诊疗环境的清洁、消毒工作,尤其是高频接触的物体表面。遵循先清洁、再消毒原则;当受到患者的血液、体液等污染时，应先去除污染物，再清洁与消毒。耐药菌感染/定植患者使用的医疗器械尽量专用，并及时消毒处理。轮椅、车床、担架、床旁心电图机等不能专人专用的医疗器械、器具及物品，须在每次使用后擦拭消毒。擦拭布巾、拖把、地巾宜集中处理；不能集中处置的，也应每天进行清洗消毒，干燥保存。耐药菌感染/定植患者诊疗过程中产生的医疗废物，应按照医疗废物管理有关规定进行处置；患者出院或转往其他科室后，应执行终末消毒。对于易污染、高频接触、难以清洁与消毒的物体表面，可采用屏障防护措施，一用一更换。

（二）常用环境和设备消毒方法

当医院感染暴发或检出耐药时，应强化清洁与消毒，主要是增加清洁与消毒的频率，而非增加消毒剂浓度，这主要是基于耐药菌为抗感染药物耐药而非对消毒剂耐药的考虑。常用含有效氯 400～700 mg/L 消毒剂作用时间 10 min，频次≥2 次/d；被患者血液、体液、分泌物等污染的环境表面，应先采用可吸附的材料将其清除，然后采用含有效氯 2 000～5 000 mg/L 的消毒剂作用 30 min；非艰难梭菌耐药菌感染环境也可以采用季铵盐，或采用季铵盐加紫外线消毒。

（三）环境和设备清洁消毒考核方法

目测法是考核环境清洁工作质量最常用的方法，目测环境应干净、干燥、无尘、无污垢、无碎屑；此外，还有 ATP 检测法，需记录监测表面的相对光单位值，考核环境表面清洁工作质量；荧光标记法计算有效荧光标记清除率，考核环境清洁工作质量等。各类考核方法按《医疗机构消毒技术规范》要求评价效果。

六、隔离患者和接触预防

应对耐药菌感染患者实施隔离，隔离不仅指物理空间屏障的建立，还包括严格执行隔离措施的行为。主动筛查发现的耐药菌定植患者也应采取有效隔离措施。优先将耐药菌感染/定植患者安置在单人病室（最好有独立卫生间）。无单间时，可将相同耐药菌感染/定植患者安置在同一房间。不应将耐药菌感染/定植患者与留置各种管道、有开放伤口或免疫功能低下的患者安置在同一房间。隔离房间或隔离区域应有隔离标识，并有注意事项提示。

医务人员对患者实施诊疗护理操作时应采取标准预防，进出隔离房间、接触患者前后应执行手卫生。接触耐药感染患者/定植者时，应根据患者病情和诊疗工作需要，按照《医院隔离技术标准》要求正确使用防护用品。一次性使用的隔离衣等防护用品不得重复使用。为使用呼吸机、大便失禁、排泄物或伤口分泌物难以控制等情形的耐药菌感染/定植患者实施诊疗照护时，应规范地戴手套、穿隔离衣；如进行可能发生患者血液、体液等喷溅的有创操作时，还应佩戴护目镜或防护面罩。

耐药菌感染/定植患者使用的低度危险医疗器械（如听诊器、血压计等）专人专用；轮椅、车床、担架、床旁心电图机等难以实现专人专用的医疗器械、器具及物品，须在每次使用后进行规范的清洁消毒;所有耐药菌感染/定植患者使用过的设备均应进行彻底的终末消毒。

耐药菌感染患者的隔离期限尚不确定,原则上应隔离至耐药菌感染临床症状好转或治愈,如为 VRSA 感染,还需连续两次培养阴性。

七、合理应用抗菌药物

抗菌药物选择性压力是微生物产生耐药性的主要原因,合理、谨慎地使用抗菌药物可以减轻抗菌药物选择性压力,延缓和减少耐药菌的产生。

(一) 严格掌握应用指征

根据患者的症状、体征及血/尿常规等实验室检查结果,初步诊断为细菌性感染者,以及经病原学检查确诊为细菌性感染者,方有指征应用抗菌药物。由真菌、结核分枝杆菌、非结核分枝杆菌、支原体、衣原体、螺旋体、立克次体及部分原虫等病原微生物所致的感染亦有指征应用抗菌药物。缺乏细菌及上述病原微生物感染的证据,诊断不能成立者,以及病毒性感染者均无指征应用抗菌药物。

(二) 尽早实施目标性治疗

尽量在抗菌治疗前及时留取相应合格标本送病原学检测,尽早查明感染源,争取目标性抗菌治疗。在获知病原学检测结果前或无法获取标本时,可根据患者个体情况、病情严重程度、抗菌药物用药史等分析可能的病原体,并结合当地细菌耐药性监测数据,及时开始经验性抗菌治疗。获知病原学检测结果后,结合临床情况和患者治疗反应,调整给药方案,进行目标性治疗。

(三) 正确解读临床微生物检查结果

对于细菌培养结果,须综合标本采集部位和采集方法、菌种及其耐药性,以及抗菌治疗反应等鉴别感染菌和定植菌。由于细菌耐药监测数据可能高于临床实际情况,须遵循以循证医学证据为基础的感染诊治指南,结合患者实际情况作出客观分析,合理选择抗菌药物治疗方案,减少广谱抗菌药物的应用或联合使用抗菌药物。

(四) 结合药物 PK/PD 特点选择合适的抗菌药物

根据抗菌谱、抗菌活性、药物经济学及药物 PK/PD 特点等,合理选择抗菌药物品种、剂量、给药间隔、给药途径及疗程。优先选择窄谱、高效、价廉的抗菌药物,避免无指征联合用药和局部用药,尽量减少不必要的静脉输注抗菌药物。

(五) 规范预防用药

严格掌握预防性使用抗菌药物指征和围手术期预防应用抗菌药物的指征。

八、集束化措施

集束化措施是将数种单独实施有效的干预措施一起实施,取得的效果往往优于单独应用任何一种措施。

集束化措施不仅对外源性感染有效，对内源性感染也有效。如采取集束化干预措施预防 CAUTI，包括避免不必要的导尿，严格执行无菌技术插入导尿管，根据指南的建议维护导尿管，每日评估留置导尿管的必要性，及时拔除导尿管等；预防 VAP 的集束化干预措施包括抬高床头 45°(若达不到 45°，则至少为 30°)，进行连续声门下吸引引流分泌物，每日评估是否可以停止使用呼吸机并拔管，口腔护理和氯己定擦浴，入院后 24～48 h 内开始肠内营养等；预防 CRBSI 的集束化干预措施包括插入导管时的最大无菌屏障，插入导管时使用氯己定消毒皮肤，避免股静脉插管，选择最佳导管插入套件(侧重感染和并发症风险)，护理导管时进行有效的手卫生，每日评估留管必要性并及时拔管等(表 12－3)。

表 12－3　临床重要耐药菌的感染防控措施推荐[a]

耐药菌	手卫生	接触预防	单间隔离[b]	主动筛查	环境监测	环境消毒	去定植[c]	抗菌药物管理	多学科协作
MRSA	＋＋	＋＋	＋＋	＋＋	±	＋＋	＋	＋	＋＋
VRE	＋＋	＋＋	＋＋	＋＋	±	＋＋	±	＋＋	＋＋
ESBL－PE	＋＋	＋＋	±	＋	±	＋＋	±	＋＋	＋＋
CRE	＋＋	＋＋	＋＋	＋＋	±	＋＋	±	＋＋	＋＋
CRAB	＋＋	＋＋	＋＋	＋	＋	＋＋	＋	＋	＋＋
CRPA	＋＋	＋＋	＋＋	＋	＋	＋＋	±	＋	＋＋
CD	＋＋	＋＋	＋＋	±	±	＋＋	±	＋＋	＋＋
多重耐药耳念珠菌[d]	＋＋	＋	＋	±	±	＋＋	±	＋	＋＋

注：ESBL－PE，产超广谱 β-内酰胺酶肠杆菌目细菌。＋＋：一线措施，强烈推荐；＋：二线措施，当一线措施无效时推荐；±：常规不推荐。

[a]如果推荐措施均不起效，必要时关闭病房进行彻底消毒；MDR 菌株感染或定植的患者在转科/转院时应提醒接收科室/医院。

[b]单间资源有限时，优先隔离耐碳青霉烯类革兰阴性菌，特别是 CRE，其次为 CRAB 和 CRPA。

[c]MRSA 去定植主要为鼻腔去定植和皮肤去定植，CRAB 去定植主要为皮肤去定植。

[d]病区内分离出首个多重耐药耳念珠菌时，主动监测和环境监测升级为＋＋。

九、噬菌体在对抗微生物耐药中的应用前景

噬菌体是侵袭细菌的病毒，并携带可赋予宿主菌生物学性状的遗传物质，有严格的宿主特异性，只寄居在易感宿主菌体内。由于具有攻击目标细菌的特殊能力，噬菌体自发现以来就被认为是对抗人类和动物细菌感染的有效方法。虽然细菌对噬菌体产生抗性的风险尚不明确，且免疫反应可能导致噬菌体活性下降，但作为潜在抗菌方法，已有越来越多的研究展现了噬菌体在对抗耐药菌方面的有效性。噬菌体与抗菌药物联合使用

也可以提高清除耐药菌的能力。研究报道，鲍曼不动杆菌中，耐药菌株相对于敏感菌株对噬菌体的敏感性更高，为治疗难治性耐药菌提供新思路，特别是在抗菌药物使用率高的医院中。

噬菌体具有良好的生物膜清除能力，通过产生渗透酶（如内溶素和胞外聚合物）和群体感应抑制剂（如乳糖酶）诱导的生物膜内细胞裂解。噬菌体鸡尾酒方法将多种不同的噬菌体组合使用，相对于单一噬菌体，可以更好地防止生物膜形成和消除生物膜。单一噬菌体在处理生物膜的过程中存在诱导耐噬菌体的风险，使用噬菌体鸡尾酒方法，可增加噬菌体活性谱，减少抗噬菌体变异体的产生。

基于噬菌体的特异性及对耐药菌和生物膜清除的有效性，很多学者提出利用噬菌体作为医疗机构环境物体表面消毒剂。有学者提出噬菌体联合益生菌清洁卫生系统的设想。益生菌可调节与清除医院微生物群，可逐步而稳定地减少医院表面包括耐药菌在内的病原体污染。噬菌体作用特异而高效，但在干燥环境中不能发挥作用，单独使用无法稳定清除环境物体表面的目标病原体。益生菌的作用缓慢而渐进，而噬菌体作用迅速且具有针对性，结合两者特性可以达到加速处理环境表面微生物的效果。基于两者的互补特性和潜在的协同效应，联合使用可弥补现有消毒剂在作用持续时间上的不足，同时达到快速、特异性清除病原体的效果。一项单中心研究报道，应用益生菌联合噬菌体对病房卫生间进行处理，较单独使用益生菌进行处理，葡萄球菌表面负载减少了97%。

噬菌体在耐药菌治疗和防控方面的研究结果表明，噬菌体可能在耐药菌医院感染防控中带来新的突破，但仍需要更多研究进一步论证噬菌体在医院感染防控中的可行性与有效性。

十、国外耐药菌医院感染防控实践案例

以色列在2006年发现CRKP开始在医院内传播，通过实施常规的感控措施，效果不佳，有向全国蔓延的趋势，为此，全国卫生系统集体行动，采取综合控制措施，取得了突出成绩。

2007年3月，以色列卫生部颁布了CRE防控指南，强制单间或成组隔离CRE感染者与定植者，组建专业团队指导防控，医疗机构设立专门工作人员承担专业防控任务。专业团队造访每一家医院，评估医院感染控制与微生物实验室能力，督促执行防控指南，通过每日CRE报告评估各医疗机构工作情况并直接反馈给医院领导。经过一年工作，至2008年5月，医院内CRE检出率从55/(10万患者·天)下降到11.7/(万患者·天)。

在此基础上，以色列不断推进该项工作，把CRE防控扩大到其他MDRO的防控，制定了一系列感染控制与AMS指南和制度。以色列的CRE防控经验得到WHO推举，也表明通过多学科合作，耐药控制综合策略效果确切。

第五节　总结与展望

微生物耐药是一场全球危机，影响所有区域和所有收入水平的国家，对中低收入国家的影响更大。滥用和过度使用抗微生物药物、新抗菌药物研发的减少、耐药微生物在社区中的蓄积增加、全球人口流动增加等因素，造成全球微生物耐药形势愈加严峻。在贫困和资源匮乏地区，无法获得清洁水、环境卫生和个人卫生，家庭、医疗机构和农场的感染和疾病预防和控制不力，难以获得优质且负担得起的疫苗、诊断方法和药品，缺乏意识和知识，以及相关立法缺乏执行力，更加剧了微生物耐药的发展和严重后果。

WHO 呼吁人类、动物、植物和环境卫生部门在内的所有各方都参与进来，密切协作，采取协调一致的方法共同遏制微生物耐药。2015 年，WHO 发布了《全球抗微生物药物耐药性行动计划》，致力于实施多部门国家行动计划，实现全球行动计划的五项主要目标：①通过沟通、教育和培训，提高对抗微生物药物耐药性的关注和了解；②通过监测和研究，强化抗微生物药物耐药性知识和循证；③通过有效的卫生和感染预防措施，降低感染发病率；④在人和动物中优化抗菌药物使用；⑤增加对新药、诊断工具、疫苗和其他干预措施的资金投入。到 2023 年，已有 170 个国家制定了国家行动计划。然而，由于财政资金、问责制、反馈机制、教育、获得诊断和抗微生物药物公平性的影响，不同国家方案的可持续实施方面存在巨大差异，只有 28％的国家正在实施他们的国家行动计划，即便在已实施国家行动计划的国家，这项工作也是分散和各自为政的。我国先后发布了《遏制细菌耐药国家行动计划（2016—2020 年）》和《遏制细菌耐药国家行动计划（2022—2025 年）》，采取遏制耐药综合治理策略并取得了积极成效，但部分常见微生物耐药问题仍在加剧，地区和机构之间耐药防控水平存在差异，面临的形势依然严峻。

（韩梦鸽）

参考文献

[1] 胡必杰，宗志勇，顾克菊. 多重耐药菌感染控制最佳实践[M]. 上海：上海科学技术出版社，2012.

[2] 胡必杰. 中国碳青霉烯耐药革兰阴性杆菌（CRO）感染预防与控制技术指引[J]. 中华医院感染学杂志，2019，29(13)：2075－2080.

[3] 黄勋，邓子德，倪语星等. 多重耐药菌医院感染预防与控制中国专家共识[J]. 中国感染控制杂志，2015，14(1)：1－9.

[4] 林佳冰，高晓东，胡必杰. 噬菌体在医院感染防控中的研究进展[J]. 中国感染控制杂志，2023，22(6)：724－730.

[5] 全国细菌耐药监测网. 2022 年全国细菌耐药监测报告（简要版）[EB/OL].（2023－11－20）[2024－04－20]. https://www.carss.cn/Report/Details?aId=917.

[6] 肖永红. 抗菌药物临床应用管理：理论与实践[M]. 北京：人民卫生出版社，2023.

[7] 杨启文，吴安华，胡必杰等. 临床重要耐药菌感染传播防控策略专家共识[J]. 中国感染控制杂志，2021，20(1)：1-14.

[8] SCHWABER M J, LEV B, ISRAELIET A, et al. containment of a country-wide outbreak of carbapenem-resistant klebsiella pneumoniae in israeli hospitals via a nationally implemented intervention [J]. Clin Infect Dis, 2011, 52(7): 848-85.

[9] WILLIAM R, JARVIS M D. Bennett & Brachman's hospital infection [M]. 7th ed. Philadelphia: Lippincott Williams & Wilkins, 2023.

[10] WORLD HEALTH ORGANIZATION. Antimicrobial resistance. [EB/OL]. (2023-11-21) [2024-04-20]. https://www.who.int/news-room/fact-sheets/detail/antimicrobial-resistance.

[11] WORLD HEALTH ORGANIZATION. People-centred approach to addressing antimicrobial resistance in human health: WHO core package of interventions to support national action plans. [EB/OL]. (2023-10-19) [2024-04-20]. https://www.who.int/publications/i/item/9789240082496.

第十三章 结核和其他呼吸道传染病防控核心措施

呼吸道传染性疾病是指病原体从人体的鼻腔、咽喉、气管和支气管等呼吸道感染侵入而引起的有传染性的疾病。近半个世纪影响人类的重大传染病，主要有 HIV/AIDS、埃博拉、SARS/MERS、甲流 H1N1、禽流感 H7N9/H5N1 和 COVID－19 感染，除埃博拉和 HIV/AIDS 外，大部分为呼吸道传播疾病。呼吸道传染病传染性较强，多由细菌、病毒和支原体感染所致，不同的呼吸道传染病病原体途经呼吸道入侵机体的方式各不相同。

呼吸道传染病的传播途径主要有以下几种形式：①经空气传播。由于悬浮于空气中、能在空气中远距离传播（>1 m），并长时间保持感染性的飞沫核（$\leqslant 5\ \mu$m）导致的传播。②经飞沫传播。带有病原体的飞沫核（$>5\ \mu$m），在空气中短距离（$\leqslant 1$ m 内）移动到易感人群的口、鼻黏膜或眼结膜等导致的传播。③接触传播。病原体通过手、物体表面等媒介物直接或间接接触导致的传播。

在标准预防措施的基础上，应根据疾病的传播途径（接触传播、飞沫传播、空气传播等）制定相应的隔离与预防措施，不同呼吸道传播途径的防控措施各不相同，当一种疾病可能有多种传播途径时，应在标准预防措施的基础上，采取针对相应传播途径的隔离与预防措施。

呼吸道传染疾病作为常见疾病，发病急、传播速度快，若是预防控制不到位、不合理，极易引起暴发或大暴发。

第一节 结核及其他经空气传播疾病的防控

经空气传播性疾病又分为专性经空气传播、优先经空气传播及部分经空气传播疾病。其中，活动性肺结核是典型的专性经空气传播疾病，麻疹和水痘是优先经空气传播疾病。经空气传播性疾病的防控措施及经验主要来自肺结核，故本节主要内容为结核病的防控措施。

一、结核病现状

肺结核是一种经由空气传播的慢性传染病，也是全球关注的重大公共卫生问题。WHO 发布的《2023 年全球结核病报告》显示：2022 年全球估算约有 1 060 万人感染结核病，是 WHO 自 1995 年开始在全球范围监测结核病以来的最高数字。2022 年，全球结核病死亡人数为 130 万，结核病仍然是仅次于新型冠状病毒感染的世界第二大单一传染源死因，造成的死亡人数几乎是 HIV/AIDS 的 2 倍。在 30 个结核病高负担国家中我国估算结核病发病数排第 3 位，占全球发病数的 7.1%，低于印度（27%）和印度尼西亚（10%）。

结核病是由结核分枝杆菌（mycobacterium tuberculosis，MTB）引起的，结核分枝杆菌通过活动性肺结核患者咳出的呼吸道气溶胶在人与人之间传播。这种传播方式由 Wells 和 Riley 在 20 世纪中期发现，是机构和公共卫生从业者为防止结核病传播而采取控制措施的依据。在过去 50 年中，美国等高收入国家已经证明，结核病传播的广泛控制是可以实现的，目前他们的发病率低于十万分之三。

结核病控制计划最重要的方面之一是预防医疗机构中的传播。结核分枝杆菌的几个特征使其成为在医疗保健和其他机构传播的理想病原体。当这种传播发生在医疗机构时，这种感染被称为“院内”或“医疗相关”结核病。如果没有恰当的感染控制保障措施，医院内结核病传播可能导致疫情暴发，会造成患者和医院工作人员暴露并感染结核分枝杆菌。在为结核病患者提供治疗的医疗机构中，感染控制措施对于预防结核分枝杆菌的院内传播至关重要。在美国，感染控制措施不足导致了 20 世纪 80 年代末和 90 年代初一系列院内结核病暴发。广泛实施医院感染预防和控制（infection prevention and control，IPC）分级措施（即行政管理、环境工程和呼吸保护）对控制这些疫情至关重要，并能有效地防止其复发。

二、结核病的传播

结核病通过吸入带菌飞沫（空气传播的微粒直径为 1～5 μm）发生，未经治疗的活动性肺/喉部结核病患者具有传染性，尤其是存在空洞性病变时或痰涂片找抗酸杆菌（acid-fast bacilli，AFB）阳性时，即使痰涂片阴性但培养阳性的肺结核病患者也可传播感染。1996—2004 年荷兰 844 例继发结核病病例，13%可归因于痰涂片阴性病例传播。痰结核分枝杆菌核酸扩增试验（nucleic acid amplification technologies，NAAT）阳性时，无论 AFB 涂片是否阳性，短期（<9 日）培养就可生长，传播风险较高。存在孤立性肺外结核的患者不具有传染性；但需要仔细评估是否同时存在肺部或喉部结核。胸膜或心包结核患者常合并肺结核。对于免疫功能受损的肺外结核患者，在通过阴性痰样本 AFB 涂片和培养或 NAAT 排除肺结核前，即使胸部影像学检查结果正常，也应先假定其有肺

结核。

当感染者呼吸、说话、咳嗽、打喷嚏或唱歌时，他们会向空气中释放“飞沫核”。飞沫核是小的液体颗粒，其中一些含有结核分枝杆菌。当通过唱歌和咳嗽，释放出的颗粒数量增加，潮式呼吸会释放出更大量的颗粒。当做一些引起气溶胶的医疗操作时，比如吸痰、支气管镜检查、气管插管、结核性脓肿引流等，具有传染性气溶胶也会在这些操作中产生。但并不是所有的飞沫核都能引起结核分枝杆菌感染。大多数大飞沫核（直径$>10\ \mu m$）在易感宿主吸入之前就会沉降到地面。那些被吸入的飞沫核会被困在上呼吸道中，通过拍打纤毛将其排出口咽，然后吞咽并被胃酸消毒。直径$<1\ \mu m$的飞沫核也不能传播感染；大多数在易感宿主吸入之前就被蒸发了，而那些设法进入呼吸道的飞沫核通常在随后的呼吸中被呼出。直径在$1\sim5\ \mu m$之间的飞沫核传播感染的风险最大。这个大小的飞沫核可以长时间悬浮在空气中，并通过气流或通风系统远距离传播。此外，一旦吸入，这些飞沫核可能进入到肺泡腔并沉淀下来。产生耐药性的谱系和结核分枝杆菌基因组突变似乎不会影响结核分枝杆菌在气溶胶中的生存能力。飞沫只需携带一种活的结核分枝杆菌病原体即可传播感染，7个因素决定了接触结核病患者的个人吸入传染性飞沫并发展为结核病的概率（表13-1）。

表13-1　与活动性结核患者接触导致结核分枝杆菌感染的决定因素

决定因素	具体内容
空气中传染性飞沫核的浓度	患者释放的传染性飞沫核数，由以下因素确定：①结核病的部位（上呼吸道和肺部，空腔性肺结核）；②行为（例如，咳嗽、唱歌、说话，以及在这些活动中没有遮住口鼻）
	缺乏对活动性结核病的检测，导致传染性延长
	结核病治疗的持续时间（开始适当的结核病治疗可迅速减少患者释放的细菌数量）
	暴露发生的环境特征，由以下因素决定：①通风水平；②发生暴露的房间大小含有传染性飞沫的空气再循环
暴露个体的情况	既往结核感染可降低随后结核感染的风险（免疫功能正常的个体）
	在感染预防和控制措施不充分的机构中工作
	与有传染性的患者接触的时间
	宿主通过先天免疫和/或获得性免疫消除结核感染的能力
	免疫抑制

三、结核病的致病性

一旦飞沫核在远端肺气腔（或“肺泡”）中沉淀，其中的分枝杆菌就会被肺泡巨噬细胞吞噬。然而，结核分枝杆菌抑制正常吞噬体成熟和溶酶体杀伤，创造一个促进细菌生长的细胞内环境。其他吞噬细胞随后也会进入到肺中，包括单核细胞衍生的巨噬细胞、中性粒细胞和树突状细胞，这些细胞也会被越来越多的结核分枝杆菌感染。这种菌能促进细胞坏死并抑制凋亡，使其能够更有效地感染新细胞。经过长时间的延期，吞噬细胞最终将结核分枝杆菌携带到肺门和纵隔淋巴结。这使得抗原呈递到T细胞并开始细胞介导的免疫。细胞介导的对结核抗原的免疫反应是目前用于表征结核分枝杆菌感染的特征，致暴露后2～8周内结核菌素皮肤试验(tuberculin skin test，TST)和干扰素-γ释放试验(interferon gamma release assay，IGRA)呈阳性。吞噬细胞的聚集及随后T和B细胞向肺的募集导致肉芽肿的形成，这是由宿主对结核分枝杆菌的免疫反应引起的标志性组织学损伤。如果肉芽肿不能控制细菌复制，分枝杆菌就会进入血液，并通过血行播散到身体的其他部位(包括肺尖)。

接下来会发生什么取决于宿主对结核分枝杆菌的免疫反应的有效性。如果免疫系统无法控制病原菌复制，并且感染进展到一个人出现临床症状的程度，则认为他们患有结核病。

感染结核分枝杆菌后发展为结核病的人数和发展的时间进程仍然在结核病研究中存在争议。经典学说认为，大约5%的结核分枝杆菌感染者在头2年内发展为结核病，另有5%～10%的人将在其一生中发展为结核病。然而，最近对肺结核患者密切接触者的前瞻性队列研究表明，早期进展率可能接近2%，最近对先前几项队列研究的重新分析表明，绝大多数将患结核病的人是在接触后的第一年患上结核病的。在免疫功能受损的人群中，观察到感染后发展为结核病的几率更高。

四、潜伏性结核病感染与活动性结核病

潜伏性结核病感染(latent tuberculosis infection，LTBI)是指对结核分枝杆菌抗原刺激的持续免疫应答状态，但无临床活动性结核证据。

无症状的结核分枝杆菌感染者(估计占感染者的95%以上)被认为患有潜伏性结核病感染。在这些个体中，免疫系统阻止细菌复制，有效控制结核分枝杆菌感染。潜伏性结核病感染在临床上是通过对结核分枝杆菌抗原的T细胞记忆反应(IGRA阳性或TST阳性)的存在而诊断的，而没有结核病的体征或症状。清楚了解潜伏结核和结核病之间的区别很重要，因为两者在流行病学、对公共卫生的影响、临床表现和治疗方面有所不同。潜伏性结核病感染是一种由休眠的、基本上不复制的结核分枝杆菌引起的不传播的无症状感染。据估计，世界上大约四分之一的人口是潜伏性结核病感染。在多达5%的潜伏性结核病感染中，分枝杆菌会结束休眠状态并且开始繁殖，导致炎症和局部组织破坏，从而导致结核病。当结核病灶在肺部和上呼吸道时，携带者能够传染给他人。结核病发生在原发性结核病感染血行期的接种部位，因此结核病可以是肺部的、肺外的，也可以是两者兼有的，并可以表现为各种症状。由于几乎所有的结核分枝杆菌传播都是通过空气传播的，只有肺部(实质或支气管)或上呼吸道结核病患者才被认为具有传染性，并能够将结核分枝杆菌传播给他人(表13-2)。

表 13-2　进展为活动性结核的 LTBI 的高风险因素

危险因素	相对风险(OR)
近期感染	12.9
纤维化病灶(自愈者)	2～20
合并症和医源性因素	
HIV 感染	21～>30
尘肺	30
慢性肾功能不全/血透	10～25
糖尿病	2～4
静脉吸毒	10～30
免疫抑制治疗	10
使用 TNF-α 抑制剂	4～5
胃切除术后	2～5
空肠吻合术后	30～60
心、肾移植术后	20～70
吸烟	2～3
营养不良和严重低体重	2

五、结核病的防控

对于呼吸道传染病管理离不开流行病三要素：①发现传染源，如发现和隔离传染源、追踪密切接触者、治疗传染源等；②切断传播途径；③保护易感人群，如提高免疫力、疫苗接种、非特异性及保护性隔离等。目前采取的针对结核病控制层级是针对这三个要素的。

预防结核病的最佳方法是快速诊断和隔离感染病例，并进行适当的治疗，直到患者无传染性(通常适当治疗后 2～4 周)并且疾病得到治愈。其他策略包括卡介苗接种和治疗发展为活动性结核高风险的 LTBI 患者。研究和荟萃分析还发现，卡介苗对婴幼儿免受严重播散性结核病(如结核性脑膜炎和粟粒性结核病)有较高保护性。在结核病患病率高的国家，建议出生时常规接种卡介苗。但因为美国和其他高收入国家结核病传播的风险较低，卡介苗提供的保护作用不确定，并且影响 TST 反应，所以不建议常规接种卡介苗。HIV 感染的成人和儿童不应接种卡介苗。

多个结核病控制计划中最重要的事项是在适当的病例管理条件下(包括直接观察治疗)快速诊断结核病例并给予短程治疗方案。另外，建议对结核病患病高风险群体进行筛查，如来自高流行国家的移民、流动人口、囚犯、无家可归者、吸毒者和 HIV 阳性者。以上高危人群，若 TST 阳性应接受 LTBI 治疗。接触者调查是高效结核病控制的重要组成部分。在很多发达国家，在医院、无家可归者收容所和监狱等机构环境中，结核病(特别是与 HIV 感染有关)的传播受到了极大的关注。限制传播措施包括对疑似结核病患者进行呼吸隔离，直至证实其为非传染性(至少通过痰 AFB 阴性)。传染性结核病患者房间适当通风，在高风险区域使用紫外线照射消毒、定期筛查可能接触已知或未预料到的结核病病例的人员。

在高发病国家，自 1990 年代中期以来，大多数结核病控制项目主要采用并实施 WHO 推出的结核战略，即降低发病率和死亡率方面取得了显著进展。良好的结核病治疗和控制战略[即 DOTS(Directly-Observed Treatment Strategy)战略]的基本要素包括：①政府承诺增加、持续的资金投入；②通过有质量保证的细菌学检测方法发现结核病例(从咳嗽超过 2～3 周患者的痰检开始)；③标准化短程化疗的管理，直接监督和患者支持；④有效的药品供应和管理系统；⑤监测和评估系统，有效的评估方法(包括所有登记和通知的病例中评估治疗结果，如治愈、无细菌学证据的完成治疗、死亡、治疗失败和放弃治疗)。2006 年，WHO 推出了一项新的“结核控制战略”，共由六个组成部分：①追求高质量的 DOTS 扩展和强化；②解决与 HIV 相关的结核病、MDR - TB 及贫困和弱势群体的需求；③促进加强卫生系统；④所有护理人员参与；⑤增强结核病患者能力及其社区的能力；⑥启动和促进研究。作为第四部分的一部分，以诊断、治疗和公共卫生责任为重点的以证据为基础的结核病治疗国际标准已被医学和专业协会、学术机构及全球所有从业者广泛采用。

医疗卫生机构和其他聚集性场所是结核分枝杆菌传播的高风险区域。实施结核感染预防控制措施能够降低高风险区域空气中的传染性飞沫核的浓度，减少易感人群暴露，从而减少结核传播。医院感染控制方案对限制医院内结核的传播至关重要。WHO 在 2009 年发布了《世界卫生组织结核感染预防控制指南》，主要目的是为结核病规划和临床管理中预防结核分枝杆菌的传播提供循证建议，帮助各国加强或建立有效的感染预防控制规划，以实现终止结核病的宏伟目标。这个指南适用于国家和省级政策制定者，一线医务人员，结核病、艾滋病和高流行地区的非传染性疾病规划管理者，医疗卫生机构感染预防控制部门管理者，聚集性场所和监管场所管理者，职业卫生行政人员，和其他结核相关人员。2019 年，WHO 对该指南进行了更新发布了《世界卫生组织结核感染预防控制指南》(2019 更新版)(表 13 - 3)。

(一) 医疗机构内的结核感染控制层级

1. 管理控制　最基本、最重要的措施，通过制度相关的感控策略和流程降低暴露、感染和基本的风险。

2. 环境控制　降低空气可能污染区域内传染性生物气溶胶的浓度。

3. 个人防护　保护医务工作者及其他成员免于呼入污染的空气或病原菌。

表 13-3 基于 WHO 和 CDC 指南推荐的预防结核病医院传播的一揽子感染和预防控制(IPC)措施

措施	具体内容
行政管理控制	减少与传染性结核病患者接触风险的措施。包括仔细筛查、分离/隔离、早期诊断和治疗。 建议 1:建议对有结核症状和体征或结核病患者进行分诊(仔细筛查),以减少结核分枝杆菌向医务工作者、在医疗机构就诊的人员或在高传播风险环境中的其他人传播 建议 2:建议对疑似或已证实患有传染性结核病患者采取呼吸隔离/隔离措施,以减少结核分枝杆菌在医务工作者或在医疗机构内就诊的其他人员传播 建议 3:建议对结核病患者迅速开始有效的抗结核治疗,以减少结核分枝杆菌向医务工作者、在医疗机构就诊的人员或在高传播风险环境中的其他人传播 建议 4:建议对疑似或确诊结核病患者保持呼吸卫生(包括咳嗽礼仪),以减少结核分枝杆菌向医务工作者、在医疗机构就诊的人员或在高传播风险环境中的其他人传播
环境控制	减少或消除室内环境空气中携带结核分枝杆菌的飞沫核的措施 建议 1:建议使用通风系统[包括自然、混合模式、机械通风和通过高效微粒空气(HEPA)过滤器的再循环空气],以减少结核分枝杆菌向医务工作者、在医疗机构就诊的人员或在高传播风险环境中的其他人传播。空气隔离感染(AII)房间应处于负压下,对于美国的新建筑,CDC 建议每小时至少换气 12 次,以降低传染性颗粒的浓度 建议 2:WHO 建议使用上层空间紫外线杀菌照射系统(UVGI),以减少结核分枝杆菌向医务工作者、在医疗机构就诊的人员或在高传播风险环境中的其他人传播
呼吸防护	个人呼吸防护是 IPC 一揽子措施的一部分,在进入可能发生结核分枝杆菌暴露的高风险区域(如 AII 房间和进行产生气溶胶程序的房间)时,应使用个人呼吸装置(如 N95 口罩) 建议 1:在呼吸防护的整体框架下,建议使用防颗粒呼吸器(如 N95 口罩或同等级别的呼吸防护装置),以减少结核分枝杆菌向医务工作者、在医疗机构就诊的人员或在高传播风险环境中的其他人传播

(二) 医疗机构内结核防控策略的具体实施

医疗机构需开展一系列机构水平的组织管理活动,已明确和加强结核感染控制的地方协调机构,制定机构计划以便于实施(包括人力资源、政策和流程);重新考虑有效空间的使用,考虑改造现有机构或建造新的机构以优化控制措施;在卫生工作者中开展现场结核病监测并对机构进行评价;对卫生工作者、患者和就诊者加强结核病感染控制的倡导、传播和社会动员活动;监控与评估结核感染控制的系列措施。

1. 行政管理措施

(1) 分诊:早分开、早发现、早隔离,对具有结核体征和可疑症状的人员或结核病患者及时进行分诊,减少结核分枝杆菌向医务人员(包括社区医务人员)、进入医疗卫生机构内的人员或处于高传播风险场所的其他人员的传播。对疑似或已知患有传染性活动性结核病的患者进行分开候诊、就诊和采取空气传播隔离感染预防措施的政策,如提供外科口罩或纸巾、进行咳嗽礼仪和呼吸卫生宣教等。

医疗机构应优化就诊流程，记录并定期评估肺结核可疑症状者的候诊、在门诊就诊、胸片检查、实验室诊断、治疗、复查等步骤需要的时间，分析发现延误步骤的原因，及时进行调整，尽量缩短患者在医疗机构的时间。

(2) 风险评估：应定期(即至少每年一次)制订结核病预防计划，以确定每年收治的结核病患者人数和潜在暴露事件的次数。接触事件的定义是，当患有活动性传染性结核病的患者在医院(如急诊室、门诊部或作为住院患者入院)住院或就诊时，活动性结核未得到诊断和治疗(此类患者未采取空气传播感染隔离预防措施)。评估主要针对结核感染预防与控制计划的实施和有效性，并对之前提出改善的部分进行审查。应详细记录评估结果，以供结核感染预防与控制委员会审查，应执行所有建议并对执行情况进行监督。经风险评估后，应制定或更新机构结核感染预防与控制实施计划。

(3) 分诊/仔细筛查患者：在几乎所有的疫情报告和基于人群的研究中，活动性传染性结核病患者的延迟和漏诊一直是院内传播最常见和最重要的危险因素。对疑似或确诊结核病患者进行早期识别和快速分诊，对结核病患者尽早开始有效治疗，减少结核分枝杆菌向医务人员、进入医疗卫生机构内的人员或处于高传播风险场所的其他人员的传播。

(4) 呼吸卫生(包括咳嗽礼仪)：疑似或确诊肺结核患者的呼吸卫生(包括咳嗽礼仪)是行政管理控制的一部分，WHO和其他团体建议减少结核分枝杆菌向卫生保健工作者、就诊人员的传播卫生保健机构或其他处于高传播风险环境中的人员。呼吸卫生的定义是在呼吸、咳嗽或打喷嚏时捂住口鼻(例如，戴外科口罩或布口罩，或用纸巾、袖子或弯曲的肘部或手捂住口，然后进行手卫生)，以减少可能含有结核分枝杆菌的空气中呼吸道分泌物的传播。从卫生保健机构实施的角度来看，当疑似或已知患有肺部或喉部肺结核的患者不在负压空气传播感染隔离室时，例如，当患者离开空气传播感染隔离室进行放射学检查或其他操作时，应给患者戴上外科口罩。

2. 环境控制　环境控制的目的是降低空气中传染性结核分枝杆菌飞沫核的浓度。通风是降低飞沫核的主要措施。这包括自然通风、机械通风、混合模式通风(自然通风和机械通风相结合)、一般或中央(机械)通风；当设施内有再循环空气时，使用高效微粒空气过滤器进行空气消毒。

通风系统包括自然通风、机械通风、通过高效微粒空气过滤器的再循环系统。通风的主要目的是用清洁空气交换被污染的空气，以减少空气中结核分枝杆菌微生物的浓度，从而减少暴露的风险。自然通风可以是在资源有限情况下的首选措施。只有当气流速度受风向或温度的变化影响，才会影响通风质量。在诊室规划患者和医护人员的座位时应考虑风向和气流速度。应确保医护人员最靠近清洁的空气源，患者最靠近排气点。座位安排应综合考虑一天中的不同时间段(如早上与晚上)和不同季节(如夏季与冬季)。当资源条件允许且自然通风不合适时，可考虑使用机械通风、混合模式通风或高效空气过滤器。但由于高效空气过滤器为再循环空气系统，且成本较高、设计或维护易出现故障，因此，可能不适合结核分枝杆菌感染风险高的环境，如结核病病房。在这种环境下可能更适合使用没有再循环的自然通风、混合机械通风。

（1）每小时换气次数（air change per hour，ACH）是指一个房间或空间内的总风量在1 h内被完全更换的次数，是确定通风系统控制空气传播感染有效性的关键考虑因素。去除污染空气并注入新鲜空气可以稀释空气中传染物的浓度，降低传播风险。ACH＝气流流量（即窗户面积×气流流速）/房间容积。风速计常被用于测量ACH。理想情况下，建议将风速计放置于门或窗户的顶部、中间和下方1/3处，并各进行3次测量——以计算平均空气速度（以“m/s”为单位）。

（2）紫外线杀菌照射（ultraviolet germicidal irradiation，UVGI）是一种空气净化技术，可用于照射房间、走廊的上层空气。如果因为气候、建筑结构或存在结核病传播的高风险性（如耐药菌结核病房）等原因通风不可能，那么上照式紫外线杀菌照射装置是很好的补充选择。美国CDC推荐在高危环境中，紫外线杀菌照射作为通风的补充用于空气消毒。紫外线杀菌照射系统的有效性取决于装置规格、安装位置、维护状态、受污染空气暴露于紫外线下的时间及空气混合的程度，应进行合理的设计、安装、使用和维护。

（3）负压病房：有特殊气流处理（负压）和通风（上送下回）能力的单人病房。负压室也被称为空气隔离室（airborne infection isolation room，AII）。

负压病房隔离是通过一系列的环境因素控制措施最大程度地减少感染性病原体以飞沫核的形式在人与人之间传播。负压病房通过控制通风系统的送、排风量等技术，实现隔离房间内的负压，从而控制气流流向：空气气流只能由走廊流向病房，防止病房内污染的空气流向走廊，配合实施隔离技术，达到预防经空气传播疾病的目的。

负压病房隔离要求：负压病房建筑布局与通风控制符合隔离要求，设缓冲间，病房通过缓冲间与病区走廊相连：上送风、下排风、门窗保持关闭；送风口应远离排风口，排风口距地面距离不小于0.1米，应靠近患者床头一端；送风应经过初、中效过滤，排风经高效过滤，每小时换气达12次；应设置压差传感器，用来检测负压值，或用来自动调节不设定风量阀的通风系统的送、排风量。病室的气压宜为－30 Pa，缓冲间的气压宜为－15 Pa。有活动性肺结核危险因素的患者应安置于AII。利用负压阻止带菌飞沫的播散，必须紧闭房门以维持室内负压，每日对房内压力进行核实。要求每小时至少进行6次空气交换，最好每小时进行12次或以上的空气交换。

3. 呼吸防护　进入已知或疑似结核病患者房间的人员必须穿戴适当的呼吸防护工具，大多数研究发现，医务人员佩戴医用防护口罩后，结核菌素皮肤试验阳性率下降，这代表新发感染减少。呼吸防护程度取决于呼吸防护装置是否经过了正确的测试、正确地使用和维护，以及开展呼吸防护装置使用方式培训的质量。WHO推荐使用颗粒物呼吸器（particulate respirators），以减少结核分枝杆菌在人群中的传播。所有进入高风险区域的人员均应佩戴医用防护口罩等呼吸防护装置，特别是HIV感染者及接触结核病和耐药结核病（drug-resistant tuberculosis，DR－TB）患者的医护人员。社区工作者或处在结核病传染期患者的家庭成员也应佩戴医用防护口罩。一个医用防护口罩可以重复使用 6～8 h，佩戴时应注意不要接触到其内部，触碰或丢弃时应注意手卫生。医用防护口罩应存放在纸或纸巾（非塑料）中，以便保持通风和干燥；丢弃时应遵守国家医疗垃圾处理规定。在使用医用防护口罩前应进行适合性测试（fit test），在每次更换呼吸防护品牌时也应进行适合性测试。病原学检测阳性的结核病患者及未接受抗结核治疗的结核病患者，在与他人接触时，特别是在密集、通风不良的环境时，应佩戴医用防护口罩。

六、综合性医院如何落实结核病的防控

综合性医院一直处在结核诊断的一线：痰涂片阳性的患者中通过“因症就诊”发现者占 94.6%，有症状的患者中首次到各级综合医院就医时确诊者高达 91.2%。综合性医院是结核病发现和诊断的前哨阵地。

（一）早诊断、早治疗

只有尽快诊断结核病（疑难结核病、肺外结核），尽早治疗，降低传染性。早期快速识别患者不仅是诊治，更是感控问题。在这点上，常常容易被忽视。只有对可疑病人尽早应用快速精准的病原体检测技术，让临床能够及时辨别是否为新型冠状病毒感染，才可以有效进行精准防控，既可以避免不必要的隔离，也可以防止因漏检导致感染的播散。FAST 策略即为：①主动发现、快速诊断（finding TB cases Actively），通过咳嗽监测和快速分子检测积极主动发现病例；②安全隔离（separating safely），将确诊和疑似病例安全分离；③规范治疗（treating effectively），在药敏试验基础上进行有效治疗，降低耐药率。

（二）结核病的快速诊断技术

结核病的精准防控需要快速、准确的实验室诊断技术。实验室对结核分枝杆菌诊断不足严重制约了患者的发现，造成患者的诊治延误和结核病的人际间传播。WHO 统计数据显示，我国仅有 58%的肺结核患者具有细菌学实验室证据，低于全球平均水平，甚至低于印度、印度尼西亚等国家，其余肺结核患者的诊断依靠临床表现及影像学证据，缺乏特异性。仅依靠医生的经验开展诊断易造成误诊、过诊和漏诊，迫切需要快速、准确、价廉的诊断技术为结核病患者诊断提供实验室证据。结核病实验室诊断基于不同样本类型，使用病原学、分子生物学、免疫学等多种方法发现患者标本中结核分枝杆菌及其耐药性证据，为临床医生提供结核病诊断和治疗依据。痰涂片和培养是目前应用最广泛的结核病实验室诊断技术，但较低的敏感度极大地限制了对结核病患者的阳性检出率。近年来，随着分子生物学技术的突飞猛进，涌现出一批用于结核病早期诊断的快速诊断技术，例如 GeneXpert MTB/RIF、Xpert Ultra and Truenat TM、Line probe assay (LPAs)线性探针、TB－LAMP、Lateral flow assay（TB LAM）等，分子生物学检测技术极大地补充了传统细菌学诊断方法。WHO 报道，2000—2019 年，全球结核病的致死率降低了 41%，尽管如此，仍然有 300 万例患者被漏诊，这说明当前结核病实验室诊断远无法满足临床需求。

（三）潜伏结核的筛查与治疗

结束全球结核病流行，治愈每一例结核很重要，筛查潜伏结核、预防潜伏结核发展为活动性结核也很重要。尽管LTBI患者一生中发展为活动性结核病的平均风险<5%，但许多因素可增加进展的风险。再激活的主要风险因素包括HIV感染、其他原因引起的免疫抑制、近期感染MTB及一系列医学合并症，包括糖尿病和高龄。目前有两类检测可用于评估LTBI：TST和IGRA，两种商用IGRA包括Quanti FERON TB Gold和T-SPOT. TB。TST和IGRA都测量对MTB抗原的免疫记忆反应，间接测量结核病感染。两种检测各有特点及各自的局限性。在某些特定的情况下，同时检测TST和IGRA可能有用。如需最好最大限度地提高LTBI诊断的敏感性，（如进展结核病或死于结核病的高风险人群），如果LTBI初始检测阴性，可以通过另外一种检测如果阳性，就作为LTBI的充分证据来提高敏感性。另一种情况下，当强烈怀疑TST假阳性时，可以考虑同时使用TST和IGRAs。这时可以进行IGRA来确认或反驳TST结果。

几种不同的治疗方案可用于治疗LTBI。目前WHO推荐的一线治疗方案包括每周大剂量异烟肼和利福喷丁3个月、每日利福平4个月。这些方案是首选的，因为它们的持续时间更短，这与更高的治疗完成率有关。其他常用的治疗方案包括每日异烟肼6或9个月，治疗方案持续时间越长，完成治疗的可能性和依从性越低。LTBI的另一个治疗方案是每日服用异烟肼和利福平3个月。此外，WHO有条件地建议使用异烟肼加利福喷丁（1HP）1个月治疗LTBI。目前，1HP方案并不是CDC推荐的LTBI治疗方案。如果怀疑有结核病（基于症状、暴露史、临床表现或影像学异常），在排除活动性疾病之前不应开始治疗LTBI。这是因为对结核病患者只服用一种抗结核药物会迅速导致耐药菌的产生。

七、新进展及展望

结核病长期以来一直是全球公共卫生领域的重要挑战，终止全球结核病是2015—2030年全球“可持续发展目标”（Sustainable Development Goals，SDGs）的目标之一。为此，2014年世界卫生大会通过了“世界卫生组织终止结核病策略”（WHO End TB Strategy），提出到2030年结核病死亡数减少90%、结核病发病率降低80%。近年来，数字化技术在结核病防控中的应用取得了一些成果。通过建立电子健康档案和追踪系统，可以更好地管理结核感染者的信息，提高对感染者的监测和管理效率。同时，利用人工智能和大数据分析技术，可以更准确地评估结核病的流行病学特征和风险因素，为制定针对性的防控策略提供科学依据。

结核病的防控工作仍面临诸多挑战，耐多药结核病的出现使得治疗难度大大增加，需要不断研发新的药物以及加强对耐药菌株的监测与管理。展望未来，结核感染的防控工作需要加强国际合作和资源整合，共同应对结核病的挑战。同时，要加大科研投入，不断推动新药物和疫苗的研发和应用，以提高结核病的治疗效果和预防水平。相信在未来的工作中，我们可以更好地控制和预防结核病，保障人民的健康。

2024年4月，WHO发布了《关于经空气传播病原体拟议术语的全球技术磋商报告》，介绍了通过空气传播的病原体的最新术语，病原体包括引起呼吸道感染疾病的病原体，如COVID-19、流感、麻疹、MERS、SARS和结核病等。WHO与公共卫生机构和专家协商后，采用了以下共同描述符来描述病原体（在典型情况下）通过空气传播的特征：感染呼吸道病原体的个体可通过呼吸、说话、唱歌、吐痰、咳嗽或打喷嚏等方式，通过口鼻产生并排出含有病原体的传染性颗粒。这些颗粒应称为"传染性呼吸道颗粒"或"感染性呼吸道颗粒"（infectious respiratory particles，IRPs）。本次磋商报告指出，为了科学描述IRPs的特点，摒弃了以往采用单一分界点区分颗粒大小而定义"气溶胶"（指较小的颗粒）和"飞沫"（指较大的颗粒）的做法。因此，院感防控基于传播途径预防中"经飞沫传播"和"经空气传播"的防控措施选择原则在更新的术语下也不再适用。这有助于摆脱以前使用的术语的二分法："气溶胶"（通常较小的颗粒）和"液滴"（通常较大的颗粒）。描述词"通过空气传播"可以一般地用于描述主要传播方式涉及病原体通过空气传播或悬浮在空气中的传染病。在"通过空气传播"的保护伞下，可以使用两种描述符：

1. 空气传播或吸入　指体内毒性物质被排出到空气中并被他人吸入的情况。空气传播或吸入可发生在离感染者较近或较远的距离，距离取决于各种因素（气流、湿度、温度、通风等）。理论上，IRPs可以沿着人体呼吸道的任何点进入人体，但首选的进入位置可能是病原体特异性的。

2. 直接沉积　指体内毒性物质从感染者排出到空气中，然后直接沉积在附近其他人暴露的口、鼻或眼睛上，然后进入人体呼吸系统并可能引起感染。

术语更新后，原"经飞沫传播"和"经空气传播"两种方式统一称为"经空气传播"。也就意味着相同的传播方式，可以根据感染源、环境和宿主因素的不同制定差异化的IPC策略；而不是单纯为了降低短距离经空气传播的风险，在所有环境中针对所有已知或怀疑通过此种方式传播的病原体，让任何感染风险水平的个体均采取全套的经空气传播疾病IPC措施。

第二节　经飞沫传播疾病的防控

飞沫传播是接触传播的一种形式，一些通过飞沫传播的感染性病原体也可以通过直接接触或间接接触而传播。需要预防飞沫传播的传染病有流感、SARS、MERS、COVID-9、支原体肺炎、百日咳、腺病毒、侵袭性脑膜炎球菌病等等。人在咳嗽、打喷嚏或谈笑时，会从口腔、鼻腔喷出很多微小液滴，称为飞沫，含有呼吸道黏膜的分泌物及病原微生物。以流感病毒为例，人在咳嗽和打喷嚏时喷射的气流将气管，甚至下呼吸道、咽喉部和鼻腔中的分泌物一起喷射而出，因这些飞沫来源于呼吸道病灶表面，病原微生物含量更高、传染性更强。

一、安全的社交距离

CDC 的定义为：社交距离(也称为“物理距离”)是指让自己和他人之间保持距离。19 世纪起就有学者研究说话或咳嗽、打喷嚏时的飞沫传播，在当时研究者们认为病毒的传播是分为飞沫与空气传播的二元传播途径。1897 年，研究者 Flugge 根据观察采样含有病原体的飞沫距离，提出了 1～2 m 的安全距离。

相关资料表明，遵循超过 1 m 的社交距离感染概率可从 12.8%降低到 2.6%，佩戴口罩时感染概率可从 17.4%降至 3.1%。关于有效社交距离，世界卫生组织建议卫生保健人员和其他工作人员与出现咳嗽和打喷嚏等疾病症状的人保持 1 米(3 英尺)的距离。CDC 建议 2 米(6 英尺)的距离。这些距离仅仅是基于对距离的估计，在研究飞沫传播距离的影响因素中，呼出的空气和环境气流等环境因素也极为重要。在没有气流的情况下，最大的飞沫会传播到最远距离为 1～2 m，而小飞沫会遇到阻力，并停留在源头附近。如果考虑到呼出的气流，小飞沫可以在空中传播至 2 m 以上，大的飞沫则可以到达更远的距离。

除了平均通风率和空气变化，室内环境的气流模式也对飞沫传播有重要影响作用。在国内广州一家餐厅暴发的病例报告中，来自 3 个不同的家庭在邻桌就餐，其中 10 人在 1 h 的就餐时间内受到感染，感染距离达 4.6 m，且没有直接的身体接触，传播模式与短暂的室内局部通风气流模式一致。在室内环境中，需要考虑到的因素还更多，如空调、通风系统、位置、空气再循环等。呼吸道飞沫往往在通风良好的室外环境中更快地被稀释，从而降低了传播风险。在高风险的情况下(通风不良、人流量大、接触时间长、不戴口罩的室内环境)，应考虑保持社交距离超过 2 m，并尽量减少停留时间。在相对低风险的情况下(通风较好、人流稀疏、开放性室外环境)，不太严格的距离是足够的。

在考虑安全的社交距离时，还需要考虑其他重要因素，包括宿主病毒量、接触时间、受感染者人数、室内与室外环境、空气流通、个人防护(口罩的佩戴)、清洁消毒的有效性、个人对感染的易感性，以及将空气中的颗粒物以呼出的气体投射到更远距离的活动，如唱歌、咳嗽、打喷嚏。

二、呼吸卫生/咳嗽礼仪

呼吸卫生和咳嗽礼仪是预防呼吸道传染病传播的重要措施。正确的呼吸卫生和咳嗽礼仪对于预防呼吸道传染病的传播至关重要。咳嗽礼仪是降低呼吸道传染病病原体传播和感染风险非常有效的方法，无论是健康人还是患者，在咳嗽或者打喷嚏时都要遵守咳嗽礼仪，给自己也是给他人的一份健康保障。

(1) 当你咳嗽或打喷嚏时，尽量避开人群，用纸巾、手绢捂住口鼻，防止唾液、鼻涕飞溅。避免用双手遮盖口鼻，因为这样会让双手沾染上病原体，也会将病原体传染给别人。

(2) 如果临时找不到手帕或纸巾，情急之下，可以用手肘衣袖来代替手捂住口鼻，弯曲手肘后，再靠近口鼻。这个动作可以将喷出的飞沫阻挡在手肘皮肤或者衣服上，而这个部位不容易再接触其他公用物品，可有效阻断病原微生物的传播。

(3) 咳嗽或者打喷嚏用后的纸巾应丢进垃圾桶，手帕应及时清洗，双手接触了呼吸道分泌物应及时洗手。

(4) 如果患有呼吸道传染病外出时要佩戴口罩，同时与他人保持 1 m 以上距离。说话音量不要过大，避免“吐沫横飞”。

三、口罩的正确选择与使用

医用口罩可为防止病原微生物、体液、颗粒物等的直接透过提供物理屏障。目前在医疗机构中使用的医用口罩主要为一次性使用医用口罩(通常指普通医用口罩)、医用外科口罩与医用防护口罩三种(表 13 - 4)。

表 13 - 4　不同类型医用口罩的区别

口罩类型	合成血液穿透能力	细菌过滤效率	非油性颗粒过滤效率
一次性使用医用口罩	无要求	不小于 95%	无要求
医用外科口罩	将 2 mL 合成血液以 16 kPa(120 mmHg)压力喷向口罩，口罩内侧不应出现渗透	不小于 95%	不小于 30%
医用防护口罩	将 2 mL 合成血液以 10.7 kPa(80 mmHg)压力喷向口罩，口罩内侧不应出现渗透	不小于 95%	分 3 级：1 级≥95%，2 级≥99%，3 级≥99.97%

一次性医用口罩对合成血液穿透能力和颗粒过滤效率无要求，医用外科口罩的合成血液穿透能力优于医用防护口罩，医用防护口罩的非油性颗粒过滤效率要高于医用外科口罩。医用防护口罩具有高效的颗粒过滤效率可有效阻挡能在空气中远距离传播(>1 m)并长时间保持感染性的微粒(尤其是直径<5 um 的飞沫核)，适用于经空气传播或近距离接触经飞沫传播的呼吸道传染病的职业防护。接触患者时，应佩戴医用外科口罩，进入病室佩戴医用外科口罩。为患者进行可能产生气溶胶操作时，应佩戴医用防护口罩、防护面屏，并穿隔离衣。

佩戴口罩是有效预防呼吸道传染性疾病传播的重要措施，正确佩戴口罩是保证防护效果的前提。佩戴口罩前应进行手卫生，主要是防止手部污染口罩。不管佩戴什么口罩，都应该完全覆盖鼻、口及下巴，佩戴后，都应将双手指尖放在鼻夹上，从中间位置开始，用手指向内按压，并逐步向两侧移动，根据鼻梁形状塑造鼻夹。口罩的防护作用依赖于密闭状态下对病原微生物、颗粒物等的过滤效率及舒适性等多方面的因素，如果口罩没有完成遮住口、鼻、下巴或没有根据鼻梁形状塑造鼻夹，很容易造成口罩两侧或鼻夹附近漏气，从而增加自身感染的风险。

四、新进展及展望

近年来，随着科技的发展和医学研究的推进，对飞沫传播的机制和影响因素有了更深入的理解。通过对飞沫传播的模拟实验和流体动力学研究，现在可以更准确地评估飞沫传播的范围和传播速度，为制定相应的防控策略提供更科学的依据。一些新的技术手段被引入到飞沫传播疾病的预防中，在公共场所使用空气净化器和消毒设备也越来越先进。此外，针对飞沫传播疾病的疫苗研发也取得了重大突破。疫苗的广泛接种可以提高人群的免疫力，有效阻断疾病的传播链，对控制飞沫传播疾病具有重要意义。同时，一些抗病毒药物的研发也加速了关于疾病的治疗进展，提高了患者的治愈率和康复速度。

未来，可以通过更深入地研究和技术创新，进一步提高对飞沫传播疾病的认识，制定更加科学和有效的防控措施，为人们创造更加安全健康的生活环境。

（金文婷　范雨昕）

参考文献

[1] 孙玙贤，刘宇红. 世界卫生组织《结核病操作手册-模块 1：预防：感染预防与控制》解读[J]. 中国防痨杂志，2023，45(12)：1120－1124.

[2] 王洪敏，骆利敏，饶桂荣，等. 结核病发病学研究进展及对当前结核病防控的意义[J]. 传染病信息，2021，34(4)：361－364.

[3] 王力红，赵霞，张京利，等. 医用口罩的正确选择与使用[J]. 中华医院感染学杂志，2011，21(18)：3908－3909.

[4] 朱仁义，孙晓东，田靓. 新发呼吸道传染病消毒与感染控制[M]. 北京：人民卫生出版社，2020.

[5] 王黎霞. 中国结核感染预防控制手册[M]. 北京：中国协和医科大学出版社，2010.

[6] WHO. Leading health agencies outline updated terminology for pathogens that transmit through the air [EB/OL]. (2024－04－18)[2024－05－30]. https://www.who.int/news/item/18-04-2024-leading-health-agencies-outline-updated-terminology-for-pathogens-that-transmit-through-the-air.

第十四章　感染病原体实验室检测技术进展及临床价值

第一节　感染性病原体实验室检测的重要性

一、感染性疾病的定义

感染性疾病是威胁人们健康的重要隐患。感染性疾病又称感染病，是由微生物（细菌、病毒、真菌）和寄生虫感染人体后机体组织细胞受到不同程度的损害并出现一系列的临床症状和体征。其中，有传染性的感染性疾病称为传染病。

二、感染病原体实验室检测的重要性

目前，感染性疾病的病原微生物日益复杂，并且种类多、范围广、耐药性强。新型冠状病毒等新发病原体的出现，对病原微生物的检测技术提出了更高的要求，快速、准确地诊断病原体对于临床治疗和疾病控制至关重要。

实验室检测作为诊断感染病原体的关键手段，其技术的不断进步为临床提供了更为精准、高效的诊断工具，在疾病诊断、预防控制及新药研发等多个方面发挥着不可或缺的作用。准确的实验室检测不仅可以迅速确定病原体种类，为临床治疗提供靶向性强的药物选择，还能够监测疾病的流行趋势，为公共卫生决策提供科学依据。此外，实验室检测技术的发展还推动了病原体基因组学、蛋白组学等领域的研究，为深入理解病原体的生物学特性和致病机理提供了可能。

病原微生物的鉴定对临床有以下几方面的作用：

（1）确定某种微生物的临床意义（例如，分离到的某种微生物是病原菌、污染菌或正常菌群）。

（2）确定适当的抗菌药物治疗方案。

（3）确定是否需要进行后续的抗菌药物敏感性试验。

(4) 判断感染性疾病的治疗效果。

(5) 判断某种微生物对抗菌药物的敏感性是否发生改变。

(6) 判断某种微生物是否对医院的其他患者、公众和工作人员构成风险。

(7) 收集各类微生物的流行病学数据,监测和控制微生物的传播。

第二节　感染性疾病病原体实验室检测技术

一、感染性疾病病原学实验室检测基本流程

从患者身体采集标本到结果出具,一般有以下几个环节:

(1) 正确、规范采集和运送标本。

(2) 显微镜对标本或组织中的病原体的形态学检查。

(3) 病原体的分离培养和鉴定。

(4) 用免疫学技术对病原体抗原或相应抗体的检测。

(5) 用分子生物学方法对病原体特异性基因的检测。

二、感染性疾病病原体实验室检测技术的分类与应用

感染病原体实验室检测技术种类繁多,各具特色。按照检测原理,主要可分为传统微生物学检测、分子生物学检测、免疫学检测等几大类。各类检测方法各有其优势及劣势,临床需根据微生物的特点、标本类型来选择检测方法。

(一) 涂片、染色、镜检

尽管微生物实验室检测有很多新技术新方法,但显微镜检查仍然是一种重要的、高度复杂的诊断技术。临床标本(如脑脊液、痰、尿、粪便和脓液等)的直接涂片检查,对快速诊断或提示某些感染有实用价值,应作为病原检测的常规步骤。显微镜检查在诊断微生物学中的应用有以下几个方面:

(1) 患者样本直接可视化,以快速初步和最终鉴定微生物。

(2) 检测同一样本中存在的不同微生物。

(3) 检测实验室中不易培养的微生物。

(4) 确定微生物的临床意义,被细胞吞噬的细菌是感染病原体的可能性大。

(5) 评估患者样本是否存在指示炎症(吞噬细胞)或污染(鳞状上皮细胞)的细胞,如:显微镜下细胞学检查发现咳痰标本受口咽部菌群污染为不合格标本,合格痰标本鳞状上皮细胞<10 个/低倍视野,白细胞>25 个/低倍视野,或白细胞与鳞状上皮细胞的数量比值>2.5。

(6) 获取可能存在哪些微生物的培养前信息，以便选用合适的培养方法或直接检测方法。

(7) 确定应用哪些操作和方法来鉴定培养的微生物。

微生物的染色方法主要有以下几种：

(1) 革兰染色：普通光学显微镜可用于细菌和真菌的检测，标本革兰染色镜检是细菌鉴定最基本、最快速的方法之一，对于选用抗菌药物亦有重要的指导意义。革兰染色是一种鉴别染色，其依据是生物细胞壁结构的化学成分不同导致生物化学差异。革兰染色可将大多数细菌分为两大类：一类是革兰阳性细菌，另一类是革兰阴性细菌。革兰染色为微生物的快速初步鉴定提供了一种手段，并提供了两个方面的重要线索：一是样本的质量，二是确定来自特定部位的细菌是定植还是感染。因此，当临床样本进行革兰染色(如直接涂片)时，需评估涂片中是否有细菌细胞及其革兰染色反应性、形态(如球菌或杆菌)和细胞排列(如成链、成对、成簇)。通过显微镜可对微生物进行初步诊断，对临床早期诊断和治疗疾病有一定的参考意义，革兰阴性球菌与革兰阳性杆菌在临床一般不造成感染，但近些年有报道纹带棒状杆菌(革兰阳性杆菌)血流感染的病例。同时还应检查直接涂片中是否有炎症细胞吞噬细菌的现象，这是感染的关键指标。呼吸道样本中的鳞状上皮细胞可能表明标本被口腔的微生物和细胞所污染。

需要注意的是：通过显微镜看到的微生物是否有意义需结合标本类型来判断，在粪便标本中看到细菌真菌对诊断感染性疾病意义不大，仅可以评判是否有菌群紊乱。伤口开放性标本容易受外界环境污染，当涂片中见到的细菌有被细胞吞噬现象存在，并在培养时分离出该细菌可推测为致病菌，所以在临床上伤口标本建议采用涂片加培养的检测方法，如果伤口分泌物标本中有过多的鳞状上皮细胞则提示标本受皮肤菌群的污染严重，不适合用于病原菌培养。

(2) 抗酸染色：抗酸染色对检测分枝杆菌属有相当高的诊断价值，是一种鉴别染色，它可以区分细菌的细胞壁是否含有长链脂肪酸(分枝菌酸)。革兰染色是大多数细菌的常规检测程序，而抗酸染色对特定情况进行检测。分枝杆菌是最常见的抗酸性细菌，少数非分枝杆菌细菌(如诺卡菌属)和球虫类寄生虫也有一定程度的抗酸性。由于分枝杆菌感染比其他非抗酸性细菌引起的感染少见得多，仅对高度疑似分枝杆菌感染患者的样本进行抗酸染色。抗酸染色阳性的细菌可能为结核分枝杆菌或非结核分枝杆菌，二者虽然抗酸染色均为阳性，但传播途径不同，结核主要传播途径为呼吸道传播，而非结核分枝杆菌的传播途径主要是水和土壤，所以医院感染防控措施也不同。

(3) 弱抗酸染色：弱抗酸染色主要用于检测奴卡菌，它不属于人体正常菌群，主要引起外源性感染，通常视为一种机会性感染。奴卡菌抗酸染色阴性，而弱抗酸染色阳性。

(4) 墨汁染色：墨汁染色法又叫负染色法，即背景着色而菌体本身不着色的染色法。此法用以观察含有荚膜的细菌及真菌，如新生隐球菌，在黑色背景下可呈宽阔透亮的厚荚膜，菌体无色，有时并有出芽的球状孢子，背景为纤细均匀的黑褐色。隐球菌常引起颅内感染和肺部感染。

（5）乳酸棉酚兰染色：用胶带先粘一定量菌丝，再粘在预先滴加乳酸棉酚兰的载玻片上，在显微镜下观察分生孢子和菌丝的形态、特征、大小和排列等。主要用于区分曲霉、毛霉和青霉。这种方法对微生物实验室工作人员经验要求较高。

其他显微镜检查法包括：暗视野显微镜技术和相差显微镜技术主要用于不染色的活体形态或某些结构（如鞭毛）的观察，常用于检测霍乱弧菌及钩端螺旋体。荧光显微镜用于直接观察某些病原菌，如结核分枝杆菌和白喉棒状杆菌等，或结合免疫荧光技术检查有关抗原，可快速鉴定链球菌属、葡萄球菌属、致病性大肠埃希菌、百日咳鲍特菌、志贺菌属、沙门菌属、霍乱弧菌、梅毒螺旋体和炭疽芽孢杆菌等多种细菌。

（二）微生物的分离培养

微生物的分离培养是从患者感染部位（即体内环境）通过样本采集获得病原菌，然后将样本接种培养基后在实验室人工环境（即体外环境）中孵育微生物的过程。微生物培养主要有以下 3 个目的：①分离和培养临床样本中的微生物；②判断哪些最有可能是致病菌，哪些可能是污染菌或定植菌（正常菌群）；③获得足够的致病菌，进行鉴定和药敏实验。病原体的分离和鉴定是细菌、真菌和病毒感染性疾病诊断的金标准。微生物的分离培养相比显微镜检测更具有针对性，能准确鉴别出微生物的种类，并为临床提供体外抗微生物药敏参考，但缺点是耗时较长。

微生物培养类型分为细菌培养，真菌培养，病毒、立克次体和衣原体培养等。临床上送检标本时需标注清楚标本的部位（痰、尿、血等），不同标本来源和检测项目采用的培养基和培养类型不同，如痰标本一般采用三块平皿进行培养：血平皿、巧克力平皿、麦康凯平皿；粪便常规培养为沙门菌和志贺菌培养，如需做霍乱弧菌培养则需特殊标注。

1. 细菌培养　有的细菌（如流感嗜血杆菌、脑膜炎奈瑟菌等）需要较严格的营养条件才能生长，少数细菌（如梅毒螺旋体）在体外不能培养，必须动物接种才能分离。为提高细菌培养的阳性率，常将标本接种于不同的选择性培养基。需氧或兼性厌氧菌一般采用需氧培养，35～37℃，18～24 h 即可生长。生长缓慢的细菌需培养 2～7 d，结核分枝杆菌的生长需要更长时间。流感嗜血杆菌、肺炎链球菌、脑膜炎奈瑟菌和淋病奈瑟菌等在含 5%～10%二氧化碳的环境中生长最好。专性厌氧菌则必须在无氧环境下才能生长。弯曲菌属在微需氧（含氧量 3%～5%）环境中生长最好。

细菌培养的过程包括选择适当的培养基和培养条件，尽可能快速、准确地分离和鉴定感染的微生物。样本接种分离细菌可采用手工划线，也可使用自动化仪器进行标准化的样本处理和培养基接种。原始平板上菌落形态的观察和初步判断是非常重要的，根据菌落形态，实验室可为临床医生提供患者样本培养的初步结果，也可决定后续菌种鉴定的方式。

选择培养基、鉴别培养基或富集培养基初代培养的结果，也可帮助临床制定快速有效的治疗方案。例如，麦康凯琼脂属于选择培养基也属于鉴别培养基，或者说是一种混合培养基，它不仅能抑制绝大多数革兰阳性菌的生长，也能通过发酵乳糖的差异起到鉴别的作用。羊血琼脂也是一种常见的营养培养基，绝大多数非苛养菌都可以在上面生长,可以通过观察菌落产生的溶血环的差异来区分菌种。

在有些情况下,微生物实验室还需将样本接种各类培养基后的菌落生长情况,与前期样本革兰染色的情况相关联,综合判读平板培养的结果。例如,痰液样本报告革兰染色结果为革兰阳性双球菌,且在多形核中心粒细胞中生长,接种羊血琼脂培养的结果为 a 溶血、半透明、中间凹陷的菌落,但在抑制革兰阳性菌的麦康凯平皿上不生长,是肺炎链球菌(引起细菌性肺炎的一种常见病原体)的特征性表现。

值得注意的是,艰难梭菌检测不能只做培养,研究表明,艰难梭菌定植率在入院患者中为 20%,长期护理机构的老年人为 15%～50%,在 ICU、老年病房等更高;国内腹泻患者艰难梭菌合并感染率 19%。2014 年,上海 33 家医院 ICU 入院患者中,艰难梭菌感染占 1.51%,定植占 19.02%,其中产毒艰难梭菌定植占 92.08%。做培养的同时要检测是否产毒素,才对临床起到指导意义。

2. 真菌培养 真菌的形态可分单细胞和多细胞两类。单细胞真菌主要为酵母菌和类酵母菌(如隐球菌、念珠菌),菌体呈圆形或椭圆形。其形成的菌落为酵母型或类酵母型。多细胞真菌由菌丝和孢子组成,菌丝分枝交织成团形成菌丝体,并长有各种孢子,这类真菌被称为丝状真菌或俗称霉菌。其形成的菌落为丝状型。

念珠菌显色培养基可直接鉴定念珠菌种类,根据显色平板上呈现的绿色、蓝色、紫色、粉色、无色等可简单进行分类。绿色菌落提示白色念珠菌,蓝灰色菌落提示热带念珠菌,粉红色、边缘模糊有微毛刺菌落提示克柔念珠菌,中央为紫色湿润的菌落提示光滑念珠菌,白色菌落提示近平滑念珠菌,这种鉴别方法的缺点是对时间要求较严格,一般要求培养 48 h 来判断结果,同时不同念珠菌的准确性还是有很大差异,建议后期增加一些生化的检测。

曲霉菌的培养时间较长,一般需培养 21 天。烟曲霉呈现丝状或絮状,边缘为白色、烟绿色,背面为无色或黄褐色;黑曲霉初为白色,后变成鲜黄色直至黑色厚绒状,背面无色或中央略带黄褐色,黄曲霉表面呈现灰绿色,背面无色或略呈黄褐色。需注意的是,培养曲霉菌时需将平皿周围用胶带密封,一方面防止平皿水分蒸发导致培养失败,另一方面防止曲霉菌的孢子播散污染培养环境。

(1) 玻片琼脂块培养法(slide culture):是国际上研究真菌镜下形态的典型特征比较主流的方法。用无菌操作法将制好的待用琼脂平板用无菌接种针或接种环切成大约 $1cm^2$ 的方块,将其放置于灭菌的载玻片上。将标本或待检菌接种于琼脂块四周边缘靠上方部位,然后用无菌镊子取一无菌的盖玻片盖在琼脂上。在无菌平皿内放入少量无菌水和一个无菌"U"形(或"V"形)玻璃棒。将此载玻片置于玻璃棒上,盖上平皿盖培养。每日用肉眼和显微镜观察孢子和菌丝的特点。染色可采用粘片法,还可以用揭片法,这种方法操作简单,能基本保证菌体的原生态,但是粘片法和揭片法均采取开放性操作,无法保证生物安全,须在生物安全柜内操作。疑似高致病性真菌不允许做琼脂块法,如组织胞浆菌、球孢子菌属、班替枝孢瓶霉等。

(2) 钢圈培养法:先将固体石蜡加热熔化,取直径约 2 cm,厚度约 0.5 cm 有孔口的不锈钢小钢圈，火焰消毒后趁热浸入石蜡，旋即取出冷却，石蜡即附着于小钢圈中；取一无菌载玻片，火焰上稍加热，将小钢圈平置其上，孔口向上；小钢圈上石蜡遇载玻片的热即熔化后凝固，钢圈就会固定在载玻片上，再取一消毒盖玻片，火焰上加热后，趁热盖在小钢圈表面，也即固定其上；用无菌注射器经孔口注入熔化的培养基，培养基量约占小钢圈容量的1/2，注意避免气泡；最后用接种针伸入孔口进行接种。优点是形成一种封闭式培养，在显微镜下直接观察菌落时可避免孢子飞入空气中或吸入人体，而且不易被空气中的真菌污染，盖玻片也可取下染色后封固制片保存。缺点是该法操作较麻烦，易致杂菌污染培养基，稍不小心常会压破盖玻片，损坏标本、造成实验室污染。

(3) 一次性小培养法：采用全封闭设计，整体PVC材料，可装不同成分的培养基。使用过后可直接高压灭菌，一次性使用。一次性小培养是在钢圈法的基础上进行了改进，由繁琐的操作(配制培养基、高压灭菌、灌注、封蜡、无菌试验等)变成了简便的一步法操作，采用密封和一次性设计，降低了交叉污染和实验室生物污染的几率。该方法可直接在显微镜下动态观察真菌的生长状态(可直接进行染色)；全封闭式设计，克服丝状真菌的污染问题；克服钢圈法等繁琐工序(备料、高压灭菌、脱蜡、清洗、再灭菌、组装、灌注培养基等)；可根据需求灌注不同的培养基，一次性使用；具有密封、湿盒装置(内置海棉)、方便运输、贮存方便、效期长等优点。

3. 病毒、立克次体和衣原体　必须用活细胞才能进行分离、培养，包括动物接种、鸡胚培养和细胞培养等技术。此类分离方法由于实验条件要求高，普通临床微生物实验室少有开展。

(三) 微生物的鉴定

微生物鉴定是通过对未知微生物的特征测定，对其进行细菌、酵母菌和霉菌大类的区分，或属、种及菌株水平确定的过程。微生物鉴定方法有表型检测方法、基因型检测方法(核酸检测)和免疫学检测方法。可采用一种方法或多种方法联合方式进行微生物的鉴定。

1. 表型微生物鉴定　表型微生物鉴定是依据表型特征的表达来区分不同微生物间的差异，其以微生物细胞的形态和习性表型为主要指标，通过比较微生物的菌落形态、理化特征和特征化学成分与典型微生物的差异进行鉴别。常用的鉴定技术有：生化鉴定系统(API和VITEK系统)、傅里叶变换红外光谱(Fourier transform infrared spectroscopy, FT-IR)、BD Phoenix全自动微生物鉴定及药敏分析系统、基质辅助激光解吸电离飞行时间质谱(matrixassisted laser desorption ionization time-of-flight massspectrometry, MALDI-TOF-MS)、基于碳源分析的全自动微生物鉴定系统(Biolog Micro Station system, Biolog系统)、脂肪酸鉴定系统(MIDI Sherlock automaticmicrobial identifcation system, MIDI Sherlock系统)等。

(1) API和VITEK系统的鉴定原理相似，均是通过对微生物的生理、生化鉴定结果进行数值分类，并与已知菌种的生化鉴定结果数据库进行比对而得到鉴定结果，可对常见细菌鉴定到“属”或“种”水平。

(2) BD Phoenix 全自动微生物鉴定及药敏分析系统可同时完成最多 50 个样本的鉴定和药敏试验，支持持续上机，并可通过增加模块扩充通量，将比色技术与荧光技术相结合，在提高准确性的同时，缩短检测时间，最快可在 1.5 h 内得到鉴定结果，细菌平均鉴定时间仅为 3 h；菌库包括葡萄球菌、链球菌、微球菌、肠球菌、棒状杆菌、芽孢杆菌、李斯特氏菌、酵母菌、沙门氏菌、志贺氏菌、弧菌、假单胞菌、气单胞菌、肠杆菌、耶尔森氏菌等。

(3) FT－IR 采用不损伤微生物的红外光谱反映微生物的全细胞信息(包括 DNA、RNA、蛋白质、细胞膜和细胞壁等组分的综合信息)，具有分辨率高重复性好的特点，在污染微生物溯源分析中具有明显优势。

(4) MALDI－TOF 是近些年来兴起的以蛋白质组学为基础的临床微生物快速诊断新方法。工作原理是通过激光照射样本使蛋白发生解离，然后通过飞行质谱技术获得蛋白的质谱图，通过与数据库中已知的数据进行对比，从而获得微生物的鉴定信息。培养出单菌落后，通过质谱仪仅需半小时即可获得鉴定结果，显著缩短检验时长(turnaround time，TAT)，为临床提供快速的鉴定结果。质谱鉴定的另一个优势是准确率高。细菌有稳定表达的核糖体蛋白，并且非常便于在大气压下前处理(涂靶板、加基质液)。此外，由于细菌的特征性质谱峰和质量图来自于细菌全细胞蛋白(核糖体蛋白、细胞膜蛋白)，按照质荷比(M/Z)的分离排列，便可用已知细菌指纹图的方式对未知细菌进行鉴定，准确度高。根据 FDA 的最新数据，整体鉴定结果正确率高达 93.9%。除此之外，质谱可鉴定的菌种十分丰富，涵盖的菌种以临床分离株为主。研究表明，MALDI－TOF－MS 可将 93.6%的菌株鉴定到种或群的水平。还可搭配药敏仪完成菌种鉴定和药敏试验，提供清晰、流畅、可视化的工作路径，提高微生物实验室检测效率。但对于某些少见菌、新发现菌、真菌或高致病性病原体的鉴定方面仍存在一些差距。

(5) Biolog 系统的鉴定原理是利用不同类型微生物对不同碳源的呼吸代谢差异，通过检测颜色变化(不同微生物对 95 种底物所产生的自由电子与四唑类显色物质发生颜色反应)和浊度差异，以及细菌对部分化学物质(乳酸、氯化钠、抗菌药)和不同 pH 值的耐受性，与数据库中已知微生物的相应数据进行比较而得到结果。

(6) MIDI Sherlock 系统是根据微生物细胞膜中磷脂脂肪酸(phospholipid fatty acid，PLFAs)的不同，通过分析每个菌株的脂肪酸图谱来鉴定菌株。

2. 基因型微生物鉴定　基因型鉴定方法是通过检测细菌基因组中的 DNA 或 RNA 来识别细菌种类的分子生物学方法。基因型微生物鉴定通常不受生长培养基或分离物活性的影响，只需分离到纯菌落便可用于分析。采用聚合酶链反应(polymerase chain reaction，PCR)，DNA 探针、DNA－DNA 杂交，多位点序列分型、核糖体分型分析，16S/18S 核糖体、RNA 核酸测序、内转录间隔区核酸测序和全基因组核酸测序等手段对微生物高度保守的核酸序列片段进行分析，从而达到鉴定目的。

(1) 16S rRNA 基因是细菌细胞内含量较高、相对保守的遗传物质，由可变区和保守区构成，检测该基因序列是实现微生物鉴定、分类、污染调查及溯源分析的主要方法之一。

（2）RP技术：是指使用限制性内切酶消化目标菌的DNA，产生核酸片段，获得酶切条带，并利用核糖体RNA基因与酶切片段进行杂交，获得特征性的核酸片段图谱，与数据库内的标准菌株图谱比对实现鉴定分型。

（3）PCR：PCR技术使核酸检测技术得到广泛应用。该技术可以使极微量的核酸在体外迅速倍增。对于传统培养方法难以培养，或尚未建立可靠的检测方法，或常规病原鉴别有困难者尤为适用。但早期PCR技术采用电泳、染色等开放式扩增产物分析方法，极易因PCR核酸产物的污染而产生假阳性结果。实验室必须有充足的实验场地和严格的防污染措施，故在临床微生物实验室中的应用受到限制。近年，随着RT－qPCR技术及微流控技术的应用，已有一次性使用、充分整合的全封闭式检测试剂盒上市。标本仅需数分钟简单处理后上机即可，不需实验室分区并最大限度地减少了污染可能，应用前景广阔。

（4）DNA芯片技术：该技术是基于核酸杂交原理建立的检测技术，通常与PCR检测技术相结合，以提高检测的敏感性及特异性，理论上可实现所有已知病原微生物的检测。同时，凭借微阵列制作技术及自动化控制技术的支持，不但继承了传统核酸检测方法的特异性强、灵敏度高等优点，而且在高通量、检测过程自动化方面的优势也日益凸显。该技术有望成为感染性疾病病原快速诊断的方法之一。

（5）全基因组测序（whole genome sequencing，WGS）：全基因组测序是利用计算机科学和生物技术结合的方法，对生物体整个基因组序列进行测序，并分析其遗传信息的基因检测技术。相比其他分子检测技术，WGS技术具有检测基因组所有区域内几乎所有类型遗传变异的重要优势。WGS现已被确立为分析感染暴发和探索细菌病原体传播动力学的最佳方法，并且可以作为分析和管理对人类健康构成威胁的大多数病原体的前沿工具。

（6）宏基因高通量测序技术（metagenomic next-generation sequencing，mNGS）：不同的病原微生物均含有特定的核酸序列，其耐药性等相应生物学表型由特定核酸序列编码。因此，可通过对送检标本中的核酸进行测序分析，检出特定核酸序列即可预测标本中是否存在相应的病原微生物，以及该微生物对抗菌药耐药性等相关表型。随着新一代高通量测序技术的蓬勃发展，高通量测序技术在病原检测中的应用日渐增多，可检测标本中所有微生物，包括尚未被认识的未知病原。但目前尚无统一的mNGS结果报告标准，对超过阈值的微生物需进一步判断为定植微生物、条件致病微生物还是致病微生物，解读结果时需要具有分子生物学、临床医学、临床微生物学和生物信息学等专业人员组成的跨学科团队，结合标本的类型及来源、患者的临床表现、抗生素治疗史及治疗反应、其他微生物学检测结果等综合分析该微生物的致病性，作出合理的病原学诊断决策。

（7）病原靶向测序技术（targeted next-generation sequencing，tNGS）：通过超多重PCR扩增与高通量测序两种技术的结合，对待测样本中几十种至几百种已知病原微生物及耐药基因进行检测。靶向富集目标病原体核酸，特异性增加目标病原序列数和比例，提高目标微生物reads数和覆盖度，保障难检、苛养、低载量病原的检出，同时检测毒力基因(为区分致病菌和定植菌提供基础)与耐药基因(与致病病原/耐药表型结合)。

核酸检测存在一些缺点,如:①容易造成假阳性或假阴性;②不能提供样本中正常微生物群与病原体的相对数量、患者是否被定植或感染;③即使微生物在患者体内不再存活,核酸检测仍可显示阳性;④不能提供与样本质量相关的任何信息。

3. 免疫学检测方法 单克隆抗体技术及标记抗体技术的出现与应用,使免疫诊断方法的特异性、敏感性都有所提高。常用荧光素标记免疫球蛋白作为抗原、抗体特异性结合的指示物。该方法可分直接法和间接法。直接法是用荧光素标记各种微生物的特异性抗体,用于检查对应的抗原。间接法标记的是抗特异性抗体的抗体。荧光素标记的单克隆抗体试剂盒已上市,可用于沙眼衣原体、嗜肺军团菌和百日咳鲍特菌等的诊断。采用病原微生物特异抗原或单克隆抗体包被乳胶颗粒建立的乳胶凝集检测方法近年也大量出现,已被用于多种病毒、细菌和真菌的抗原或抗体的检测。

(1) G试验和GM试验:G试验是检测真菌的细胞壁中1,3-β-D葡聚糖的试验。1,3-β-D葡聚糖几乎存在于所有真菌细胞壁(除了接合菌和隐球菌)中,当吞噬细胞吞噬真菌后,1,3-β-D葡聚糖从细胞壁中释放出来,从而导致血液及其他体液(如尿、脑脊液,腹水,胸水等)中1,3-β-D葡聚糖含量增高。因1,3-β-D葡聚糖可特异性激活1,3-β-D葡聚糖检测试剂中G因子,引起裂解物凝固,故称G试验。可用于检测念珠菌、毛孢子菌、曲霉菌、镰刀菌、耶氏肺孢子菌、不可检测隐球菌、接合菌(根霉、毛霉)。

GM试验检测的是半乳甘露聚糖(glactomannan, GM),GM是广泛存在于曲霉和青霉细胞壁的一种多糖,菌细胞壁表面菌丝生长时,GM从薄弱的菌丝顶端释放,是最早释放的抗原,其检测方法为酶联免疫吸附试验(enzyme linked immunosorbent assay, ELISA)。GM试验是诊断侵袭性曲霉菌感染的证据之一,在《血液病/恶性肿瘤患者侵袭性真菌病的诊断标准与治疗原则》(2020年,第六次修订版)中,血浆、血清、支气管肺泡灌洗液或脑脊液的GM试验阳性可作为曲霉菌感染的微生物标准(表14-1)。

表14-1 G试验和GM试验的联合使用

种 属	G试验	GM试验
念珠菌属、肺孢子菌	+	-
镰刀菌属	+	±
隐球菌属	-	-(偶有+)
曲霉菌属	+	+
青霉属、红色毛藓菌、支孢霉属和地丝菌属	+	±
接合菌纲	-	-

(2) 隐球菌荚膜多糖抗原检测:荚膜抗原检测是最常见的隐球菌病筛查方法,方法包括乳胶凝集试验、ELISA、单克隆抗体法。样本类型可为脑脊液或血清,敏感性和特异性

可高达 90%以上，在感染早期，就能在脑脊液和血清中检测到隐球菌荚膜抗原，能够实现早期快速诊断，且抗原的滴度与感染的严重程度平行，还可以作为疗效的观察指标。缺点是阴性结果并不能完全排除隐球菌感染的可能性。

（3）肺炎链球菌尿抗原检测：肺炎链球菌属于苛养菌，培养难度很高。尿液检测肺炎链球菌抗原是检测患者尿液中肺炎链球菌细胞壁 C 多糖成分，是一种快速免疫层析试验，阳性结果支持肺炎链球菌肺炎的诊断，阴性结果提示无现行或新近肺炎球菌感染，由于标本中存在的抗原可能在检测限以下，不能排除肺炎链球菌引起的感染。由于尿液检测肺炎链球菌抗原不受抗菌素治疗的影响，所以即使已经应用过抗菌药物的肺炎患者也可以检测。尿液的收集、贮存和运输都非常方便，操作简便、检测时间短、无创性、无需特定的场所及设备，结果仅需要 15 min，有大量研究表明尿肺炎链球菌抗原检测阳性率高于痰培养和血培养，灵敏度 50%～80%，特异度高于 90%。肺炎链球菌感染后，该试验可持续阳性约 1～6 月。但对肺炎链球菌无症状的携带者，特别是婴儿，该试验检测亦呈阳性反应，因此其对于儿科患者诊断价值有限，不适用于 6 岁以下幼儿，对于肺炎链球菌定植率较低的学龄儿童，还未开展全面的研究。目前，此试验一般推荐用于成人，作为传统诊断肺炎链球菌培养方法的补充，对于那些在未取得培养结果，但已使用抗生素治疗的患者大有裨益。采用肺炎链球菌尿抗原试验检测 CSF 样本已得到 FDA 的认可。目前国内尚未常规开展此检测。

（4）军团菌抗原检测：军团菌尿液抗原检测作为一种快速的诊断试验，其灵敏度超过 85%，特异度超 99%，但其只能检测嗜肺军团菌血清型；而痰液培养一般需要 3～5 天的时间，可识别其他血清型；标本直接 PCR 检测也能识别其他血清型。目前国内尚未常规开展此检测。

（5）酶联免疫斑点技术（T-SPOT）：近二十多年来，随着技术改良，T-SPOT 分析技术已经是当世公认的最灵敏的抗原特定 T 细胞的体外检测技术。结合了细胞培养技术与酶联免疫吸附技术（即 ELISA 技术），能够在单细胞水平检测细胞因子的分泌情况，灵敏度高。其技术原理为用抗体捕获培养中细胞所分泌的细胞因子，并以酶联斑点显色方式将其表现出来。T-SPOT 方法检测结核分枝杆菌时特异度和灵敏度均较高，不受卡介苗接种和环境分枝杆菌的影响，在免疫力低下/受抑制人群中有很高的检出率，并且 24 h 就能出具报告。

（6）细菌毒素检测：鲎实验是目前内毒素检测最敏感、最常用的方法，有助于判断细菌感染的严重程度。免疫法是检测细菌外毒素最常用的方法，可用来检测艰难梭菌毒素 A 或 B、大肠埃希菌 Vero 细胞毒素、金黄色葡萄球菌的肠毒素，对抗菌药物相关性肠炎很有意义。目前使用较多的是艰难梭菌毒素检测，艰难梭菌检测阳性的患者中 50%以上是定植，可根据培养加毒素检测的方法来判断是定植菌还是致病菌。

（7）呼吸道病原体 IgM 抗体检测：西班牙 Vircell 生物公司生产的呼吸道感染病原体 lgM 九联检测卡可早期、快速、准确地检出引起呼吸道感染的主要病原体的 lgM 抗体。检出的病原体包括嗜肺军团菌血清Ⅰ型、肺炎支原体、Q 热立克次体、肺炎衣原体、肺炎支原体、腺病毒、呼吸道合胞病毒、甲型流感病毒、乙型流感病毒和副流感病毒（Ⅰ、Ⅱ、Ⅲ型）。缺点是容易出现假阳性、主观性强，临床很少使用此方法。

（四）抗菌药物敏感性检测

抗菌药物敏感性检测（antimicrobial susceptibility testing，AST）是指测定抗菌药物在体外对病原微生物有无抑制或杀灭作用的方法。有的以抑制细菌生长作为评价标准，有的则以杀灭细菌为判定标准。

常用的检测方法包括：稀释法、纸片扩散法（K－B 法）、E－test 法。

1. 稀释法　是指以一定浓度的抗菌药物与含受试菌培养基进行一系列不同倍数的稀释，静培养后观察其 MIC（最小抑菌浓度：体外抑制细菌生长所需的最低药物浓度，试验时肉眼观察未见细菌生长的最低药物浓度）。稀释法最大的优点是可以精准测得药物的 MIC。

2. 纸片扩散法　将含有抗菌药物的纸片贴在涂有细菌的琼脂平板上，抗菌药物在琼脂内由纸片中心向四周扩散，浓度呈梯度递减。因此，在纸片周围一定距离内的细菌生长受到抑制，过夜培养后形成抑菌圈，其直径大小与药物浓度的对数呈线性关系。纸片扩散法操作简单，是目前使用最广泛的药敏试验方法。

3. E－test 法　由纸片扩散法改良而成的，方法是将不同浓度的抗菌药物吸附在 5 mm×50 mm 的不透明薄型塑料带上，并标记药物浓度。操作步骤与纸片扩散法相同，抑菌圈边缘与 E－test 试条交叉处的标记药物浓度即该药物的 MIC。该方法操作简便，但缺点是价格较高。

微生物实验室通常采用敏感（sensitivity，S）、中介（intermediate，I）、耐药（resistance，R）分别表示受试菌对抗菌药物的敏感性。

需要注意的是，并不是所有分离的细菌都要做抗菌药物敏感性检测，微生物实验室人员需要确定分离株临床重要性，标准有以下几个方面：

（1）直接从患者样本的革兰染色镜检出大量细菌，观察到被白细胞吞噬的细菌最佳，且和培养出的病原体形态学一致。

（2）已知该菌种能对分离样本的部位造成感染。

（3）分离株常规考虑是上皮或黏膜定植菌还是致病菌。

（4）菌株的分离部位（通常是无菌部位或是典型的定植部位）。

我国临床微生物实验室目前采用的微生物鉴定和药敏试验系统主要有：法国梅里埃 VITEK2、美国贝克曼 MicroScan 系统、美国 BD Phoenix 系列及赛默飞 Sensititre 系统，国产微生物鉴定药敏系统主要有迪尔、美华、鑫科、复星等公司生产的相关产品。

需要了解的是，血培养检测流程分为三级报告：①初级报告（报阳第一天），通过危急值报告完成。主要包括患者基本信息、报阳时间、革兰染色特性。②中级报告（报阳第二天），根据阳性血培养瓶转种后生长的菌落形态和质谱鉴定结果，鉴定细菌的种属，同时预报告初步药敏结果，给临床提供参考用药标准。③最终报告（报阳第三天），书面报告鉴定细菌的种属结果和药敏结果。

感染性病原体检测方法多种多样，需根据临床的需求和实际情况选择合适的检测方法，微生物实验室与临床科室也需加强沟通，提高送检标本的合格率，提高报告的可靠性和时效性。

第三节　感染病原体实验室检测新进展

感染性病原体实验室检测方法多种多样，各种检测方法都有优势及弊端。传统微生物学检测以其直观、可靠的特点在病原体鉴定中占据重要地位，但操作繁琐、耗时较长；免疫学检测以其高灵敏度、快速性在感染早期诊断中发挥着重要作用，但易受非特异性抗体干扰；分子生物学检测以其特异性强、灵敏度高等优点在病原体检测中占据越来越重要的地位，尤其在病毒检测领域具有显著优势。随着科技的不断发展，感染病原体实验室检测技术在国际上取得一些新进展。

一、临床微生物检验自动化流水线

在临床实验室中，自动化是从手工操作到机器操作的转换。在临床微生物检验中，全实验室自动化是指临床微生物检验工作流程的整体自动化，包括涂片、染色、接种、孵育、读板、鉴定、体外抗菌药物敏感性试验及结果报告等检验步骤。目前，自动化接种、涂片、孵育及半自动化的鉴定和药敏，形成了由不同的自动化模块组成的流水线，模块之间由轨道和硬件连接。临床微生物检验自动化流水线方案是指模块串联的流水线式工作模式。全自动微生物自动化流水线在我国的应用尚处于起步阶段。

1978 年开发了第一代自动微生物接种仪器，但自动化程度有限，只能与实验室信息系统（laboratory information system，LIS）单向连接。第二代微生物检验自动化流水线虽实现了 LIS 的双向通讯，但只能接收单一规格的样本容器（无菌尿杯），并且容量有限（38 个培养皿）。目前的第三代微生物检验自动化流水线在第 2 代的基础上，实现了多种容器接受、多种样本接种、划线、运输、培养及成像，已具有临床微生物检验自动化流水线的基本要素。第三代微生物检验自动化流水线能够满足临床微生物实验室自动处理样本的要求，但每个实验室需要根据各自实验室自动化流水线的实际可行性，来确定个性化的最佳运行方式，需要考虑的适用性因素通常包括样本类型和数量、仪器特性、空间环境、人员配备、成本和维护等。

尽管全自动微生物检验流水线在工作效率、及时性、安全性和溯源性等方面具有优势，但实施流水线的过程面临诸多挑战。目前，全自动微生物流水线尚不能与微生物鉴定仪、药敏分析仪直接连接发出完整的检验报告。全自动流水线在临床应用中遇到的主要挑战在于：与实验室信息系统的整合、财务预算及工作流程再造。

二、快速多重分子诊断平台

1. Gene-Xpert　Gene-Xpert 是一种整合了核酸提取和荧光定量 PCR 的快速分子诊断平台，与新冠病毒核酸常用检测方法基本原理相同。实时荧光定量 PCR 指的是在 PCR 进行的同时，对其过程进行监测的能力(即实时)。因此，数据可在 PCR 扩增过程中而非 PCR 结束之后进行收集。这为基于 PCR 的 DNA 和 RNA 定量方法带来了革命性的变革。

在实时荧光定量 PCR(qPCR)中，反应以循环中首次检测到目标扩增的时间点为特征，而非在一定循环数后目标分子累计的扩增量。目标核酸的起始拷贝数越高，则会越快观察到荧光的显著增加。Xpert 使用了微流控芯片作为 PCR 的载体，比传统的 PCR 方法更快速、轻量和集成化。Xpert 这种分子诊断学方法可以快速准确地抓住"细菌"和并识别其是否耐药。从微观层面提供了对抗院内感染和耐药传播等问题的方法。

目前 Xpert 试剂盒可以检测以下微生物：MRSA、艰难梭菌、CRE、VRE，以及耐药结核菌。

有研究表明 Gene Xpert 检测在肺外结核病的检测中灵敏度和准确度不及 T-SPOT. TB，但特异度有很大的优势。2017 年 3 月，WHO 推荐使用超敏结核分枝杆菌及利福平耐药基因检测(GeneXpert MTB/RIF Ultra，简称"Xpert Ultra")取代 GeneXpert MTB/RIF(简称"Xpert")。Xpert Ultra 的敏感度提高在一定程度上会影响其诊断特异度。其次，作为一种基于 PCR 的检测技术，Xpert Ultra 仍无法区分活菌和死菌。因此，在具有结核病病史的患者中的诊断局限性明显。同时，Xpert Ultra 的诊断效能还受限于不同类型的肺外结核标本。在分析感染部位体液时，Xpert Ultra 在 CSF 和骨关节积液中表现出较高的诊断价值，可以为临床前期诊断和抗结核治疗给予指导作用。此外，Xpert Ultra 在淋巴结结核的淋巴组织活检中表现出良好的敏感度和特异度，可以为淋巴结结核的诊断提供新方式。尽管 Xpert Ultra 在尿液检测中的标本数量较少，但已经表现出良好的诊断效能。

Genexpert 也可通过对住院的病人检测直肠拭子中的碳青霉烯耐药菌定植情况来控制医院感染。

2. Filmarray　Filmarray 是近年来开发的多重病原分子检测体系，将核酸纯化、逆转录、多重巢式 PCR 和熔融曲线分析技术集合为一体，约 1 h 内从单样本中对多种病原微生物进行自动检测和识别。Filmarray 呼吸检测体系(Filmarray respiratory panel，FARP)是针对呼吸道感染开发的一种检测体系，固定同步检测 17 种病毒、3 种非典型病原，具体包括：腺病毒、冠状病毒(nCoV - 229E、nCoV - HKU1、nCoV - NL63、nCoV - 0C43)、严重急性呼吸综合征冠状病毒(SARS - CoV - 2)、人偏肺病毒、人鼻病毒/肠道病毒、甲型流感病毒(FuA/H1、FluA/H3、FIuA/H1 - 2009)、乙型流感病毒、呼吸道合胞病毒、百日咳鲍特菌、PIV(1 型、2 型、3 型、4 型)、肺炎衣原体和支原体。

既往文献报道 FARP 灵敏度、特异度高达 99%。FARP 检出率高达 95%，准确性高，假阴性率低(2.8%)，一致性高(90%以上)。较非分子方法(抗原检测和细胞培养)相比，FARP1.7 假阴性率最低(2.8%)，一致性最高(94.4%)；非分子方法假阴性率最高 41.3%，一致性最低为 44.1%。FARP 国内外阳性率的报道结果不完全一致，但均显示较高的阳性率。国内报道 FARP 阳性率达 76.8%～81.7%，与早年国外报道 92%存在一定差异。FARP 比传统方法的阳性率高 17.8%～50%以上。FARP 对检测混合感染具有明显优势，混合病原检出率高(31%～39%)。

FARP 可作为常规检测方法阴性时社区获得性肺炎(community acquired pneumonia，CAP)病原补充监测手段之一，可提供重症社区获得性肺炎患者更多病原信息，可为重症 CAP 提供“早期病原预警”信号。且有望发挥进一步的抗生素管理潜力，尤其在重症 CAP 早期或者并且加重时提供快速的病原结果和耐药结果辅助指导抗生素更有针对性地使用，可能成为下一步研究的热点。

但 FARP 检测范围固定，不像其他多重 PCR 一样增加病原位点。FARP 缺乏细菌和真菌检测位点，存在不能检测细菌和真菌的固有缺陷，不可替代痰、血液等细菌培养结果。

三、微流控恒温扩增芯片法

等温扩增技术具有反应条件温和、仪器依赖性低等优点。结合微流控芯片技术高集成度和可移植性的优势，在 POCT 的发展中具有广阔的前景。

微流控芯片技术可用于将核酸检测所需的部分甚至全部工艺单元(如样品预处理、核酸提取、靶序列扩增和信号检测)集成到单个微米级芯片中。与传统的实验室核酸检测方法相比，该技术具有集成度高、紧凑性、便携性强、样品消耗少、操作简便等优点。因此，它已被广泛应用于分子生物学、化学分析、临床医学和食品卫生等各个领域。微流控芯片技术的不断发展和成熟，有助于解决样品预处理分离、核酸扩增、检测步骤及繁琐操作等难题，实现核酸检测的自动一体化，提高检测效率，最大限度地减少操作误差，降低检测成本和气溶胶污染风险。微流控技术显著拓展了体外诊断的应用领域。更重要的是，它为适用于各种测试设置的 POCT 设备的开发提供了技术支持。近年来，微流控技术与核酸等温扩增技术相结合，诞生了多种病原微生物等温扩增微流控检测技术。

等温核酸扩增技术是一种体外扩增方法，利用具有不同功能和特异性引物的酶在恒温下快速扩增核酸。自 1990 年代初以来，各种等温放大技术相继发展。与 PCR 相比，等温扩增具有简单、快速、高效等优点，不需要复杂的热循环设备，从而大大降低了对实验环境和硬件条件的要求。因此，许多学者认为等温扩增可能作为 PCR 的替代检测技术。目前常用的等温扩增方法主要有环介导等温扩增(LAMP)、基于核酸序列扩增(NASBA)、重组酶聚合酶扩增(RPA)、滚圆扩增(RCA)、解旋酶依赖扩增(HAD)等。

该技术实现了病原微生物核酸提取、扩增与检测一体化，并具备多重检测、定量检测等功能，具有对仪器依赖度小、对操作人员要求不高、样本量需求小和自动化程度高等优点，适合于在多种环境下的病原微生物快速检测。目前有呼吸道病毒核酸检测试剂盒，可一次性检测 19 种呼吸道常见病毒，实现快速确诊感染病例，准确排除疑似病例的目标。

然而，其在现场和临床检测中的广泛应用面临以下挑战：

（1）研究成本高、芯片制造程序复杂、引物和探针制备和固定费时费力。

（2）由于不同实验室之间设备和样品处理方法的差异，各种数据的可比性差，数据共享困难。

（3）目前没有有效和统一的标准品可用于样品制备和检测及数据处理，从而显著影响芯片检测结果的可重复性。

（4）与实验室检测相比，POCT 检测受影响因素较多，结果不太稳定。

（5）微流控芯片大多是一次性的，会产生大量的医疗废物。

（6）尚未实现微流控芯片上涉及病原体检测的多个处理环节的集成和自动化运行。在这种情况下，仍然需要核酸提取和纯化等手动操作。

四、T_2 Candida

T_2 Candida 是由 T_2 Biosystems 公司研发的一种检测系统，可以快速识别侵袭性念珠菌病患者，是一种完全自动化的、基于 PCR 的新型系统。通过 T_2 磁共振检测，将遗传物质与超顺磁纳米颗粒杂交。该平台主要检测致病性念珠菌（白色念珠菌、热带念珠菌、近平滑念珠菌、克柔念珠菌、光滑念珠菌、耳念珠菌）。可在 5 h 内直接从全血样本中提取核酸并检测。

最近的一项 meta 分析显示，T_2 Candida 的综合敏感性和特异性分别为 0.91 和 0.94。重要的是，T_2 Candida 在已经接受抗真菌治疗的患者中具有优势，其阴性预测值高达 98%以上，可作为排除念珠菌感染的一种手段。虽然 T_2 Candida 系统已被证明优于传统的诊断方法，包括血液培养和 BDG，但其主要缺点是对硬件设置的要求和较高的检测成本。

目前 T_2 Candida 主要用于 5 种念珠菌的快速诊断。T_2 Candida 是诊断念珠菌血症的最佳诊断工具，氟康唑和卡泊芬净的使用不会影响 T_2 Candida 的诊断效能。诊断总体灵敏度达 100%，特异度 97.9%。

第四节 总结与展望

感染病原体实验室检测技术的进展为临床实践提供了更为精准、高效的诊断工具。随着技术的发展，未来实验室检测技术将更加注重高通量、高灵敏度、高分辨率的特点，能够同时检测多个病原体，甚至包括未知病原体。同时，实验室检测技术还将与人工智能、大数据等技术相结合，实现智能化诊断、精准化治疗的目标。

此外，新兴技术如纳米生物传感器、微流控技术等也将为实验室检测技术的发展提供新的机遇。这些技术具有高度的集成化、微型化、自动化特点，能够实现现场快速检测、实时监测等目标，为临床诊断和治疗提供更加便捷、高效的支持。

（高晓东　林蕾蕾　郭家宁）

参考文献

[1] 刁振丽，李金明. 宏基因组高通量测序技术的临床应用：现状、挑战与前景[J]. 协和医学杂志，2023，14(5)：905－910.

[2] 高亮，欧勤芳，赵新国. Gene Xpert 在肺外结核病临床诊断中的价值探讨[J]. 热带医学杂志，2023，23(3)：324－326＋359.

[3] 贾慧琼，阮陟. 全基因组测序在病原菌分型与溯源中的应用研究进展[J]. 微生物学报，2022，62(3)：949－967.

[4] 刘娟，卢秀兰，黄娇甜，等. FilmArray 检测在儿童重症肺炎中的应用研究[J]. 中国医师杂志，2019，21(6)：845－849.

[5] 王东，殷勇. Filmarray 在儿童社区获得性肺炎中的应用价值[J]. 国际儿科学杂志，2021，48(10)：665－670.

[6] 王燕，孙博群，谷钰峰，等. 医院感染常见病原体快速检测方法的研究进展[J]. 中华医院感染学杂志，2022，32(6)：955－960.

[7] 中国医疗保健国际交流促进会临床微生物与感染分会，中华医学会检验医学分会临床微生物学组，中华医学会微生物学和免疫学分会临床微生物学组. 血液培养技术用于血流感染诊断临床实践专家共识[J]. 中华检验医学杂志，2022，45(2)：105－121.

[8] 中华医学会检验医学分会，中国医学装备协会检验医学分会. 临床微生物检验自动化流水线应用专家共识[J]. 中华检验医学杂志，2024，47(3)：224－233.

[9] FORDE B M, BERGH H, CUDDIHY T, et al. Clinical implementation of routine whole-genome sequencing for hospital infection control of multi-drug resistant pathogens [J]. Clin Infect Dis, 2023,76(3):e1277－e1284.

[10] JANG K S, KIM Y H. Rapid and robust MALDI-TOF MS techniques for microbial identification: a brief overview of their diverse applications [J]. J Microbiol, 2018,56(4):209－216.

[11] MILLER S, NACCACHE S N, SAMAYOA E, et al. Laboratory validation of a clinical metagenomic sequencing assay for pathogen detection in cerebrospinal fluid [J]. Genome Res, 2019,29(5):831－842.

[12] SHI X Q, TIAN L, HUANG Z H, et al. Metagenomic next-generation sequencing vs. conventional detection methods for detecting the pulmonary infections[J]. Eur Rev Med Pharmacol Sci, 2023,27(10):4752－4763.

第十五章　环境污染与医院感染相关研究进展

医疗机构中的无生命环境通常是指环境表面，如地面、墙面、医疗设备和仪器表面、家具及其他基础设施，它还包括空气和水。尽管人们普遍认为 HAI 病原体通过被污染的手传播给患者，但毫无疑问，无生命的医院环境为这些病原体提供了储存库。某些微生物可在医院存活几个月，除非通过清洁与消毒将其去除或杀灭，否则会造成持续传播的风险。那些频繁触摸的环境表面，如床栏和呼叫按钮，可充当感染储菌库，并借助手传播这些病原体，而呈现出最大的感染风险。而一旦发生 HAI，将会延长患者住院时间，增加死亡风险，并对卫生保健服务和人口构成重大负担。医疗机构环境清洁与消毒质量是 HAI 预防与控制的基础，然而医疗保健环境卫生仍然是一个被忽视的领域。

2023 年 7 月，上海市院内感染质控中心受邀与某大学微生物学与免疫学系团队组成的调查团队共同前往某医疗机构协助进行感染暴发调查。该医疗机构于 2019 年 1 月—2023 年 7 月期间共发现 22 例东南亚念珠菌血流感染患者。东南亚念珠菌（candida vulturna）是一种新发现的真菌，属于念珠菌属的一种，与耳念珠菌有亲缘关系。国外有报道在患者血液、伤口及血管导管中检出东南亚念珠菌，主要是在东南亚和南美洲地区。由于没有详细的临床数据报道，对于东南亚念珠菌的感染能力尚不清楚。虽然它是一种罕见的念珠菌，但该分支内物种对唑类药物耐药的共同特征及念珠菌近年来所引起的医院感染报道的增加，使得该病原体仍非常值得医疗机构关注。患者分离菌株表现出对多种抗真菌药物的耐药性，并表现出强黏附性和生物膜形成特性。本次调查发现出现阳性患者病区存在以下风险环节：

（1）因医院管理原因，虽设置有门诊 PICC，但几乎每个病区都自行设置 PICC 置管室，住院患者基本都在各病区内自行置管，各病区置管室为住院病房改造，且住院患者增多时，病区置管室还需腾挪作为普通病房。由此，给置管感染防控措施落实、超声探头管理、环境清洁消毒上带来巨大的困难。

（2）各住院病区操作置管时共用一台 B 超机器，超声探头使用布制保护套保护，常规不进行清洗消毒，B 超机器及其配件的清洗消毒情况、储存环境均难以管理到位。

（3）该医院年限久远，多个病区设备、墙体陈旧，难以保证环境清洁消毒效果。

（4）ICU 病区环境潮湿，天花板多处漏水，特别是无菌物品存放间，上层为手术室淋浴间，当医务人员在手术室淋浴间淋浴时，下层无菌物品存放间漏水情况会进一步加剧；ICU 女更衣室霉味明显；ICU 病房多个出风口难以清洗。

(5) 包括 ICU 在内，病区的拖把、抹布无法集中清洗干燥，均为在病区内清洗晾干，无法保证干燥效果。

所以这是一起环境污染导致东南亚念珠菌血流感染的院感暴发事件。

第一节　医疗机构环境清洁消毒的重要性

医院感染的常见类型包括 SSI、VCAI、CAUTI、VAP 等，但是这些医院感染的类型，都是患者个体的感染，一旦医院环境出现污染，往往会造成多位患者的感染，形成医院感染暴发事件，其公共卫生意义更大。此前已有多起因医疗环境、医疗设备污染所造成的院感暴发事件，如新生儿暖箱注水口、奶瓶和奶嘴被金黄色葡萄球菌和肺炎克雷伯菌污染所引起的某医院 8 名新生儿死亡事件，血液透析设备污染造成丙肝院内感染暴发等。做好医疗机构的环境清洁消毒，可以有效地降低医院感染发生率及避免暴发感染。意大利某项研究显示：在透析病房未采取任何措施之前，透析者中的丙肝感染率为 25%～39.4%，通过加强透析环境和设备的严格消毒，2 年后丙肝的年感染率降低至 0.54%。

在过去的几十年里，人们对无生命环境是医院感染来源的关注程度发生了显著变化。例如，20 世纪 50 和 60 年代，许多医院对呼吸治疗设备、购买的无菌物品、医院配置的婴儿配方奶、床单、厨房用具、环境表面和空气进行了采样与常规培养，并认为这些物品的任何污染都是病原体传播的重要因素。Sanborn 在 1963 年回顾了来源于无生命环境的疾病传播，探讨了一些疾病暴发的原因。尽管这些暴发发生在社区，但毫无疑问都与受污染的表面有关，并且在采取适当的清洁和消毒方法后，每起暴发都得到了控制。很显然，在医疗环境中受污染的表面在病原体传播中的作用是有意义的。近年来，越来越多的循证证据表明，医院相关性感染及感染暴发与环境中病原微生物的污染存在密切相关性，特别是 MDRO 院内感染与医疗环境污染的相关性研究。2017 年 1 月，《柳叶刀》发表了全球首个医疗机构环境感染控制的随机对照(randomized controlled trial, RCT)研究，该研究纳入了美国 9 家不同类型的医院，研究时长长达 28 个月，获得结论：污染的医疗机构环境表面是获得病原体感染的重要来源，且强化终末消毒可以减少 MDRO 与艰难梭菌发病率的 10%～30%。污染的环境表面不仅是易感患者感染/定植的重要来源，同时也是医务人员发生院内感染的重要来源。改善医疗机构的环境卫生质量，提高患者周围环境与物体表面的清洁度，可以减少 HAI 的发生，甚至终止院内感染的暴发，是预防和控制 HAI 重要的基础性措施。

第二节 医疗机构环境常见的传播途径、环节与常见病原体

一、医疗机构环境常见的传播途径与环节

医疗机构中的环境包括空气、物体表面、水及人员，因此常见的因医疗机构环境污染造成感染传播的途径为呼吸道传播、接触传播、胃肠道传播及水源性传播。但在许多场景下，这些传播途径会相互结合，以多传播途径的形式共同形成医院感染的传播。

如其他流行病学传播环节一样，医院感染流行也存在传染源、传播途径、易感人群3个环节。传染源即存在感染或定植的患者、传播途径包括被污染的环境表面或设备、医务人员被污染的手、被污染的空气、与感染或定植患者直接接触等，易感人群即医疗机构内的易感患者，同时也包括医务人员。

环境微生物导致HAI的发生，需要具备几个因素：

(1) 环境中必须存在足够量的病原微生物。

(2) 微生物必须具有毒力并且能够在人类宿主之外的环境生存。

(3) 易感人群的暴露。

(4) 存在某种机制使足够数量的病原体从源头传播到宿主。

(5) 应有适当的门户侵入宿主体内。

二、医疗机构环境传播常见病原体

1. 呼吸道传播疾病　新型冠状病毒感染、流感、结核、水痘、麻疹、支原体感染等。

2. 接触性传播疾病　多重耐药菌感染、水痘、带状疱疹、猴痘等。

3. 水源性传播疾病　军团菌、非结核分枝杆菌、多重耐药菌等感染。

4. 胃肠道传播疾病　艰难梭菌感染、诺如病毒急性胃肠炎、甲肝、戊肝、轮状病毒腹泻等。

5. 血源性传播疾病　乙肝、丙肝、艾滋病、埃博拉病毒病。

6. 虫媒性传播疾病　疟疾、登革热等。

第三节 呼吸道传播医院感染相关病原体及其防控

一、医院内呼吸道病原体传播方式

医院内呼吸道病原体传播方式包括空气传播与飞沫传播。感染者排出体外的感染

性颗粒直径较大时，颗粒悬浮于空气中的时间较短，更易沉降在患者周围的环境表面（通常≤1 m），这种传播方式称为飞沫传播。触摸这些飞沫颗粒，就会污染触摸者的手或手套，如果手卫生不到位，随后就会触发因此产生的间接传播。当飞沫颗粒中的水分被蒸发，颗粒内的物质，特别是病原微生物被浓缩，形成感染性飞沫核，此刻的飞沫颗粒相比之前就小很多（通常≤5 μm），且可以随气流、人流和物流扬起来，并在空气中长时间悬浮、形成长距离的传播，这种传播方式称为空气传播。

1. 空气传播　带有病原微生物的微粒（≤5 μm）通过空气流动导致的疾病传播。

2. 飞沫传播　带有病原微生物的飞沫核（＞5 μm），在空气中短距离（1 m 内）移动到易感人群的口、鼻黏膜或眼结膜等导致的传播。

在新冠疫情流行前期，对于新冠病毒的传播方式出现了不少争议，以避免再次出现像新冠疫情前期那样的混乱，2024 年 4 月 18 日，WHO 和 500 余名专家首次就“经空气传播”相关术语定义达成一致。WHO 组织表示，这是研究如何更好地预防疫情传播的第一步，既针对麻疹、新冠等现有疾病，也针对未来新的大流行威胁。文件中更新了“经空气传播并吸入”的定义：指感染源将 IRPs 排入空气后被他人吸入并可能引起感染的情况。空气传播或吸入可以发生在距离感染者或近或远的地方，而传播距离受到多方面因素（气流、湿度、温度、通风等）的影响。理论上，IRPs 可以通过呼吸道的任何位置进入人体，但不同病原体优先进入的部位可能不同。“直接沉积”指感染源将 IRPs 在短距离内通过飞溅方式排入空气后近距离直接沉积在易感者暴露的面部黏膜表面（口、鼻或眼睛）从而进入人体呼吸系统并引起感染的情况。术语更新后，原“经飞沫传播”和“经空气传播”两种方式统一称为“经空气传播”。进一步分类不再按照 IRPs 大小，而按照不同传播方式分为“经空气传播并吸入”和“直接沉积”。

二、医院内呼吸道传播常见病原体

常见呼吸道传播病原体包括新型冠状病毒、流感病毒、偏肺病毒、结核分枝杆菌、水痘病毒、麻疹病毒、鼻病毒、支原体、侵袭性脑膜炎球菌等，其中已经明确空气传播为主的病原体为结核分枝杆菌、麻疹病毒和水痘病毒，空气传播病原体因其传播速度快，其医院感染防控难度最大。

三、空气传播病原体的主要感染控制方法

针对空气传播病原体，主要的感染控制方法包括：通风、使用负压病房及做好正确的个人防护。

上述感染控制措施中，最经济、最便捷易行的是通风。实现真正意义的自然通风，会受到很多条件制约和影响，如室内/外压强差、室内/外温度差、建筑的高度及建筑与周边建筑高度之间的关系等。当受条件限制，自然通风效果不佳时，可以借助机械通风或者

空气消毒机达到更好的空气净化、消毒的效果。在临床当中，一些新的“无接触技术”被提出用于空气消毒，包括气体消毒（即将化学消毒剂，如过氧化氢或二氧化氯等，以气体或蒸气形式产生，对密闭的特定区域或房间进行消毒的过程）和紫外线（ultraviolet light，UVL）技术。其中不乏一些自动化消毒设备如移动式的紫外线消毒机器人，可以很好地降低消毒人员的感染风险。但目前这些技术必须在无人情况下使用，影响患者周转和护理工作。此外，使用消毒气体时，通风口、门和窗必须密封，使用紫外线技术时需考虑接触时间、设备距离及无法照射到角落或无法完全打开的物品（如抽屉）。新技术的费用问题也是医疗机构在纳入使用时会考虑的一个问题，如国外相关卫生经济学研究介绍，使用针对结核空气消毒的上层空间紫外线杀菌装置预防 1 例结核病例的花费大概是在 1 700 美元，但是使用自然通风只要 133 美元。

对于医疗机构而言，使用负压病房是非常有效的防控空气传播疾病的方法，特别是在新冠疫情之后，很多医疗机构都开始配备负压病房。负压病房内的负压是通过控制密闭空间内进风量和出风量差异形成的，室内的气压要低于病房走廊的气压，负压病房内空气流向是从洁净到污染，最后经高效过滤后方可排放到外界环境中。需要注意的是，负压只是代表密闭，而不是洁净。负压病房虽然是防控空气传播疾病的有效手段，但是前提是要做好负压管理，特别是需要关注负压病房的压力表运行情况。

四、飞沫传播病原体的主要感染控制方法

预防经飞沫传播的呼吸道传染病的主要方法包括：呼吸道卫生/咳嗽礼仪、正确使用外科口罩、保持足够的社交距离、做好接触隔离（特别是手卫生）、接种疫苗等。

严重的呼吸道疾病，如流感、人感染高致病性禽流感、SARS、百日咳及呼吸道合胞病毒感染等都是由咳嗽或打喷嚏（飞沫传播）或不洁的手（接触传播）传播的。人群密集及通风不良的公共场所，呼吸道疾病更容易传播。不加遮掩地打喷嚏可喷出约 1.2 万个小飞沫，是每次咳嗽排放量的几十倍。因此，在室内环境中，特别是在医疗机构室内环境，提倡大家做好呼吸道卫生和咳嗽礼仪，这包括：当咳嗽和打喷嚏时，使用纸巾或手绢遮盖口、鼻部；没有纸巾或手绢时，应用肘部衣袖遮盖口、鼻；咳嗽或打喷嚏时若用双手遮盖口、鼻后，应立即进行手卫生；如果已知患有呼吸道传染性疾病，外出时需佩戴口罩。

医用外科口罩具有三层结构，内层是具有吸湿作用的亲肤无纺布吸湿层，中间层是具有静电吸附过滤细菌和病毒作用的医用熔喷布过滤层，外层可以有效预防血液、体液、分泌物等喷溅的无纺布防水层，选择和佩戴正确就可以达到相应的防护效果，因此不建议同时佩戴多层口罩；医用外科口罩为一次性使用，不建议反复使用，连续佩戴 4 h 或感到潮湿要及时更换；在使用过程中出现了破损或污染，一定要及时更换；科学佩戴医用外科口罩可以良好地预防感染呼吸道传播疾病，患者佩戴时也可以减少对周围环境与人员的污染。

及时接种疫苗也是非常重要的降低呼吸道疾病传播的一种手段。建议在每年流感

季来临之前，应接种疫苗。特别是作为医护人员，在呼吸道疾病高发期，常常需要直面患者，因而感染呼吸道疾病的风险高于普通人群。有研究显示，未接种流感疫苗的医务人员流行季流感发病率是健康成年人的3.4倍。2016年发表的一项系统综述显示，在甲型H1N1流感大流行期间，与普通人群相比，医务人员感染风险较高，而且临床医生的风险更高。此外，由于流感导致的缺勤还可能影响医疗体系的正常运转，意大利的研究显示，与非流感流行季相比，流感流行季医务人员的缺勤率增加70%，但接种疫苗的医务人员缺勤天数少于未接种者。医务人员一旦感染流感病毒，会大大增加流感院内传播的风险。在感染流感病毒的医务人员中，35%为无症状感染，75%以上出现流感样症状后仍继续工作，虽然难以量化传播风险，感染流感病毒的医务人员即便是无症状感染，仍有可能在医护环境中传播流感病毒给高危人群，从而导致重症和死亡的发生。

虽然呼吸道传播疾病的疫苗都是特异性针对某种病原体的，但是接种疫苗，一是“不用被迫去医院”，能减少在医疗机构被感染的风险；二是“不添负担”，助力维护公共卫生防护体系、医疗体系的平稳运行；三是“不怕一万就怕万一”，避免多种呼吸道疾病共感染转重症，从这方面来看，虽然是特异性的疫苗，但的确能在一定程度上帮助抵抗多种呼吸道传播疾病。

五、真菌相关医院感染控制方法

在医疗机构的空气传播病原体中，除了前面介绍的呼吸道病毒，还有一类医院感染防控中会特别关注的对象：真菌。真菌相关院内感染可分为两大类，一类是以呼吸道空气传播为主的丝状真菌，如曲霉菌、毛霉菌；一类是以接触传播为主的酵母菌，如念珠菌。丝状真菌作为空气传播的病原体，尤其是曲霉菌，是医院感染防控中的重点关注对象。

为什么在医疗机构呼吸道传播疾病中会特别关注曲霉菌？因为在医疗机构中，会不定期会进行的建筑施工与改造，而建筑施工与改造占据一半以上院内曲霉菌感染暴发的原因。曲霉菌是一种丝状真菌，在自然界中广泛存在，常见于水、空气、土壤、发霉谷物和饲料等，也可在动物或人体内定植。曲霉菌为常见的条件致病性真菌，对生长环境的要求不高，通过分生孢子在空气中进行大范围的传播。曲霉菌在医院环境中传播的主要途径包括：①在医疗机构环境中，建筑活动与曲霉菌和其他霉菌孢子生成密切相关；②曲霉病暴发也与操作不当和复杂的空气通风系统维护不良相关；③粉尘生成活动，如通风系统维护、清洁、吸尘和干拖也可能使曲霉菌悬浮；④在供水系统中也检测到曲霉孢子；⑤在新生儿中，曲霉菌感染主要与皮肤疾病相关，早产新生儿病例与提供护理时使用受污染的非无菌一次性手套相关。对于高危住院患者，如干细胞移植、实体器官移植、严重粒细胞缺乏、免疫功能低下、入住ICU、高龄、血液肿瘤、长期激素治疗、慢性阻塞性肺病、透析患者、艾滋病患者等，周围环境存在建设施工或建筑改造，其所带来的扬尘中的空气传播是高危患者发生曲霉菌院内感染的重要原因之一。

曲霉菌医院感染的防控措施主要包括基于环境和患者这两个层面的防控，对患者进行侵袭性曲霉菌医院感染的风险评估和保护性隔离。为患者(尤其是免疫功能低下的患者)提供保护性隔离,以免受外源性感染。评估患者所处医院环境,对产生尘埃的活动采取控制措施(如装修或周围建筑施工等),将空气中的曲霉菌孢子浓度降至最低,尤其建议对施工场所使用挡板围栏并用胶条封闭板块间的缝隙,最大程度降低扬尘外溢。

除了建筑施工与改造,现在也不提倡在病区,特别是 ICU 病区内摆放绿植,因其容易成为微生物,特别是真菌繁殖、传播的污染源,也尽量不要购买鲜花探望病人,特别是对于免疫力低下的患者,也会增加感染的风险。美国 CDC 指南建议,在免疫抑制患者的病区内不允许出现鲜花、干花和盆栽植物。对其他患者区域不限制花卉和植物,即使医院普遍确认尚未发生任何与鲜花相关的医院感染事件,但仍继续推行"无花"政策。

六、呼吸道传播疾病相关防护用品使用的重要性

对于医务人员,最重要的最好标准预防,因为在检查结果出来之前,无法确定你面对的是否是一位传染病患者,因此对于医院感染防控,尤为强调要做好标准预防,并根据诊疗过程中的风险,如会发生气溶胶的侵入性操作时,选择增加呼吸道防护防控。有关 PPE 的选择可详见本书第三章。

第四节 接触性传播医院感染相关病原体及其防控

正如前文所述,真菌在医院感染传播中除了呼吸道传播外,还有很重要的一类传播途径:接触传播,这其中就包括了近年来的热门研究对象:耳念珠菌。关于耳念珠菌的医院感染暴发事件有一篇比较有代表性的研究"ICU 耳念珠菌病暴发及其控制研究"。在这起医院感染暴发事件中,共报道了 70 名耳念珠菌感染/定植的患者,通过调查发现,可重复使用的皮肤表面温度计探头是这次感染暴发的来源。在暴发事件之前,医院一直使用季铵盐进行消毒,这其实是很难达到消毒效果的,首先温度计探头有两层橡胶套,通过单纯擦拭难以清洁到位。此外,季铵盐类对所有念珠菌属的效果均较差。对于念珠菌污染的探头,该研究推荐使用含有 70%异丙醇、邻苯二甲醛或次氯酸钠的湿巾清洁后,再将探头浸泡到上述溶液中 2 min 以达到良好消毒效果。

一、接触性传播疾病常见病原体

需要预防医院内接触传播的病原体包括多重耐药菌,某些肠道感染病原体,水痘、带状疱疹和其他皮肤感染病原体,部分真菌,埃博拉病毒及近几年新发流行的猴痘病毒等。

二、多重耐药菌及其院内感染防控

MDRO是指对临床使用的三类或三类以上抗菌药物同时呈现耐药的细菌。常见MDRO包括：MRSA、VRE、CRE、CRAB、CRPA等。MDRO感染虽然不是严格意义上的传染性疾病，但是它是非常重要的一类能通过接触传播的感染性疾病。

微生物耐药是全球公共健康领域面临的重大挑战，也是各国政府和社会广泛关注的世界性问题。既往可以抑制或杀死微生物的抗微生物药物，不再有效或者药效减弱。这样一来，本可以治愈的疾病，就会变得难以治愈。尤其令人担忧的是，多重耐药菌和泛耐药菌（也称“超级细菌”）在全球快速传播，可能导致一些感染无法用现有抗微生物药物治疗。2022年，国家卫健委、国家药监局等13个部门再次联合发布《遏制微生物耐药国家行动计划（2022—2025年）》，表明了国家对遏制细菌耐药的决心。

对于MDRO的院内感染防控，已经有良好的基于循证证据的集束化措施可供参照执行，包括：手卫生、接触隔离、减少设备共用、环境清洁、医院感染的组合预防（CLABSI、VAP和CAUTI的组合预防措施等）、主动监测培养、氯己定洗浴、抗菌药物管理等，其中非常重要的一项即做好医疗机构的环境清洁。

医疗机构的环境表面耐药菌污染会远比我们所认为的严重，有研究显示，40%的病房环境被MDRO污染，尤其是VRE的污染。此外，一些耐药菌如VRE和MRSA，在医院干燥的环境表面上的存活能力尤为顽强。根据Stephanie J等人的研究显示，MRSA可在无生命环境表面存活7天～7个月，而其造成感染的最低传播剂量只需4 CFU，VRE最长存活时间可超过4个月，其感染传播最低剂量$<10^3$ CFU，存活时间长，感染剂量低，因而耐药菌成为医院感染防控的挑战。

高频接触表面定义为：患者和医务人员手频繁接触的环境表面，如床栏、床边桌、呼叫按钮、监护仪、微泵、床帘、门把手、计算机等。环境中的MDRO的污染基本都集中在日常高频接触的表面。在临床中也会产生这样的疑问：如果是直接接触MDRO的患者，对手部的污染是比较明确的，但是如果没有直接接触患者，而是接触患者周围环境，是否就可以不需要做手卫生呢？其实这两种情况所带来的手部污染情况是一样的。在Stiefel等人的研究中，接触环境与患者皮肤后手部同样会被污染，并且污染MRSA的平均数量是相当的，没有统计学差异。Boyce J等人的研究结果显示，在无任何与病人接触的前提下，12名护士中，有42%的人员手套上检出MRSA。这些环境中的MDRO可能来源于医务人员的手、空气中的飞沫气溶胶、有定植菌/感染的病人。MDRO定植的患者通过正常的人体代谢活动，以皮屑掉落的方式，污染其周围的环境表面。这些皮屑大小一般在4～20 μm，正好属于气溶胶颗粒的范畴，故容易受到气流、人流和物流的影响，可以悬浮于空气中，并不时地再次沉积下来污染表面。因此，作为一名医务人员，都应该要清楚，手直接触摸污染的环境表面所带来的危害与接触阳性患者皮肤的污染程度是一样的。但在实际工作中，对这两种情景的手卫生重视程度却有所区别，某研究显示，手卫生的依从性在接触患者后为80%，而接触患者周围表面只有50%（$P=0.01$），这表明如果只接触患者周围环境表面，手卫生的依从性并不高。

三、胃肠道传播疾病常见病原体及其院内感染防控

医院内胃肠道传播疾病可分为抗菌药物相关性及非抗菌药物相关性。抗菌药物相关性腹泻约占院内腹泻的25%，虽没有明确病原体，但抗菌药物能够破坏低位肠道正常菌群，从而引起腹泻。艰难梭菌是院内胃肠道传播疾病的最常见病原体，也是抗菌药物相关性腹泻最常见的病原体，约占15%～25%。其次是产酸克雷伯杆菌，它能引起出血性结肠炎，通常停用抗菌药物后即可缓解。非抗菌药物相关腹泻中，诺如病毒是最主要的病原体。本节主要介绍诺如病毒和艰难梭菌引起的胃肠炎，并简单涵盖其他可在医疗机构引起胃肠道传播的病原体如甲型肝炎病毒、戊型肝炎病毒、轮状病毒、霍乱弧菌、伤寒沙门菌、副伤寒沙门菌、志贺菌属（痢疾杆菌）、手足口病毒及大肠埃希菌等。这些疾病的病原体主要通过患者粪便、呕吐物中排出，污染环境后再通过共用器械、水、食物、手、苍蝇、蟑螂等媒介进行传播，或由患者呕吐、腹泻时所造成的气溶胶传播，如表15-1所示。

表15-1 医疗机构胃肠道传播常见病原体

名称	病原体特点	医院内主要传播方式	易感人群与季节
诺如病毒	传染性强、感染者病毒排泄量大 是引起医院内胃肠道传播最主要的病原体之一 暴发常常发生在医疗机构、夏令营、游轮中，其中排首位的是医疗机构 暂无疫苗和特效药物	人际传播 食物传播 水源传播 环境污染物传播	所有人群均易感 全年均可发生感染，寒冷季节呈现高发
艰难梭菌	抗菌药物使用不当与艰难梭菌腹泻密切相关，也是住院病人最常见的肠道感染的病因 所有的抗菌药物及一些化疗药物与艰难梭菌引起的腹泻或假膜状结肠炎有关，最常见的是第三或第四代头孢菌素、氟喹诺酮类、克林霉素或青霉素类 除抗菌药物使用不当外，住院时间延长、医疗机构高艰难梭菌	粪口传播 间接接触传播	年龄≥65岁 住院或者疗养院居住史 近期抗菌药物使用史 胃肠道手术 免疫系统减弱（如艾滋病患者、癌症患者或服用免疫抑制药物的器官移植患者） 严重基础疾病 既往感染或接触过艰难

（续表）

名称	病原体特点	医院内主要传播方式	易感人群与季节
	基线发病率、有创医疗操作也是艰难梭菌感染的危险因素 医用乙醇不能杀灭艰难梭菌 定植患者是院内传播的主要来源之一		梭菌的人群
甲型、戊型肝炎病毒	暴发流行主要是由携带有甲、戊肝病毒的粪便污染水源所致 推荐高风险人群接种疫苗	粪口传播	全年均可发生感染
轮状病毒	传播剂量很低，只需少许的病毒颗粒就可以造成感染的传播 病毒可在环境中稳定存活	粪口传播 可以通过摄入被污染的水或食物及接触受污染的表面或物体来传播 存在呼吸道传播的概率	婴幼儿、学龄前儿童 夏秋冬季流行
霍乱弧菌	及时发现患者和疑似患者，进行隔离治疗，并做好疫源检索，这是控制霍乱流行的重要环节 目前不提倡常规接种霍乱疫苗	最常见的感染原因是误食被患者粪便污染过的水	夏季发病率增高
伤寒沙门菌/副伤寒沙门菌	带菌者或感染患者为主要传染源 少数患者可终身排出细菌，是伤寒不断传播甚至流行的主要原因 轻型患者由于难以被及时诊断、隔离，向外界环境排菌的可能性大，具有重要的流行病学意义	主要通过粪-口途径传播，经被污染的水源传播是最重要的传播途径之一 经被污染的食物传播也是传播伤寒的主要途径，有时可引起食源性的暴发流行 苍蝇和蟑螂等媒介可机械性携带伤寒沙门菌引起散发流行	全年均可发生感染
志贺菌属（痢疾杆菌）	早期发现病人和带菌者，及时隔离和彻底治疗是控制菌病的重要措施，必要时暂调离工作岗位 切断传播途径：做好“三管一灭”，即管好水，粪和饮食及消灭苍蝇，养成饭前、便后洗后的习惯，对饮食业，儿童机构工作人员定期检查带菌状态，一发现带菌者，应立即予以治疗并调离工作	主要通过粪-口途径传播	夏秋季发病率增高

（续表）

名称	病原体特点	医院内主要传播方式	易感人群与季节
	保护易感人群：可口服依莲菌株活菌苗，该菌无致病力，但有保护效果，保护率达85%～100%，国内已生产多价痢疾活菌苗		
手足口病病毒	由于引发手足口病的肠道病毒种类繁多，且无法在一次感染后获得终生免疫，因此加强健康教育，提高群众的健康意识和自我保护能力非常重要。 目前已有针对手足口的疫苗，适龄儿童均建议接种。 手足口病病毒对紫外线照射十分敏感，可利用紫外线照射进行环境消毒	主要通过密切接触感染者的粪便、口腔分泌物、皮肤疱疹液中的病毒，经粪-口途径或呼吸道（主要是口腔黏膜和鼻腔黏膜）传播	常见于学龄前儿童及婴幼儿
大肠埃希菌	人和动物肠道中的常居菌，机会致病菌，在一定条件下可引起肠道外感染。对热的抵抗力较其他肠道杆菌强，在自然界的水中可存活数周至数月，在温度较低的粪便中存活更久。	可经污染的水、人与人之间的密切接触造成传播	夏秋季发病率增高

医院内胃肠道传播疾病的传播方式主要包括以下几种：

1. 粪-口传播　病原体通过病人粪便排出，污染环境后再通过水、食物、手、虫媒等媒介进入口腔，随后进入胃肠道进行传播。

2. 间接传播　病人使用过的餐具、被污染的医疗器械、织物等，未充分清洁消毒，仍携带病原体，再通过间接接触传播给医护人员或其他病人。

3. 空气传播　一些肠道传染病病原体可以通过呕吐物、粪便等排出，污染了空气中气溶胶颗粒，其他人员吸入后可引起感染。

4. 食物传播　如果食物本身含有或被污染胃肠道传播病原体，进食后可引起胃肠道传播疾病。

医疗机构切断胃肠道传播病原体传播途径的关键是早期发现、接触隔离。这需要临床医生积极主动地关注高危患者的粪便形态，若出现腹泻应及时上报。对于那些高危患者（如近期有过抗菌药物使用的住院患者），特别是极高危患者（如近期有艰难梭菌病史者），即使尚未明确诊断，只要有腹泻症状就应该提前执行接触隔离。

（一）防控医院内胃肠道传播疾病通用防控措施

1. 手卫生　手卫生在胃肠道病原体的院内防控中尤为重要，做好手卫生是控制诸如病毒等胃肠道传播病原体最重要的措施之一。对于诺如病毒，乙醇效果不佳，应使用过氧化氢成分的快速手消毒液或使用皂液＋流动水进行手卫生。

2. 隔离措施　对胃肠道传播病原体感染患者应立即进行隔离，对隔离患者进行诊疗时，需根据暴露风险做好个人防护。同时也要注意对高危患者进行保护性隔离，以避免病原体在患者之间的传播。

3. 消毒措施　胃肠道传播病原体感染患者相关环境要及时做好清洁消毒，包括病房、卫生间、医疗器械等。特别注意患者卫生设施的消毒。在患者使用卫生间后，要及时冲洗干净，并定期对卫生间进行消毒。胃肠道病原体感染患者的患者呕吐或腹泻后，需立即彻底清洁并消毒整个区域。艰难梭菌感染患者转/出院后，应使用能杀灭芽孢的消毒剂彻底清洁消毒房间表面。胃肠道传播病原体感染患者的相关织物应作为感染性织物、相关医疗废物应作为感染性废物处置。

4. 个人防护措施　医护人员在接触胃肠道传播病原体感染患者或处理患者的排泄物、呕吐物时，需要正确使用 PPE：根据暴露风险佩戴手套、口罩、穿戴隔离衣，注意做好手卫生。

5. 饮食卫生　医院内供应的食品和水要符合卫生标准，确保食品和水源不受污染。胃肠道患者所使用的餐具要进行消毒处理。

6. 健康教育　对医护人员及患者进行健康教育，提高他们对胃肠道传播疾病的认识和防范意识，减少疾病传播。对于轮状病毒、手足口病毒等，已有安全可用的疫苗，建议适龄人群应及时进行相关疫苗的接种，以减少感染与传播的机会。

（二）特殊病原体的特殊防控措施

1. 诺如病毒　诺如病毒具有很强的传染性，要特别关注手卫生，尤其是使用厕所或为感染的婴儿更换尿布后；进食、准备或处理食物之前；在给自己或他人服药之前。即使患者感觉好转后，继续经常洗手也很重要。对于诺如病毒还需额外注意食物的安全处理与准备，诺如病毒相对耐热，可以在高温环境下生存，因此快速蒸煮过程可能无法将食物加热到足以杀死诺如病毒的程度。有人呕吐或腹泻后，请立即彻底清洁并消毒整个区域，对于被呕吐物或者粪便污染的织物，应立即回收清洗消毒、在处理时要注意佩戴好手套并做好手卫生，回收处理时要尽可能小心，避免产生气溶胶。对于诺如病毒，环境通风尤为重要，隔离病房要定期加强通风，每天不少于 2 次，每次不少于半小时。

2. 艰难梭菌　如果住院患者在 24 h 内排便≥3 次且排除其他胃肠道病原体的可能后，应进行艰难梭菌检测。对于艰难梭菌感染患者或怀疑艰难梭菌感染的患者应立即进行接触隔离，尤其是要为患者提供单独的卫生间。接触艰难梭菌感染患者时，要注意穿戴好手套与隔离衣，并重新评估患者的抗菌药物使用情况。艰难梭菌可在人体皮肤上存活，接触感染者的皮肤后可能会污染双手，可建议患者用肥皂和水淋浴来减少皮肤上的艰难梭菌，从而减少其人际传播的机会。尤其要注意的是，医用乙醇不能杀灭艰难梭菌，因此要使用含过氧化氢的手消毒液，或使用流动水＋皂液进行手卫生。艰难梭菌患者住院期间及转出后，要使用杀芽孢消毒剂彻底清洁房间表面，次氯酸钠或等量次氯酸钠是清洁感染艰难梭菌患者所居住环境表面的首选消毒剂。艰难梭菌定植比感染更常见，针对患者是否要开展艰难梭菌的主动筛查目前尚有争议，不推荐常规开展艰难梭菌的环境监测。对于艰难梭菌感染患者出现腹泻后的处置及织物、废物的处置可参考诺如病毒。需关注艰难梭菌患者的便器处理，使用一次性便器或专人专用，使用后的便器可放入自动化清洗消毒机处理；马桶一用一消毒。

四、环境清洁是医院感染防控措施的基础

环境清洁质量是一切医院相关性感染预防与控制的基础，没有良好的环境清洁质量作为基础，再好的干预措施、再高依从性都将无效。但是医院环境表面真实的清洁质量是令人担忧的。对于日常清洁，合格率只在60%左右，而终末消毒，最高的合格率只在36%左右。此外，医疗机构物体表面能维持"清洁"状态多久呢？对ICU患者储物柜面板的清洁情况进行了连续性监测，在过氧化氢消毒3 h之后MRSA重新出现。

环境表面清洁的有效性会受到多种因素影响：①物理因素，如压力（摩擦力）、清洁时间、环境温度；②化学因素，如水分与湿度、表面活性剂、消毒剂种类；③人为因素，如知晓力、责任性、情绪。其中任何一点都是不可缺少的，即使是清洁人员清洁时的情绪，也都十分重要。2019年，*Lancent Infection Disease* 发表了一篇关于医院环境清洁和HAI的关系研究。与大多数聚焦于某一干预措施的研究不同，在这项研究中，研究者纳入的环境清洁Bundle包括优化清洁产品与技术、员工培训、审核与反馈、致力于改善清洁。研究者发现，没有增加新的技术设备，只是增强了措施落实，就可以改善清洁度并降低VRE感染率。所以，有时感控不一定要追求"高大上"的措施与技术，把已有的循证感控措施切实落实了，就能够起到改善作用。

五、清洁与消毒的基本原则

清洁单元（cleaning unit）指的是邻近某一患者的相关高频接触表面为一个清洁单元，如该患者使用的病床、床边桌、监护仪、呼吸机、微泵等视为一个清洁单元。目前医疗机构建筑物内部表面与医疗器械设备表面的清洁与消毒参照的是《医疗机构环境表面清洁与消毒管理规范》（WS/T 512－2016），其中关于清洁与消毒的原则规定如下：

（1）应遵循先清洁再消毒的原则，采取湿式卫生的清洁方式。

（2）根据风险等级和清洁等级要求制定标准化操作规程，内容应包括清洁与消毒的工作流程、作业时间和频率、使用的清洁剂与消毒剂名称、配制浓度、作用时间及更换频率等。

（3）应根据环境表面和污染程度选择适宜的清洁剂。

（4）有明确病原体污染的环境表面，应根据病原体抗力选择有效的消毒剂，消毒剂的选择参考WS/T 367执行。消毒产品的使用按照其使用说明书执行。

(5) 无明显污染时可采用消毒湿巾进行清洁与消毒。

(6) 清洁病房或诊疗区域时，应有序进行，由上而下，由里到外，由轻度污染到重度污染；有多名患者共同居住的病房，应遵循清洁单元化操作。

(7) 实施清洁与消毒时应做好个人防护，不同区域环境清洁人员个人防护应符合相关规定。工作结束时应做好手卫生与人员卫生处理，手卫生应执行 WS/T 313 的要求。

(8) 对高频接触、易污染、难清洁与消毒的表面，可采取屏障保护措施，用于屏障保护的覆盖物(如塑料薄膜、铝箔等)实行一用一更换。

(9) 清洁工具应分区使用，实行颜色标记。

(10) 宜使用微细纤维材料的擦拭布巾和地巾。

(11) 对精密仪器设备表面进行清洁与消毒时，应参考仪器设备说明书，关注清洁剂与消毒剂的兼容性，选择适合的清洁与消毒产品。

(12) 在诊疗过程中发生患者体液、血液等污染时，应随时进行污点清洁与消毒。

(13) 环境表面不宜采用高水平消毒剂进行日常消毒。使用中的新生儿床和暖箱内表面，日常清洁应以清水为主，不应使用任何消毒剂。

(14) 不应将使用后或污染的擦拭布巾或地巾重复浸泡至清洁用水、使用中清洁剂和消毒剂内。

清洁单元化操作是为了最大限度地减少 MDRO 的院内传播，在实施环境清洁与消毒工作时，不得在两个清洁单元之间连续使用同一块抹布或消毒湿巾。必须更换抹布或消毒湿巾。有研究显示，一个污染的环境表面，如不遵守清洁单元化操作，至少可以连续污染其他 7 个清洁表面。因此，清洁单元化操作要求清洁工具在每个清洁单元使用后，立即丢弃，或可重复使用的清洁工具进入复用处理阶段。

在对环境进行消毒前，一定要先做好环境的清洁，清洁是任何灭菌或消毒措施必要的第一步。环境中的血浆、血液、脓液、排泄物等有机物会与消毒剂发生化学反应，产生降低杀菌作用或无杀菌作用的复合物，如含氯消毒剂和含碘消毒剂尤其容易和有机物发生互相作用。形成的复合物充当物理屏障，保护微生物免受消毒剂作用。所以除了针对朊毒体或者部分未知的传染性疾病等特殊情况下，大部分情况下，清洁一定是消毒或者灭菌的第一步。

对于 MDRO 污染环境的清洁消毒，需要增加的是清洁与消毒频次，并根据病原体类型选择消毒剂，而不需要使用高浓度的消毒剂。此外，也不建议使用高效消毒剂进行环境表面的日常消毒。医疗机构环境表面中常见的微生物是细菌繁殖体，它们对于常用的中、低水平消毒剂十分敏感。

六、清洁用品与消毒剂的选择

《医疗机构环境表面清洁与消毒管理规范》中对于清洁工具的使用原则为：应分区使

用,实行颜色标记。清洁工具的数量、复用处理设施应满足病区或科室规模的需要。清洁工具使用后应及时清洁与消毒,干燥保存,其复用处理方式包括手工清洗和机械清洗。有条件的医疗机构宜采用机械清洗、热力消毒、机械干燥、装箱备用的处理流程。不应将使用后或污染的擦拭布巾或地巾重复浸泡至清洁用水、使用中清洁剂和消毒剂内。

目前对于医疗机构环境清洁中所使用的抹布与拖把,更为推荐使用微纤维材质。微纤维又称为超细纤维,是一种无污染的高科技新型纺织材料,其成分为涤纶和锦纶的有机复合所生成的一种超细微纤维。因不含蛋白质,所以它不会发生蛋白质水解,更重要的是它不会滋生细菌,不会发霉腐烂;同时它有极强的抗老化性,其制品的使用寿命是纯棉纤维制品使用寿命的4倍以上;由于它的直径是人头发丝的1%,对于物品的清洁具有超强的清洁能力。不起球,不掉毛,还有一定的抛光作用。与传统的纯棉毛巾比较,微纤维抹布有以下主要特点:

1. 高吸水性　可吸附自身重量7倍的灰尘、颗粒、液体,具有超强清洁能力。

2. 强去污力　其特殊的横断面能更有效地捕获小至几微米的尘埃颗粒,除污、去油的效果十分明显。

3. 无磨损性　微纤维由于纤度极细,大大降低了丝的刚度,做成织物手感极为柔软对被擦拭表面无损伤。

4. 不脱毛　高强的合纤长丝,不易断裂,同时采用精编织法,不抽丝,不脱圈,纤维也不易从毛巾表面脱落。

5. 长寿命　它的使用寿命是普通毛巾使用寿命的4倍以上,多次水洗后仍不变性。

6. 易清洗　超细纤维毛巾是把污物吸附于纤维之间(而不是纤维内部),纤维纤度高、密度大,因此吸附能力强,使用后只需用清水或稍加洗涤剂清洗即可。

7. 不掉色　使用符合国际标准要求的超细纤维染剂,其缓染性、移染性、高温分散性、消色性指标均远高于普通抹布,特别是其有不掉色的优点,使其在清洁物品表面时完全不会带来脱色污染的麻烦。

对于微细纤维特殊的结构,如果依靠人工清洗,清洗的彻底性更具有挑战,因此对于超细纤维的清洗工作,更推荐采用自动化机械清洗的形式来达到复用清洁的效果。

此外,现在很多医疗机构选择使用清洁消毒湿巾作为环境清洁消毒的一种方法,消毒湿巾以无纺布为载体,吸附消毒液(液体量为载体的≥1.7倍)或消毒液+表面活性剂;利用对环境表面的擦拭的过程,释放消毒因子,对环境表面的病原微生物实施杀灭作用,非常完美的达到清洁-消毒"一步"到位。

对于无论是抹布、还是消毒湿巾,擦拭的方法是很重要的,在物体表面擦拭过程中,需要使用"S"型的擦拭路线,避免重复擦拭反而带来污染,一个擦拭单元使用一块湿巾,消毒湿巾擦拭到无水渍或者是污染明显的时候就要及时丢弃更换,"一巾多物"的清洁,病原体反而逐渐扩散。

理想的消毒剂需要考虑非常多的因素,对于消毒剂的评价指标,如表15-2所示。

表 15-2　理想表面消毒剂指标

序号	指标	内　容
1	广谱	应具有广谱杀菌性能，包括引发 HAIs 常见和暴发病原体
2	快速	应在标签上标注杀灭和接触时间
3	持续保湿	应保持足够长时间的湿度，以达到接触和循证指南所需要的时间
4	环境因素影响较小	应在有机物(如血液、痰粪便)存在的条件下保持活性，并与肥皂、清洁剂和其他化学物品相容
5	无毒	不应对用户、访者和患者有刺激性。不应引发过敏(尤其是哮喘和皮炎)。消毒剂毒性等级为：危险、警告、谨慎和无毒。理想情况下选择最低毒性的产品
6	表面兼容	应证明与采用的医疗表面和设备兼容
7	持久	应说明是否在处理过的表面具有持续的或残留抗菌活性
8	便于使用	应提供多种剂型，如湿巾(大的和小的)，喷雾剂、易拉罐和再次灌注的。使用说明应简单明了，并告知 PPE 的使用信息
9	气味宜人	应具有用户和患者都可以接受的气味
10	经济	成本不应高到令人望而却步的程度。但在考虑消毒剂成本时，还应考虑产品性能，每次使用的费用等
11	可溶性	应溶于水
12	稳定性	浓缩液和应用液均应稳定
13	清洁性	应具有良好的清洁性能
14	不燃性	燃点应该在 132℃ 以上

消毒剂杀灭微生物的时间是重要指标之一。消毒剂有效杀灭微生物的前提要求是，保证消毒剂与微生物之间有足够的接触时间，即所谓的杀菌时间。如果消毒溶液蒸发过快，很可能因消毒剂对微生物的作用时间不足，从而影响消毒剂的杀菌效果，甚至会导致处于“垂死”边缘的细菌，即暴露消毒剂的亚致死剂量(sub-MICs)的细菌启动自我修复功能，并促使形成生物膜，最终为日后的环境消毒造成更大的障碍。

对于消毒的顺序，一定是先消毒最清洁的地方，最后消毒污染最严重的地方。例如，病房内如有一位多重耐药的患者，则该患者的床单元与周边环境应放在消毒顺序中的最后一位。

第五节　水源性传播医院感染相关病原体及其防控

在医疗机构中，医疗用水可主要分为三类：

1. 生活用水　包括饮用水、洗手、淋浴、病人擦拭、瓶装水、饮水机、制冰机。

2. 医疗用水

(1) 医疗设备：血液透析仪、口腔科综合治疗台水线、呼吸机、水疗池、内镜清洗仪、婴儿暖箱、湿化瓶。

(2) 清洗和配制用水：配制试剂(口腔洗液、消毒剂、透析液)、冲洗消毒后的医疗器械(内镜)。

3. 设备运行用水　包括空调冷却塔、蒸馏水制取设备、加湿器。

一、医疗机构水源性传播常见病原体

水源性传播常见病原体包括军团菌、非结核分枝杆菌、铜绿假单胞菌、鲍曼不动杆菌等。医疗机构的水源性传播病原体，近年来引起过多起医院感染事件。例如，2013 年，台湾某医院报道的刚出生 7 天的新生儿发生军团菌的院内感染，其感染来源为医院内被污染的饮水机。

军团菌存在于水和土壤中，可经供水系统、空调或雾化吸入呼吸道感染。军团菌全年均可发病，夏秋季多见，可引起散发或暴发流行。各年龄均可发生，但年老体弱、有慢性病者及免疫功能低下者易感性更高。根据 Euro Surveill 2019 的研究显示，军团菌的肺炎感染率近年来在欧美持续上升，与社区感染相比，医疗机构暴发占据约 57%的比例，包括医疗机构所使用的空调的冷却塔，引起过持续的军团菌院内感染。除了医院感染外，军团菌还与许多旅行相关感染案例有关。而目前临床医生对于军团菌的认识严重不足，对于疑似军团菌的检测，仍然主要来源于尿标本，而对于肺部感染的患者，往往不会第一时间考虑军团菌感染，因此很少采集疑似军团菌肺部感染患者的呼吸道标本。此外，对于水样，目前也不进行常规的军团菌监测，也就可能成为其院内感染的隐患。除了军团菌外，还有许多水源性传播的病原体，更多介绍详见本书第七章“医疗机构水源性感染的常见类型及防控策略”。

二、水源性感染主要传播形式

医疗机构内水源性感染的主要传播形式包括：

1. 饮水　污染的水。

2. 直接接触　水疗。

3. 间接接触　医疗设备。

4. 吸入　气溶胶。

5. 呛入　污染的水。

前三个传播方式为革兰阴性菌和非结核分枝杆菌引起感染的常见模式，受军团菌污染的气溶胶常常致呼吸道军团菌感染。

在医疗机构诊疗相关水源性传播中，有几个重点部门需要额外关注：口腔科、血透室和内镜中心。与其他医院内的用水系统不同，口腔科的水路构成是非常复杂，难以拆洗消毒。水路直径小，液体流动缓慢、间歇性使用，而且平常大家也很少，可以说是几乎不对水路进行消毒，可以说这里绝对是生物膜的聚集地。口腔科的手机使用的时候很容易就会回吸到患者的牙血、唾液，如果清洗消毒不到位，上一个患者的血液体液，很有可能就直接接触了下一个患者。上海市院感质控中心曾开展过上海市多所医疗机构口腔科诊疗用水污染情况的调查，超声用水的合格率约为 59%，而漱口水的合格率仅为 39.3%。此外，在口腔科诊疗过程中，会产生血液、体液喷溅的操作是非常多的，但是平常并不容易引起大家的警惕，这是因为唾液是无色透明的，但是假如唾液是有颜色的，医务人员与患者的感受可能就大不相同了，大家会更明显地注意到诊疗过程中血液、体液可能喷溅到的范围是非常广的，特别是在可能会产生气溶胶的操作时候，也会让医务人员更注意做好个人防护与手卫生，因为他/她会发现，面部与手部是非常容易被污染的部位。

对于血透相关水源性感染暴发，此前美国报道过 3 个血液透析中心的 58 例血透患者发生革兰阴性菌血流感染的暴发，在对 43 个环境样本进行检测之后，发现透析处理站所使用的壁盒是这次感染暴发的来源。壁盒是一个将反渗透水、酸和碳酸氢盐浓缩物混合配比，产生透析液的装置，同时透析废液也是通过这个装置排入下水道。壁盒是嵌在每个透析站的墙壁上的，废水管道与干净的透析液是有交集的。而这个透析机的废水管道在调查中发现，其实已经形成了生物膜，且与此次血液感染暴发具有同源性，所以正是这个被忽视的透析机的壁盒水源污染，导致了此次血透病人血流感染的大面积暴发事件。在内镜的使用、清洗消毒等环节中，有许多环节会涉及用水，因此许多内镜相关感染暴发，来源最终确认为是内镜用水被污染，其常见的病原体包括铜绿假单胞菌、黏质沙雷菌、传染性和非传染性分枝杆菌、军团菌及某些环境真菌，而且在内镜这种管腔狭小、结构复杂的构造中，这些水源性病原体更容易形成生物膜，从而造成感染的持续传播。

关于水源性传播的医院感染防控的更多信息，可详见第七章“医疗机构水源性感染的常见类型及防控策略”。

第六节　媒介传播疾病相关病原体及其防控

媒介传播疾病主要的传播方式是通过感染的病媒叮咬，此外，某些媒介传播疾病还可通过接触传播、输血传播、母婴传播和性传播等其他途径传播，具体取决于不同的病原体。了解媒介传播疾病的传播方式是开展媒介传播疾病院内防控的基础。常见的媒介传播疾病的传播途径如表 15-3 所示。因媒介传播疾病在医院内发生率较低且不易引起感染暴发事件，故在此仅做简要阐述。

表 15-3　常见媒介传播疾病的传播途径

疾病	其他传播途径
登革热	人-蚊子-人
寨卡	人-蚊子-人；垂直传播；性传播；血液传播

（续表）

疾病	其他传播途径
基孔肯亚热	人-蚊子-人；血液传播可能；分娩传播有报道
疟疾	蚊子-人；输血传播；器官移植；共用被感染疟疾的血液污染的针头或注射器；垂直传播
莱姆病	蜱虫叮咬
蜱传脑炎	蜱虫叮咬；摄入受感染的羊或牛的牛奶、奶制品；屠宰受感染动物；输血；器官移植；垂直传播；母乳喂养
Q热	吸入受感染动物污染的气溶胶；摄入未经巴氏消毒的牛奶或乳制品；人与人之间的传播（输血、垂直、性传播）及蜱虫叮咬传播也有报道
黑热病	白蛉叮咬；某些类型也可通过受污染的针头（共用针头）或输血传播。垂直传播有报道
血吸虫病	接触疫水

一、媒介传播疾病的医院感染防控措施

以病媒为目标进行预防是大多数媒介传播疾病首要和最佳的方法。对于医疗机构而言，媒介传播疾病的防控需采取包括媒介消除在内的综合防控措施。

（一）疫情报告和监测

医疗机构发现符合病例定义的患者或疑似患者，应根据《中华人民共和国传染病防治法》和《国家突发公共卫生事件相关信息报告管理工作规范（试行）》进行相应的病例和事件报告。必要时联合疾控部门开展病媒、可疑动物宿主和病例监测，根据监测结果进行风险评估。

（二）患者安置和媒介控制

处于传染期的患者应合理安置，尤其是当地存在相应媒介传播疾病的病媒时，根据病媒种类，配备纱门纱窗、蚊帐、空调、有效的驱避剂等，必要时针对性使用杀虫剂对患者周围环境开展媒介消除。具体的媒介控制方法可能因地区、疾病和环境有所不同。

对于蜱虫传播的疾病，需要对患者进行全身皮肤检查，尤其是耳朵、腋窝、腰部、肚脐、腹股沟、头皮和头发等部位，排除蜱虫附着。移除人体表面的蜱虫时，用镊子尽可能靠近皮肤，以稳定均匀的力垂直向上拉，避免扭动或甩动；移除后用酒精或皂液和水清洁叮咬部位和手；移除后的蜱虫冲进马桶或放于酒精或密封容器中供专业人员识别。如果口器留在皮肤里，不要移除，口器大多会在几天内脱落。

（三）标准预防和针对不同传播途径的防控措施

医务人员在诊疗活动过程中应严格实施标准预防措施，并根据不同媒介传播疾病的其他人际传播途径采取其他额外预防措施。参见本书相关章节。

（四）疫苗及药物预防

目前，针对黄热病和日本脑炎病毒、疫苗具有较高安全性和有效性。四价登革热减毒活疫苗（TAK－003）在一些国家为9～16岁的人群提供，美国CDC建议只给以前确诊感染过的人接种，未感染过的人接种疫苗，可能有患严重登革热的风险。WHO于2021年和2023年相继推荐了两种疟疾疫苗（RTS，S/AS01和R21/Matrix－M），用于预防儿童疟疾。

有些媒介传播疾病可以采取推荐的药物预防。《疟疾诊疗指南（2022版）》推荐预防性使用磷酸派喹，每次服600 mg，每月1次，睡前服，连续服用不超过3个月。对于莱姆病，美国CDC建议当地区发病率高或蜱虫带菌率超过20%、叮咬蜱虫为黑腿蜱的成虫或若虫、蜱虫附着可能时间≥36 h且无多西环素禁忌证者，在蜱清除后72 h内预防性使用多西环素，成人200 mg，儿童4.4 mg/kg，口服1次。多西环素尚不可预防其他蜱传疾病。

（五）患者教育

向患者和陪护人员提供与媒介传播疾病相关的教育资料，包括预防措施、症状和就医指南等，提醒他们采取个人防护措施，如正确使用蚊帐、避免蚊虫叮咬，提高他们对媒介传播疾病的认识和防控意识。

第七节　总结与展望

医疗机构的环境涉及方方面面，包括空气、物体表面、水、人员等，除了上述提到医疗机构环境污染常见类型与病原体之外，医疗机构中还存在许多被忽视的角落，如地毯、隔帘和病床织物。包括地毯污染和一种特殊的地毯清洁方法引起的干细胞移植病房的曲霉菌感染暴发事件、病房拆除地毯引起的工作人员诺如病毒感染等，因此大多数国家机构并不建议在收治免疫功能低下患者的病区铺设地毯。关于隔帘污染在医院感染病原体传播中的作用现有数据很少。然而最近的研究表明，隔帘可能是医务人员手部污染的一个来源。在临床工作中，难免会造成环境的污染，但只需严格做好相应的防控措施，就可以很好地降低因环境污染所带来的感染传播，避免感染暴发事件的出现。

（林佳冰）

参考文献

[1] EYRE D W, SHEPPARD A E, MADDER H, et al. A Candida auris outbreak and its control in an intensive care setting [J]. N Engl J Med, 2018,379(14):1322－1331.

[2] ANDERSON D J, CHEN L F, WEBER D J, et al. Enhanced terminal room disinfection and acquisition and infection caused by multidrug-resistant organisms and Clostridium difficile (the benefits of enhanced terminal room disinfection study): a cluster-randomised, multicentre,

crossover study [J]. Lancet, 2017,389(10071):805 - 814.

[3] BOYCE J M. Environmental contamination makes an important contribution to hospital infection [J]. J Hosp Infect, 2007,65 (Suppl 2):50 - 54.

[4] DANCER S J. Controlling hospital-acquired infection: focus on the role of the environment and new technologies for decontamination [J]. Clin Microbiol Rev, 2014,27(4):665 - 690.

[5] DANCER S J. Mopping up hospital infection [J]. J Hosp Infect, 1999,43(2):85 - 100.

[6] DU H, BING J, XU X, et al. Candida vulturna Outbreak Caused by Cluster of Multidrug-Resistant Strains, China [J]. Emerg Infect Dis, 2023,29(7):1425 - 1428.

[7] GOULD D, CHUDLEIGH J, GAMMON J, et al. The evidence base and infection risks from flowers in the clinical setting [J]. Bri J Infect Control, 2005,6(3):18 - 20.

[8] SEHULSTER L, CHINN R Y. Guidelines for environmental infection control in health-care facilities. Recommendations of CDC and the Healthcare Infection Control Practices Advisory Committee (HICPAC)[J]. MMWR Recomm Rep, 2003,52(RR - 10):1 - 42.

[9] SEHULSTER L, CHINN R Y. Guidelines for environmental infection control in health-care facilities. Recommendations of CDC and the Healthcare Infection Control Practices Advisory Committee (HICPAC)[J]. MMWR Recomm Rep, 2003,52(RR - 10):1 - 42.

[10] TRILLIS F R, ECKSTEIN E C, BUDAVICH R, et al. Contamination of hospital curtains with healthcare-associated pathogens [J]. Infect Control Hosp Epidemiol, 2008,29(11):1074 - 1076.

[11] WALTER C W, KUNDSIN R B, SHILKRET M A, et al. The spread of staphylococci to the environment [J]. Antibiot Annu, 1958,6:952 - 957.

[12] WALTER C W, RUBENSTEIN A D, KUNDSIN R B, et al. Bacteriology of the bedside carafe [J]. N Engl J Med, 1958,259(25):1198 - 1202.

[13] WUTHRICH D, GAUTSCH S, SPIELER-DENZ R, et al. Air-conditioner cooling towers as complex reservoirs and continuous source of Legionella pneumophila infection evidenced by a genomic analysis study in 2017, Switzerland [J]. Euro Surveill, 2019,24(4):1800192.

第十六章 医院感染暴发案例分析及处置

医院感染暴发是威胁医疗质量安全和患者健康的重要问题。一旦发生医院感染暴发,将增加患者的疾病负担,医务人员也可能受到危害,甚至发生无法弥补的后果。早在20世纪,国内外文献陆续有关于医院感染暴发事件的报告。例如,菲律宾某医院白内障术后巩膜切口的偶发分支杆菌感染;哥伦比亚某医院接受 bio-energetic 治疗(皮下或肌肉注射利多卡因)患者发生皮肤龟分枝杆菌感染暴发事件;中国某医院因浸泡刀片和剪刀的戊二醛配制错误,未达到灭菌效果导致医院感染暴发事件。随着病原谱的变化及现代医疗技术特征的变化,对医院感染暴发的识别和处置提出了新的挑战。

第一节 医院感染暴发事件概述

一、医院感染暴发定义

1. 医院感染暴发(healthcare-associated infection outbreak) 在医疗机构或其科室的患者中,短时间内发生3例(含3例)以上同种同源感染病例的现象。

2. 疑似医院感染暴发(suspected outbreak of healthcare-associated infection) 在医疗机构的或其科室的患者中,短时间内出现3例以上临床症候群相似、怀疑有共同感染源的医院感染病例;或者3例以上怀疑有共同感染源或感染途径的感染病例现象。

3. 医院感染聚集(cluster of healthcare-associated infection) 在医疗机构或其科室的患者中,短时间内发生医院感染病例增多,并超过历年散发发病率水平的现象。

同种同源的判定金标准为经脉冲场凝胶电泳(plused field gel electrophoresis, PFGE),但该方法操作繁琐,难以大范围推广。随着新技术发展,分子生物学技术如全基因组测序被用于医院感染暴发的同种同源分析,更进一步促进对医院感染暴发的传播动力学和溯源分析。在实际工作中因技术水平限制或现有认知水平无法判断是否为同种同源病例时,采用疑似医院感染暴发定义。

针对短时间的定义没有统一的规定，因为不同病原体传播途径和潜伏期差异较大，需根据疾病传播特点判定。短时间可以是以周、月甚至年为流行单位。不同疾病潜伏期存在差异，有的潜伏期长如结核分枝杆菌感染和血源性传播疾病，短时间内难以发现；有的潜伏期短如细菌感染，可以在一两周内出现明显的聚集性感染现象。

二、医院感染暴发危害

医院感染暴发不仅增加患者的经济负担，严重者甚至危害到患者生命安全或导致终身残疾，是重要的医疗质量安全问题。医院感染暴发也可能波及到医务人员生命健康，医务人员与感染病例的接触大大增加交叉感染风险。对于科室，医院感染暴发的发生直接影响科室床位轮转及其他患者的诊治。对整个医院而言，严重的医院感染暴发事件影响医院名誉，失去患者的信任，直接影响医院长远发展。医院感染暴发事件涉及的感染病例可能外溢至社会，导致突发公共卫生事件，造成严重的社会危害。应高度重视医院感染暴发的早期识别、早期调查与处置，降低影响力。

三、管理要求

国家对医院感染暴发的上报和处置具有严格的要求。2016 年，原国家卫生和计划生育委员会颁布了《医院感染暴发控制指南》行业标准。该标准明确了医疗机构应建立医院感染暴发报告责任制，明确医院感染暴发第一负责人为法定代表人或主要负责人，并对医院感染监测、医院感染暴发调查和控制提出了明确要求。强调针对医院感染暴发需要多部门协作。

关于医院感染暴发上报程序：

(1) 医院发现以下情形时，应当于 12 h 内向所在地县级卫生行政部门报告，并同时向所在地疾病预防控制机构报告。

1) 5 例以上疑似医院感染暴发。

2) 3 例以上医院感染暴发。

(2) 县级卫生行政部门接到报告后，应当于 24 h 内逐级上报至省级卫生行政部门。

(3) 省级卫生行政部门接到报告后组织专家进行调查，确认发生以下情形的，应当于 24 h 内上报至卫生部。

1) 5 例以上医院感染暴发。

2) 由于医院感染暴发直接导致患者死亡。

3) 由于医院感染暴发导致 3 人以上人身损害后果。

(4) 中医医院(含中西医结合医院、民族医医院)发生医院感染暴发的，省级卫生行政部门应当会同省级中医药管理部门共同组织专家进行调查，确认发生以上情形的，省级中医药管理部门应当向国家中医药管理局报告。

（5）医院发生以下情形时，应当按照《国家突发公共卫生事件相关信息报告管理工作规范（试行）》的要求，在 2 h 内向所在地县级卫生行政部门报告，并同时向所在地疾病预防控制机构报告。所在地的县级卫生行政部门确认后，应当在 2 h 内逐级上报至省级卫生行政部门。省级卫生行政部门进行调查，确认发生以下情形的，应当在 2 h 内上报至卫生部。

1）10 例以上的医院感染暴发。

2）发生特殊病原体或者新发病原体的医院感染。

3）可能造成重大公共影响或者严重后果的医院感染。

第二节　常见医院感染暴发事件

医源性感染是医院感染暴发的主要来源，包括污染的医疗设备/仪器、污染的药物、污染的食物和护理设备。常见感染部位主要为呼吸道、肠道及血液系统。已报道的医院感染暴发事件常见的有新生儿感染暴发、胃肠道感染暴发、手术部位感染暴发、血源性感染暴发、传染病医院感染暴发和耐药菌感染暴发等。医务人员手交叉感染、血液制品污染、消毒隔离措施不到位、违反操作规程等是造成感染事件暴发的主要原因。本节主要介绍常见暴发案例事件。

一、新生儿及儿科感染暴发

在早期医院感染暴发主要以新生儿与儿科感染暴发常见。新生儿因为免疫系统不成熟而成为医院感染暴发事件中的最大受害者。1965—2019 年报道的新生儿医院感染事件以欧美国家为主，发展中国家相对较少。20 世纪国内专业杂志报道了较多关于儿科医院感染暴发事件，如某妇婴医院新生儿柯萨奇病毒感染暴发；某妇产医院新生儿柯萨奇病毒感染；新生儿鼠伤寒医院感染暴发；大面积新生儿腹泻暴发；儿科病房两次肠道鼠伤寒暴发；沙门菌引起婴儿医院感染暴发；新生儿败血症暴发等。近十年来，我国新生儿医院感染暴发呈小幅上升趋势，但总体仍处于低发水平。随着医疗新技术快速发展及医院感染管理提升，新生儿感染暴发事件较之前有所降低，但该人群仍为医院感染高风险人群，预防新生儿医院感染暴发是医院感染防控的重点内容。

二、手术部位感染暴发

手术部位感染暴发也是医院感染暴发的常见类型。随着医疗技术高速发展，高科技仪器设备的使用，对医院感染防控也提出了新的挑战。器械的清洗消毒、术前皮肤准备、术中保温和无菌操作技术、术后伤口管理及术后呼吸道和管路管理等多个关键环节都可能影响到手术部位感染的发生，甚至导致医院感染暴发事件。目前已报道的手术部位感染常见于产科，以非结核分枝杆菌感染最为常见。

案例 因器械清洗消毒不到位导致的手术部位感染暴发事件：某医院在 1998 年 4 月 1 日—5 月 31 日共手术 292 例，4 月 22 日—7 月 14 日发生切口感染 148 例。潜伏期为 20～30 天。切口部位开始为小结节，继而化脓成窦道，有线头挟出。清创换药后创面清洁但不愈合，或愈合后又复发，并有淋巴结炎倾向。经调查 20 份切口分泌物标本培养出龟分枝杆菌（脓肿亚型）。对医院环境和无菌物品微生物学监测合格。进一步调查发现使用中和未启用的戊二醛浓度为仅为 0.137%，低于 2%。使用中和未启用的浓度不足的戊二醛消毒半小时不能杀灭金黄色葡萄球菌，1 h 不能杀灭龟分枝杆菌。最后调查结论是因为戊二醛浓度错配导致手术器械分枝杆菌污染，从而引起切口感染。

三、血源性感染暴发

血源性感染暴发主要与输血、血制品和血液透析患者有关。血源性感染包括乙肝、丙肝、艾滋病及梅毒等经血传播性疾病。引起血源性医院感染暴发事件的原因包括操作不规范如针头重复使用和一次性物品的重复性使用、共用物品如理发店剃须刀、大量输血等。血液透析患者长期置管，且伴有糖尿病、高血压和心血管疾病等基础疾病，是感染的高危风险人群。有研究对国外血液透析机构医院感染暴发进行归纳总结，血液透析患者除经血传播疾病感染暴发外，也可能发生细菌、真菌和其他病毒医院感染暴发，主要是由于血液透析操作的复杂性、缺乏制度与规范、侵入性操作多、患者自身免疫力低下等因素。

案例 某社会保险医疗门诊部发生疑似医源性感染事件，导致 120 名患者疑似集体感染丙肝。经调查发现该门诊部内部管理混乱，在利益驱使下，违反基本操作要求，在未消毒情况下，用同一注射器给不同患者注射药物导致交叉传染。

四、传染病医院感染暴发

传染病医院感染暴发是不可忽视的医院感染问题。医疗机构中常见的传染病医院感染暴发包括水痘/带状疱疹、结核病、诺如病毒感染、流感、SARS 及 COVID－19 等。传染病预防主要原则是控制传染源，切断传播途径和保护易感人群。往往因为医院感染防控意识薄弱导致传染病医院感染暴发事件的发生。随着感染防控知识的提升，传染病医院感染暴发事件有所降低，但是依然不容忽视。

案例 1 诺如病毒感染暴发事件：某医院 2006 年 11 月 28 日—12 月 24 日医院病毒性腹泻患者共 86 例，其中住院患者 67 例，医生 8 例，护士 5 例，护工 3 例，家属陪住 3 例。

案例 2 肺结核暴发事件：2011 年某医院发现 4 名 ICU 护士感染肺结核病，24 岁的徐某在 3 月出现胸闷、胸痛、呼吸困难等症状，8 月 7 日确诊为继发性肺结核：左肺上叶痰涂未检侵润型初治。与徐一起工作的其他三位护士付某、李某、常某也于2011年相继感染结核病。她们4人入院时体检一切正常，都分在同一科室工作。因多人被感染，所在科室的部分同事陆续开始做PPD检查。结果显示有10多名护士诊断结果为“阳性或强阳性”。

五、耐药菌感染暴发

MDRO指对通常敏感的3类或3类以上抗菌药物同时不敏感的细菌。近几年MDRO感染呈逐年上升趋势，医疗机构MDRO感染暴发也随之增加。常见的MDRO感染暴发病原体包括CRAB、CRPA、CREC、CRKP及MRSA。一些侵入性操作增多的同时也增加了MDRO医院感染暴发风险。

案例1　MDRO暴发事件：2015年2月18日，美国加州大学洛杉矶医疗中心声称，该中心罗纳德.里根分校有7名患者因为接受逆行胰胆管造影术（endoscopic retrograde cholangiopancreato-graphy，ERCP）操作，导致CRE感染暴发，其中2名患者死亡。其实，内镜相关MDRO感染暴发事件在美国并非偶见。早在2013年美国芝加哥郊区某医院，就发生过一起ERCP相关CRE感染暴发。迄今为止仍然被称为美国历史上最大的一次内镜相关CRE感染暴发，导致10名患者感染、28名患者定植。经调查发现是由于内镜洗消不合格导致的医院感染暴发。

案例2　某医院脑外科发生CRKP感染暴发。主要表现为术后3～10天出现高热，手术切口有脓性分泌物或脑积液为浑浊液体甚至脓性液体伴有脑肿胀（后期脑脓肿）。切口分泌物、引流液或脑脊液培养结果均为耐亚胺培南的肺炎克雷伯菌。其中6例血培养均为同一病原体。后经调查发现为术前备皮用具污染导致的交叉感染。

第三节　医院感染暴发流行病学调查与处置

一、医院感染暴发流行早期发现与识别

医院感染暴发的正确处置需要警惕与快速反应。保持警惕性是医院感染暴发早期发现的前提。可以通过医院感染病例监测系统、前瞻性观察、回顾性归纳和总结、临床微生物实验技术报告、临床科室医务人员主动上报及环境微生物学监测等方式来早期发现与识别医院感染暴发流行。

利用医院感染监测系统制定医院感染基线数据，获得医院医院感染流行水平，一旦监测数据偏离基线水平，能立即识别和反应。医院感染病例监测系统在一定程度上可以协助发现医院感染暴发，但医院感染监测系统也存在一定的滞后性和不准确性，且医院

感染暴发发生概率较低，因此，提高临床实际工作者和微生物实验室工作人员对医院感染暴发的敏感度更有助于早期发现和识别医院感染暴发。

临床一线医务人员在识别医院感染暴发事件中占有重要的地位，是医院感染病例诊断的主要来源，是上报医院感染病例和(疑似)医院感染暴发事件的第一责任人。如果临床一线医务人员没有及时上报医院感染病例，医院感染管理人员很难及时识别和干预医院感染暴发事件，将导致医院感染暴发事件处理滞后，甚至导致暴发流行的扩散。一线医务人员应保持医院感染暴发事件的警惕性和敏锐度，及时识别和发现疑似医院感染暴发事件并及时上报。医院感染暴发的早期发现与识别最重要的是对医务人员进行教育与培训，提高医务人员对医院感染暴发的敏感度，及早识别与上报。

微生物实验室在医院感染暴发流行病学调查和处置中起着重要的作用。国际上医院感染暴发的每个步骤都有微生物实验室参与，微生物证据有助于提高医院感染暴发识别的灵敏度和协助暴发调查处置。微生物实验室为早期暴发病例的确定和新发病例的追踪提供微生物学证据，包括早期医院感染暴发预警、分离菌种药物敏感性试验和保存分离菌株。在分析暴发特征时，微生物实验室可以提供暴发相关分离菌株的特征如数量和分布、菌种类型等。在开展暴发病因假设和验证时，微生物实验室可以对其进行补充研究，包括从医务工作人员、患者和环境中获取培养标本，在这些培养中基于表型特征选择分离株，对表型相同的分离株进行菌株分型，看是否与暴发菌株相符合。在暴发控制或终止时，调整微生物实验室流程支持控制活动，包括继续实验室监测、储存分离株和保持沟通。

二、医院感染暴发调查与处置

医院感染暴发处置原则为“边救治、边调查、边控制、妥善处置”。调查与控制，救治与处置需要同时进行。

(一) 有资料提示医院感染暴发流行存在的可能提示

当某部门或特定部位如手术切口部位发生感染增加，或某种特定病原体引起数例感染时，应怀疑感染暴发的可能。某些特殊病原体引起的感染如军团菌肺炎、链球菌切口感染或沙门菌肠炎，即使仅 1 例也应考虑医院感染暴发。医院感染暴发的信息来源：①前瞻性监测系统数据；②实验室报告和记录；③医院工作人员上报；④其他卫生机构。

(二) 明确感染暴发的病例

明确感染病例是确定医院感染暴发和验证医院感染暴发危险因素的重要步骤。明确感染病例需要明确病例对象(病人、医院职工、陪护或其他人员)和时间段。病例的定义可分为疑似病例、临床诊断病例及实验室确诊病例。临床诊断病例是指对于病原体未明确，但症状、体征、临床检查及治疗效果等信息都指向为感染病例。实验室确诊病例为通过微生物检验，感染病原体明确。

（三）证实暴发存在，除外假性暴发流行

明确感染病例后，通过资料汇总和分析核实暴发的存在。通过计算怀疑暴发流行阶段的感染发病率，并与流行前同期的发病率比较，如果升高有差异（$P>0.05$），则应开展疑似医院感染暴发调查。但应鉴别是否为“假性暴发流行”，假性暴发流行指疑似医院感染暴发，但通过调查排除暴发，而是由于标本污染、实验室错误、监测方法改变等因素导致的同类感染或非感染病例短时间内增多的现象。提示假性暴发流行的线索包括实验室检查与临床表现不相配、监测系统改变、实验室检验技术提高等原因。国内外报道的假性暴发事件有：①自动血培养系统故障；②碘伏溶液污染；③检验标本污染：包括采集、运送和实验室处理导致的检验标本污染；④监测系统改变；⑤感染定义改变；⑥寻找感染病例方法改变；⑦实验室引进新的诊断仪器或试剂等。

（四）绘制流行曲线，了解传染形式

流行病学调查对医院感染暴发调查和处置具有重要的作用。前期描述流行病学研究，通过分析医院感染暴发的时间分布、空间分布、人群特征及可能的危险因素，为医院感染暴发寻找病因线索及危险因素，为控制疾病进一步发展和终止暴发提供参考依据。

通过绘制流行病曲线，了解感染暴发流行的起始时间。医院感染暴发流行曲线主要是根据病例出现的时间和频数绘制条形图，时间间隔参考疾病的潜伏期设置。通过流行病学曲线可以了解暴发流行的起止时间，医院感染传播方式，评估病例暴露时间点及评价控制措施效果。首次病例往前推一个潜伏期可以获得病例的首次暴露时间。传播方式可分为点源传播、人与人传播及持续同源性传播模式。点源传播指单一的暴露点，无二级病例。流行曲线表现为快速上升和快速下降，如麻疹。人传人模式具有一定的周期性，每代病例间隔时间约为疾病一个平均潜伏期，流行初期发病例数少随后逐渐增加。随着易感人群的减少，流行曲线快速下降，如流行性感冒。点源传播模式也可以与人传人传播模式同时出现。持续同源传播模式流行病学曲线随着共同传染源的消失或者减退，病例数快速下降或者缓慢减少，如沙门菌感染（图16-1～16-4）。

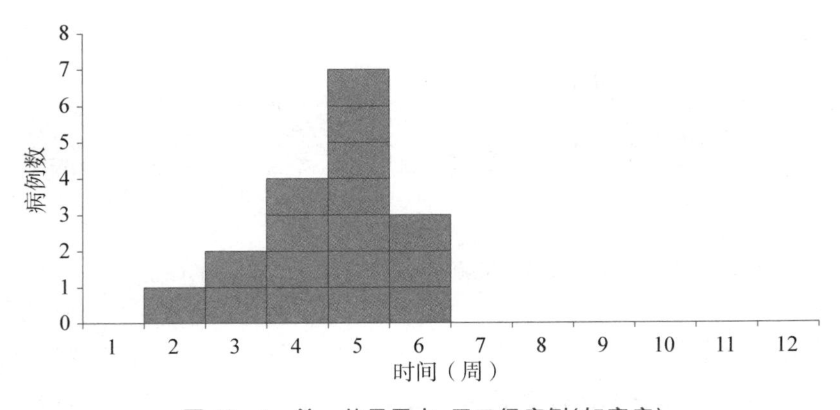

图16-1　单一的暴露点，无二级病例（如麻疹）

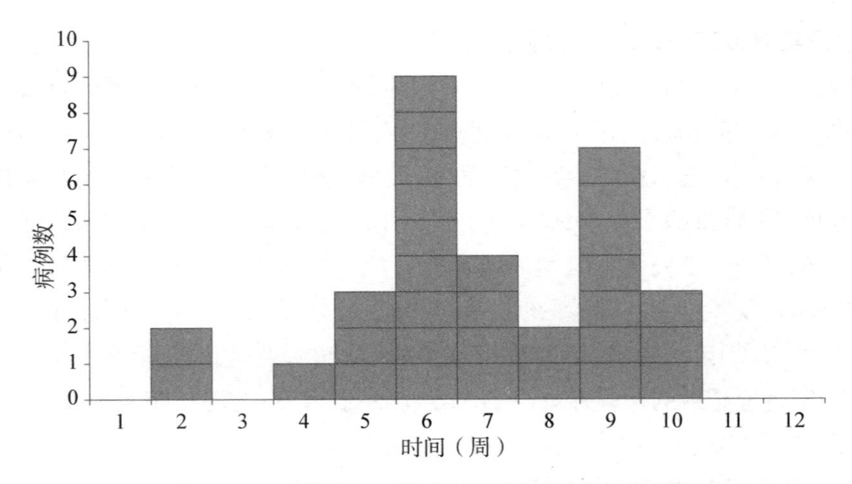

图 16-2　传染源:二重或者三重的病例(如甲肝)

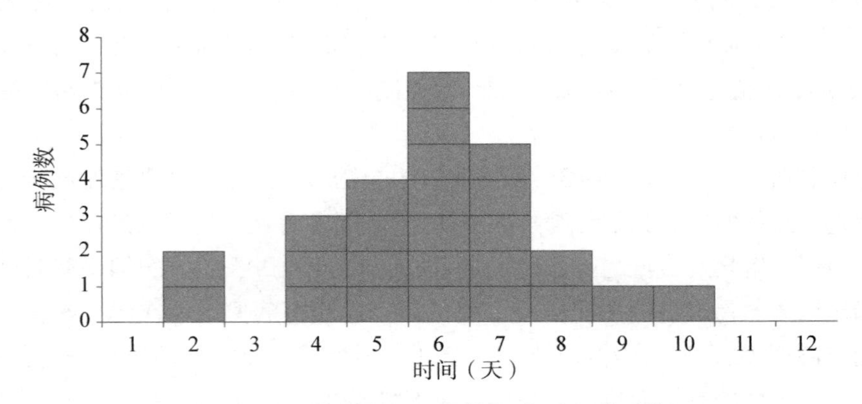

图 16-3　共同传染源:点传播(如沙门菌感染)

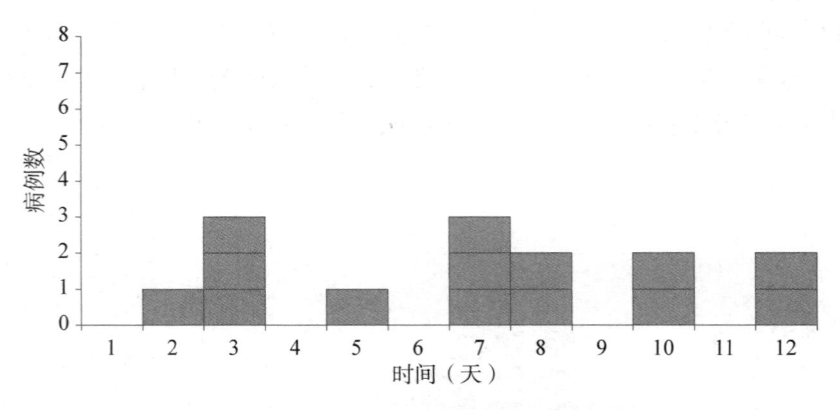

图 16-4　共同传染源:持续暴露(如污染的血制品)

医院感染流行病学特征还包括空间分布及人群分布。空间分布主要是描述感染病例在床位分布、科室分布甚至医疗机构分布上是否存在空间聚集性,为医院感染暴发传播途径和暴发波及范围评估提供线索。人群特征主要描述暴发感染病例的职业、是否有侵入性操作、年龄、基础疾病、治疗方式等特征，有助于发现高危因素和高风险人群。

（五）文献复习

通过查阅国内外文献了解疾病特征、调查方法、采技术样和微生物检验方面的知识。了解以往类似医院感染暴发事件的报道及其可能的传染源与传播途径。为医院感染暴发调查和处置提供线索和参考依据，提高医院感染暴发调查和处置效率。例如，手术后非结核分枝杆菌感染暴发案例早在菲律宾、中国台湾及哥伦比亚等相继有相关报道，若发现手术后非结核分枝杆菌感染暴发可参考借鉴。

（六）多部门协调与讨论

通过前期数据收集、汇总与分析，将来源于医院感染暴发的一线资料与部门负责人、微生物实验室及行政领导进行汇报与讨论。多部门协调联动处置，在医院感染暴发调查和处置中获得微生物专家的指导，特别在微生物鉴定、微生物采集技术以及同源性分析等方面。同时还需要获得医院领导的支持和协调，更好地控制和终止医院感染暴发流行。

（七）未发病者与感染病人、可疑传染源或媒介隔离

明确医院感染暴发发生时应积极救治感染患者，对其他可能的感染患者早发现、早诊断、早隔离、早治疗，做好消毒隔离工作。最重要的是将未发病者与感染病人、可疑传染源或媒介隔离，尤其是对传染病医院感染暴发事件。必要时可对局部进行封闭管理，如诺如病毒感染患者的隔离。

（八）详细记录调查内容

资料的完整收集对于后续数据分析、假设的形成、假设验证及开展正确防控措施具有重要的意义，应尽可能详细记录调查内容，可通过复习感染病例记录，罗列出潜在的危险因素，调查内容包括人口学特征如年龄和基础疾病、治疗操作如侵入性操作和外科手术、药液污染及暴露于带菌者等可能存在的危险因素。获取资料和信息的主要方式包括床旁调查、医疗电子病例记录、标本采集与检测、实地考察和访谈。例如，洋葱假单胞菌肺部感染暴发调查中，机械通气病人出现洋葱假单胞菌感染暴发，调查发现呼吸治疗师用酒精擦洗湿化器中的温度探头，不同患者之间采用同一擦布和消毒液对湿化器温度探头进行消毒。12 个使用中的探头有 9 个污染洋葱假单胞菌。根据调查信息罗列潜在的危险因素应包括机械通气、是否使用湿化器、消毒方式。

（九）制定临时控制措施

根据医院感染暴发处置原则，在调查的同时积极救治感染患者，并采取感染防控措施，控制暴发流行的进一步蔓延。感染防控措施包括标准预防、隔离、手卫生、环境清洁消毒、保护易感人群等。根据初步调查结果和文献资料，初步采取应急防控措施，使医院感染在最短时间内得以控制，必要时可采用“封刀”或关闭病房等措施。在控制的过程中注意不要销毁用于调查的重要微生物标本。

（十）有关传染源和传播途径形成假设

描述性流行病学研究为调查医院感染暴发病因、传播方式和危险因素提供线索。结合文献和初步调查结果，感染控制人员、医院流行病学家、感染发生部门医疗和护理方面的主任、微生物学家、院长或其他行政管理人员及其他（药物学家、膳食部主管）调查组成员对传染源、传播方式、危险因素形成假设。正确的假设是医院感染暴发调查成功的关键性问题。假设要具有一定的科学性和合理性，包括结果的关联强度、因果先后顺序及临床意义。

（十一）采用病例对照研究或队列研究证明假设

开展医院感染暴发流行病学调查有助于查找病因和危险因素，并为控制疾病进一步进展提供参考依据。建立假设后，需要对假设进行验证，常用方法包括病例对照研究和队列研究。除分析流行病学研究外，还可结合微生物学和分子流行病学研究。若要了解干预效果，也可采用实验流行病学方法验证干预效果。当通过流行病学验证后否认假设，则需要重新建立假设，重新进行假设验证。但需要注意的是医院感染暴发病例数较少时，病例对照研究往往因为样本量少的原因导致统计效能较低，需要对研究得出的结果慎重解释，避免过度依赖流行病学调查与统计分析结果。有研究发现约 40%左右的医院感染暴发事件无法找到暴发病因。

案例 1985 年，某医院发现 9 例皮氏伯克霍尔德菌血流感染患者，疑似医院感染暴发。经文献复习与前期描述性流行病学研究提示可能与静脉输注芬太尼使用有关。开展病例对照研究验证假设，发现病例组和对照组在手术室接受芬太尼静脉注射的比例，分别为 9/9 和 9/19（$P \geqslant 0.05$）；病例组接受注射的平均剂量远远高于对照组接受注射的平均剂量（3 080 *vs* 840 μg，$P < 0.001$）。怀疑与芬太尼不同注射剂量有关，进一步开展病例对照研究发现 20/50（40%）的 30 mL 注射器中的芬太尼被皮氏伯克霍尔德菌污染，浓度超过 104 CFU/mL；35 个 5 mL 及 2 mL 注射器中的芬太尼均未被污染（$P < 0.001$）。调查人员结合环境微生物学调查，发现在水龙头采集的 5 个蒸馏水标本检出皮氏伯克霍尔德菌。最后调查结果发现暴发原因为实验员使用蒸馏水替换 30 mL 芬太尼，导致血流感染暴发的发生。此案例再次证明了流行病学研究在医院感染暴发调查病因中的重要性，同时强调了微生物学证据在调查中起到的重要作用。

（十二）微生物学上证明传染源和传播方式

流行曲线、病史记录、列表和其他资料均强力提示暴发流行为单一传染源。这种情况下，应该对这一推测的传染源进行微生物检查。如果培养证实了假设，可以中止调查而不必进行分析性流行病学调查。但需要注意随机标本培养调查的缺陷：①代价高，费时、费力、耗材；②不易发现病原菌；③结果较难解释；④病原体常存在于环境中；⑤感染病人身上的病原体二次污染环境；⑥如果传染源是医务人员，标本采集、培养、运送和报告，以及治疗传染源，应小心并注意保密。

（十三）更新控制措施

根据最新的调查结果和暴发流行防控措施控制效果，更新对应的控制措施，如果可能，甚至需要改变政策和操作方法。让部门医务人员参与制定政策，如无其他选择时干预措施应该让医务人员自动执行。更新的控制措施包括消除传染源、切断传播途径及保护易感人群。有些措施较容易执行，如中央空调的消毒；有些防控措施因为既定的行为习惯难以改变。但要注意的是医院感染暴发往往涉及多个环节，单一的防控措施往往无法终止暴发的流行，常需要采用集束化的干预措施，且措施应持续保持。

（十四）继续监测，明确控制措施的有效性

调查的目的是为了终止暴发。通过持续监测明确控制措施的有效性。控制措施无效的原因包括采取的措施不能阻断传播途径、感染的病原体有多个来源、医务人员认识不足、没有执行措施。若控制措施无效则需要重新更新防控措施。即使防控措施有效，也需要继续监测，防止因为防控措施实施依从性和正确性的不足导致医院感染病例数出现反弹。

（十五）向有关人员和医院感染管理委员会递交书面报告

医院感染暴发终止条件是未再出现相关病例或感染发生率降至既往水平。在医院感染暴发调查期间要向有关人员和医院感染管理委员会递交书面报告，包括初步报告、进度报告及最终报告。初次报告主要以描述暴发事件为主：流行病学特征包括时间、空间及人群分布；暴发事件波及范围和潜在危害性；初步采取的应急措施；拟进行调查的方向和需要协助的内容。初次报告不要求准确和全面性。在初次报告中基于流行病学初步调查结果，可以对暴发事件进行初步的风险评估，包括事件的性质和类型、目前发展趋势、波及范围和严重程度等，让相关人员了解暴发事件的风险。进度报告主要汇报暴发流行情况、最新调查结果和需要更新的防控措施等内容。最终报告需要汇报暴发事件一般情况和整体概况、病因假设与验证、控制措施及效果评价、总结经验和教训等。建议将暴发事件作为继续教育的重要内容，为后续医院感染暴发预防与控制提供借鉴。除书面报告外，口头报告对于暴发控制也非常重要，口头报告讲究简洁明了。需要注意相关规范对医院感染与一般传染病报告规定。

三、感染暴发调查存在的问题

大多数医院感染暴发调查往往很难寻找到真正的病因，主要原因在于：①疑似感染暴发时，部分感染病原体不明；②明确感染时，涉及的病人，分离不出病原体；③分离出的病原体，很少做同源性分析；④细菌以外的病原体，同源性分析更困难；⑤一些常见的感染暴发如重症监护室 MDRO 医院感染暴发很少进一步明确。

四、医院感染暴发的常见病原菌和传播途径

（一）医院感染暴发的常见病原菌

1. 下呼吸道感染暴发　铜绿假单胞菌、金黄色葡萄球菌、白假丝酵母菌、肺炎克雷伯

菌、鲍曼不动杆菌、大肠埃希菌、阴沟肠杆菌、嗜麦芽窄食单胞菌等。

2. 胃肠道感染暴发　沙门菌属(德尔卑沙门菌、乙型伤寒沙门菌、斯坦利沙门菌、鼠伤寒沙门菌、猪霍乱沙门菌、C群伤寒沙门菌、布洛兰沙门菌)、大肠埃希菌、志贺菌属、耶尔森菌属、难辨梭状芽孢杆菌、轮状病毒、诺如病毒、柯萨奇病毒等。

3. 血液系统感染暴发　HCV、HIV、HBV、大肠埃希菌、白假丝酵母菌、凝固酶阴性葡萄球菌某些种、金黄色葡萄球菌、肺炎克雷伯菌、铜绿假单胞菌、肠球菌属、阴沟肠杆菌、鲍曼不动杆菌等。

4. 手术部位感染暴发　龟分枝杆菌等非结核分枝杆菌、大肠埃希菌、金黄色葡萄球菌、铜绿假单胞菌、凝固酶阴性葡萄球菌某些种、粪肠球菌、阴沟肠杆菌、鲍曼不动杆菌等。

5. 眼部感染暴发　流感嗜血杆菌、铜绿假单胞菌、变形杆菌、化脓链球菌、金黄色葡萄球菌、凝固酶阴性葡萄球菌某些种等。

6. 皮肤软组织感染暴发　金黄色葡萄球菌、铜绿假单胞菌、大肠埃希菌、表皮葡萄球菌、阴沟肠杆菌、白假丝酵母菌、鲍曼不动杆菌、粪肠球菌等。

7. 泌尿道感染暴发　大肠埃希菌、阴沟肠杆菌、产气肠杆菌、白假丝酵母菌、粪肠球菌、屎肠球菌、热带假丝酵母菌、铜绿假单胞菌、肺炎克雷伯菌、鲍曼不动杆菌等。

8. 中枢神经系统感染暴发　大肠埃希菌、克雷伯菌属、沙门菌属、弯曲菌属、金黄色葡萄球菌、凝固酶阴性葡萄球菌某些种、铜绿假单胞菌等。

(二) 医院感染暴发的主要传播方式

1. HCV和HBV感染暴发　主要经血液传播的疾病。使用未经规范消毒的内镜、牙科器械、注射器、针头、血液透析机，以及医务人员在使用和处理医疗器械过程中导致的职业暴露。

2. 肠道病毒感染暴发　主要经粪-口传播，通过人-人之间的直接接触。通过被肠道病毒污染的医院环境、医用设施、生活用品、医务人员污染的手等间接传播。肠道病毒也可通过呼吸道传播。

3. 手术部位感染暴发　主要经接触传播，细菌经手术人员的手、器械、纱布、冲洗液等直接进入手术野；被细菌污染的器械、敷料、消毒液和绷带可将细菌直接传入切口。也可经空气传播，皮屑、飞沫、头发上的细菌通过流动空气和污染的媒介进入切口。

4. 新生儿感染暴发　主要通过医务人员污染的手直接或间接接触传播。产程中可以通过污染的羊水吸入获得感染，产后与母体的接触及被污染的环境、医用设备器械、生活用品等的间接传播均可感染。室内空气污染，以及室内的医疗器械和某些固定装置接触感染如导管、插管、雾化器、面罩、暖箱、蓝光箱、治疗车、婴儿床及空调机等。

5. 血流感染暴发　病原体直接进入血流或间接接触传播。动静脉留置导管、血液透析、介入治疗等；或者因血管内注射的药物、液体、血液、血浆不洁引起。

6. 烧伤感染暴发　主要经接触传播。环境中一些生活设备如水龙头、床单被服及治疗设备等，工作人员双手污染后等引起病原体的传播。

7. 呼吸道感染暴发　主要经空气和飞沫传播，带有病原微生物的飞沫核长时间大范围悬浮在空气中导致疾病的传播或感染者在咳嗽、打喷嚏和说话时带有病原微生物的飞沫进入易感人群的眼睛、口腔、鼻咽喉黏膜等时发生传染。也可经接触传播，病原体污染医务人员的手、医疗器械、纱布、冲洗液等传播。

（胡必杰　王美霞）

参考文献

[1] 陈萍，刘丁. 中国近 30 年医院感染暴发事件的流行特征与对策[J]. 中国感染控制杂志，2010，9(6)：387 - 392+399.

[2] 王莎莎，刘运喜，秘玉清，等. 中国近 13 年医院感染暴发事件流行特征分析[J]. 中华医院感染学杂志，2018，28(18)：2786 - 2788+2792.

[3] 张慧，宗志勇. 国外血液透析机构医院感染暴发的研究现状：1987—2021 年[J]. 中国感染控制杂志，2021，20(9)：855 - 863.

[4] 周惠芳，梁焱铃，周歧骥. 新生儿医院感染暴发事件的流行概况及防控进展[J]. 右江医学，2022，50(7)：547 - 551.

[5] MAKI D G, KLEIN B S, MCCORMICK R D, et al. Nosocomial pseudomonas pickettii bacteremias traced to narcotic tampering: a case for selective drug screening of health care personnel[J]. JAMA, 1991,265(8):981 - 986.

附录1 WHO预防手术部位感染国际指南（2018版）

一、术前预防措施

（1）对患者来说，推荐在手术前进行洗澡或淋浴，普通肥皂还是抗菌肥皂均可（条件推荐，中等质量证据）。

（2）去金黄色葡萄球菌定植：①已知鼻腔内携带金黄色葡萄球菌的患者在接受心胸外科或整形外科手术前应在鼻内使用2%莫匹罗星软膏，联用或不联用氯己定沐浴液（强烈推荐，中等质量证据）。②已知鼻腔内携带金黄色葡萄球菌的患者在接受其他类型手术前应在鼻内使用2%莫匹罗星软膏，联用或不联用氯己定沐浴液（条件推荐，中等质量证据）。

（3）预防性使用抗菌药物：①根据手术类型在必要时，手术切皮前应预防性使用抗菌药物（强烈推荐，低质量证据）。②推荐在手术切皮前2h以内预防性使用抗菌药物，同时还需考虑抗菌药物的半衰期（强烈推荐，中等质量证据）。

（4）机械性肠道准备和口服抗菌药物的使用：①术前联合应用口服抗菌药物与MBP可降低接受择期结直肠手术的成年患者手术部位感染的危险（条件推荐，中等质量证据）。②单独使用MBP（不联合抗菌药物）不宜用于以降低SSI为目的的择期结直肠手术的成年患者（强烈推荐，中等质量证据）。

（5）准备接受任何手术的患者，不应去除手术部位的毛发；如果有明显需要，只能使用剪刀。任何情况下，强烈反对使用剃刀去除毛发，无论是在手术前或是在手术室中（强烈推荐，中等质量证据）。

（6）推荐含酒精和氯己定的消毒液用于手术部位皮肤准备（强烈推荐，低到中等质量证据）。

（7）皮肤抗菌剂应用于手术部位皮肤准备以减少SSI（条件推荐，极低质量证据）。

（8）带无菌手套前，用合适的抗菌肥皂和水擦洗或使用合适的速干手消毒剂进行外科手术的手部准备（强烈推荐，中等质量证据）。

（9）对接受大型手术体重过轻的病人，为预防SSI，可考虑通过口服或鼻饲给予富含多种营养素的营养液（条件推荐，极低质量证据）。

（10）不推荐因为预防 SSI 而在术前停用免疫抑制药物（条件推荐，极低质量证据）。

二、术中和术后预防措施

（1）行气管插管、全身麻醉的成年手术患者，应在术中给予吸入氧浓度（FiO_2）80%的氧气，如果可行，术后立即给予 2—6 小时吸氧（条件推荐，中等质量证据）。

（2）在手术室和手术过程中使用加热设备，术中维持患者正常体温以减少 SSI（条件推荐，中等质量证据）。

（3）无论成年患者是否患有糖尿病都应密切监控血糖以降低 SSI 风险（条件推荐，低质量证据）。

（4）术中使用目标导向液体治疗（GDFT）维持充足的循环血量可降低 SSI 风险（条件推荐，低质量证据）。

（5）无菌巾和手术衣：①无论在术中使用无菌的一次性无纺布还是可重复利用的洞巾及手术衣，都可以预防 SSI（条件推荐，中等到极低质量证据）。②不要用有/无抗菌性的塑料手术贴膜来预防 SSI（条件推荐，低到极低质量证据）。

（6）对清洁-污染、污染和感染伤口，在腹部外科手术中考虑使用切口保护套以减少 SSI（条件推荐，极低质量证据）。

（7）切口冲洗：①目前尚无充足的证据支持或反对使用生理盐水冲洗伤口以预防 SSI。可以考虑在缝合切口前使用聚维酮碘水溶液冲洗伤口以预防 SSI，特别对于清洁和清洁-污染切口。缝合切口前使用抗菌药物冲洗切口不能用于预防 SSI（条件推荐，低质量证据）。

（8）在考虑资源的情况下，可以对高危伤口初次缝合的成人患者使用预防性负压伤口治疗（pNPWT），以预防 SSI 的发生（条件推荐，低质量证据）。

（9）无论哪种类型的手术，都可以使用三氯生涂层手术缝线，以减少 SSI（条件推荐，中等质量证据）。

（10）层流通风系统不应用于降低接受全髋关节置换手术的患者发生 SSI 的风险（条件推荐，低到极低质量证据）。

（11）反对在手术结束后延长预防性使用抗菌药物时间以预防 SSI（强烈推荐，中等质量证据）。

（12）在一期缝合的切口上，没有任何一种高级敷料预防 SSI 的效果优于目前的标准切口敷料（条件推荐，低质量证据）。

（13）不能因为切口引流，就延长围手术期预防性抗菌药物的使用以预防 SSI（条件推荐，低质量证据）。

（14）应根据临床情况，及时拔除切口引流（条件推荐，极低质量证据）。

三、缺乏证据，不做建议

（1）关于使用葡萄糖酸氯己定浸渍布以减少 SSI 的建议

（2）双层手套或在手术中更换手套或使用其他类型的手套是否能有效降低 SSI

（3）更换手术器械在预防 SSI 中的作用

（4）为预防 SSI 而拔除切口引流的最佳时机

（5）对产超广谱 β-内酰胺酶细菌的筛选及其对手术预防性使用抗菌药物的影响

附录2 中国手术部位感染预防指南（2019）

一、术前预防措施

（1）营养支持：建议接受大手术的低体质量患者口服或鼻饲富含多种营养素配方的营养液以预防SSI（条件推荐，极低质量证据）。

（2）免疫抑制剂：建议不以预防SSI为目的在术前停用免疫抑制剂（条件推荐，极低质量证据）。

（3）术前沐浴：在手术前一日晚（或更早时候），患者应该使用抗菌/非抗菌肥皂或其他抗菌剂进行淋浴或全身沐浴（条件推荐，中等质量证据）。

（4）机械性肠道准备与口服抗菌药物：建议术前口服抗菌药物联合机械性肠道准备以降低接受择期结直肠手术的成年患者发生SSI的风险（条件推荐，中等质量证据）。

（5）去除毛发：不推荐对准备接受手术的患者去除毛发；如果确有必要，只能使用剪刀去除毛发。无论在手术前或在手术室中，任何情况下均强烈反对使用剃刀去除毛发（强烈推荐，中等质量证据）。

（6）外科手术预防性抗菌药物的最佳时机：推荐必要时在手术切皮前预防性应用抗菌药物（强烈推荐，中等质量证据）。

（7）外科手消毒：推荐戴无菌手套之前用抗菌肥皂和流动水刷手，或使用含酒精的速干消毒剂进行外科手消毒（强烈推荐，中等质量证据）。

二、术中和术后预防措施

（1）维持体温：建议维持围手术期正常体温（条件推荐，中等质量证据）。

（2）围手术期血糖控制：无论是否患有糖尿病，都应控制患者围手术期血糖，血糖控制的目标可设定为6.1～8.3 mmol/L，特殊人群的控制目标应综合判定（条件推荐，低质量证据）。

（3）液体治疗：建议采用目标导向性液体治疗以降低SSI风险（条件推荐，低质量证据）。

(4) 手术铺巾和手术衣、贴膜:①无菌的一次性无纺布或可重复利用的手术铺巾和手术衣均可用于预防 SSI(条件推荐,中到极低质量证据)。②不论贴膜是否抗菌,不一定必须使用塑料贴膜预防 SSI(条件推荐,低到极低质量证据)。

(5) 切口保护套:腹部清洁-污染切口、污染切口和污秽或感染切口可考虑使用切口保护套(条件推荐,极低质量证据)。

(6) 切口冲洗:可考虑在关闭切口前使用聚维酮碘溶液冲洗切口,特别是清洁切口和清洁-污染切口。不应以预防 SSI 为目的,在关闭切口前使用抗菌药物溶液冲洗切口(条件推荐,低质量证据)。

(7) 预防性伤口负压治疗:对高风险的一期缝合切口,建议预防性使用伤口负压治疗(条件推荐,低质量证据)。

(8) 抗菌涂层缝线:建议在各类手术中使用抗菌涂层缝线以预防 SSI(条件推荐,中等质量证据)。

(9) 引流放置时的预防性抗菌药物与引流移除的时机:①不建议因存在切口引流而延长围手术期预防性抗菌药物的使用(条件推荐,低质量证据)。②建议根据临床实际情况拔除切口引流。尚无证据支持拔除切口引流的最佳时机(条件推荐,极低质量证据)。

(10) 切口敷料:不建议以预防 SSI 为目的在一期缝合的切口上应用特殊敷料(条件推荐,低质量证据)。

(11) 延长预防性抗菌药物使用时间:不推荐以预防 SSI 为目的延长术后预防性抗菌药物的使用时间(强烈推荐,中等质量证据)。

图书在版编目(CIP)数据

医院感染防控新进展/胡必杰,高晓东主编. —上海:复旦大学出版社,2024. 8
(复旦博学. 医科窥径系列)
ISBN 978-7-309-17222-5

Ⅰ. ①医… Ⅱ. ①胡… ②高… Ⅲ. ①医院-感染-预防(卫生)②医院-感染-控制 Ⅳ. ①R197. 323

中国国家版本馆 CIP 数据核字(2024)第 022856 号

医院感染防控新进展
胡必杰　高晓东　主编
责任编辑/刘　冉

复旦大学出版社有限公司出版发行
上海市国权路 579 号　邮编:200433
网址:fupnet@ fudanpress. com　http://www. fudanpress. com
门市零售:86-21-65102580　团体订购:86-21-65104505
出版部电话:86-21-65642845
上海盛通时代印刷有限公司

开本 787 毫米×1092 毫米　1/16　印张 18. 25　字数 389 千字
2024 年 8 月第 1 版第 1 次印刷

ISBN 978-7-309-17222-5/R · 2078
定价:78. 00 元
